国家科学技术学术著作出版基金资助出版

眼部裂隙灯生物显微镜图谱

魏文斌　卿国平　主编

Biomicroscopic Atlas of General Ophthalmology

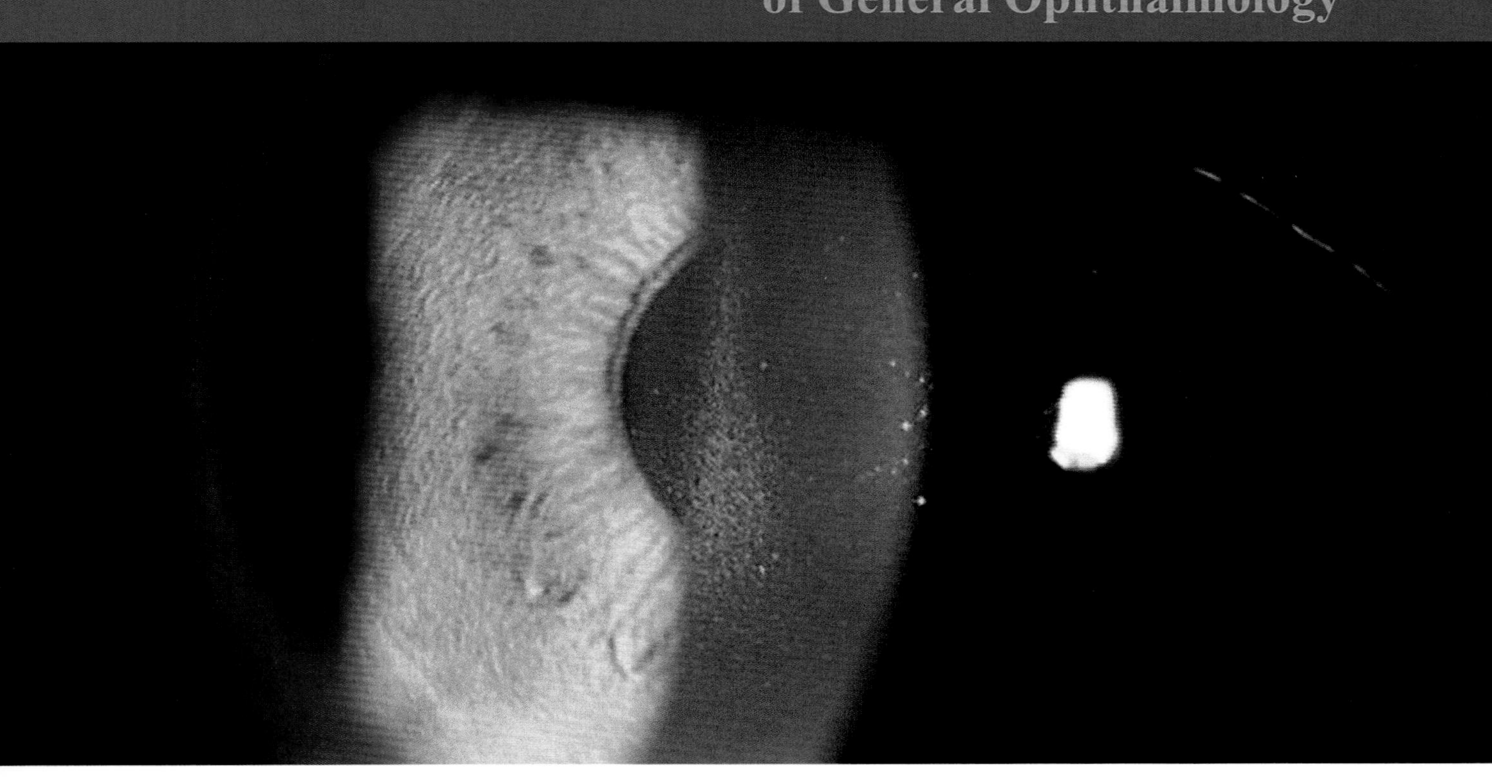

北京科学技术出版社

图书在版编目（CIP）数据

眼部裂隙灯生物显微镜图谱 / 魏文斌, 卿国平主编. — 北京：北京科学技术出版社, 2017.6（2023.6重印）

ISBN 978-7-5304-8860-7

Ⅰ. ①眼… Ⅱ. ①魏… ②卿… Ⅲ. ①眼科检查—裂隙灯显微镜检—图谱 Ⅳ. ①R770.41-64

中国版本图书馆CIP数据核字（2017）第028988号

策划编辑：尤玉琢
责任编辑：刘瑞敏
责任校对：贾　荣
责任印制：李　茗
封面设计：申　彪
出 版 人：曾庆宇
出版发行：北京科学技术出版社
社　　址：北京西直门南大街16号
邮政编码：100035
电话传真：0086－10－66135495（总编室）　0086－01－66113227（发行部）
电子信箱：bjkj@bjkjpress.com
网　　址：www.bkydw.cn
印　　刷：北京利丰雅高长城印刷有限公司
开　　本：889 mm × 1194 mm　1/16
字　　数：300千字
印　　张：12.5
版　　次：2017年6月第1版
印　　次：2023年6月第6次印刷
ISBN 978－7－5304－8860－7/R・2255

定　　价：160.00元

编者名单

主　编　魏文斌　卿国平

编　者（按姓氏笔画为序）

卿国平　霍妍佼　魏文斌

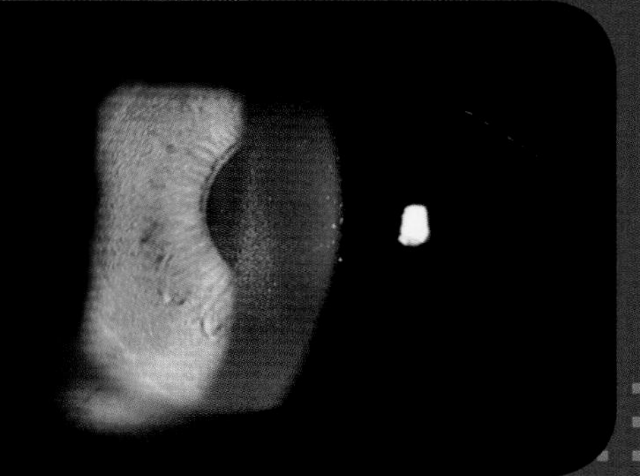

“同仁眼科系列图谱”前言

眼科疾病的诊断往往依赖于形态学检查，尤其是随着现代影像技术的发展，可根据更直观的影像改变快捷准确地做出判断。因此，良好的影像图谱胜过精深的文字描述，对于眼科医师尤其经验不是很丰富的眼科医师和医学生来说，直观的图谱是最好的教科书。

首都医科大学附属北京同仁医院眼科在长达一个多世纪的发展中，已成为我国重要的眼科中心之一，目前拥有一批国内知名的专家。眼科平均每天接待患者3000人次以上，每年的手术量近7万例，形成了一套具有同仁特色的诊断和治疗技术，同时也积累了丰富的临床资料，其中包括大量精美的影像学图片，甚至有一些少见和罕见病例的珍贵图片，这些宝贵的资料对我国眼科学的发展、眼科诊疗水平的提高很有价值。将这些资料整理出版，作为同仁眼科系列诊疗图谱，对临床工作无疑很有意义，也是我们的责任。

在北京市新闻出版局和北京科学技术出版社的大力支持下，这一愿望终于得以实现。首批出版的眼科图谱包括《斜视诊疗图谱》《视网膜脱离诊断与鉴别诊断图谱》《眼底影像诊断图谱》《光学相干断层成像图谱》《眼表疾病图谱》《眼睑手术图谱》《青光眼视神经诊断图谱》等。其中《斜视诊疗图谱》《眼底影像诊断图谱》《相干光断层成像眼底病诊断图谱》颇受大家欢迎，已经多次再版。最近又将有不少有价值的由同仁专家编写的《鼻眼相关疾病诊断与治疗图谱》《眼科影像诊断图谱》等陆续出版。

借此机会，向为同仁眼科系列图谱出版做出贡献的眼病患者、医务工作者及编辑出版工作者致以崇高的敬意和感谢！

错误和不足之处敬请读者赐正。

魏文斌

2017年4月

首都医科大学附属北京同仁医院

第一章

裂隙灯显微镜检查法

Slit Lamp Biomicroscopy

裂隙灯显微镜（slit lamp biomicroscope）是眼科最常用的仪器和设备，在眼科疾病的检查、诊断、治疗和随访过程中具有不可替代的重要作用。

1911 年 8 月 3 日，Alvar Gullstrand 首次向世人展示了裂隙灯照明器（slit lamp illuminator），虽然简陋、原始，但却极大地推动了眼科领域的进步，它使人们对眼球及其疾病的认识有了质的飞越。1916 年，Henker 将 Gullstrand 发明的裂隙灯照明器与 Czapski 角膜显微镜同时用于角膜和眼部检查，将照明器的照明作用和显微镜的放大作用有机地结合在一起，实现了对眼部的显微镜检查，是又一次眼科领域的技术突破。1936 年，Comberg 发明了第一台同轴裂隙灯和显微镜，将裂隙灯和显微镜通过同一中心轴固定并结合在一起，这才是真正意义上现代裂隙灯显微镜的雏形。经过了近百年的发展和进步，现代裂隙灯显微镜不仅在照明和放大两大基本功能上有了大幅度的提升，而且还添加了照相、测量、定位和激光治疗等功能。使之不仅成为眼科最常用、最基本的检查仪器和设备，同时也成为了一个技术平台。

裂隙灯显微镜包含两大基本组成部分：照明系统和放大成像系统。照明系统通常包括裂隙灯光源和背景光光源；初期和低配置裂隙灯，可能仅有裂隙灯光源，而没有背景光光源。放大成像系统实际上就是一台显微镜，可以对眼部结构和病变进行放大观察，多数显微镜配备不同倍数的放大功能。放大和照明是裂隙灯显微镜的两大基本功能，在裂隙灯光源照明下，通过裂隙灯显微镜可以对眼部组织和结构进行放大和实时动态观察。借助前置镜、前房角镜、三面镜和各种接触镜，还可以观察到视轴之外的“隐秘”区域，如前房角、后房、锯齿缘甚至睫状体的后表面，使眼科医师能够更全面、更完整地检查和评价眼部结构。裂隙灯的作用还在不断的拓展和延伸，目前部分裂隙灯已配置数码照相机和录像系统，在检查治疗的同时，还可以完成拍照或录像，有利于记录诊疗过程以及一些珍贵的病例资料。

近几年来，光学仪器制作工艺和技术进步强化和推动了裂隙灯显微镜的进步，原来多数显微镜的放大倍数限于16倍以下，现在则可以放大到40倍甚至更高。不仅可以调节显微镜的放大倍数、焦点、裂隙灯光带的宽窄和长短，还可以任意控制并固定光源的投照方向和显微镜观察角度，以利于观察病变位置。加之，各种附带设备，如前房深度计、压平眼压计、数码照相机、激光机，裂隙灯显微镜的功能越来越强大，在眼科的应用也越来越广泛。

为了能够更好地应用裂隙灯显微镜，充分发挥裂隙灯的优点，熟悉裂隙灯的常见用法和基本技巧是很有必要的。通过数代眼科专家和裂隙灯显微镜研发人员的努力和总结，目前裂隙灯常用的检查方法可分为六种。检查方法的不同主要取决于裂隙灯光源和背景光光源的投照方向、范围、强弱、位置，以及光源的形状，因此，常依据其照明光源投照的特点来命名。

一、弥散光线照明法

弥散光线照明法（diffuse illumination）是指将裂隙灯光源和（或）背景光光源弥漫性投照在眼前部组织和结构上，适合在中低倍镜下全面、初步判断眼前节情况，如眼睑、巩膜、角膜、结膜、晶状体、虹膜，是常见照明方法之一。当上述结构需要中高倍放大并照相时，打开弥漫光源可以使眼表或眼前节结构照明充分，使成像更清晰。（图1–1 ～ 1–3）

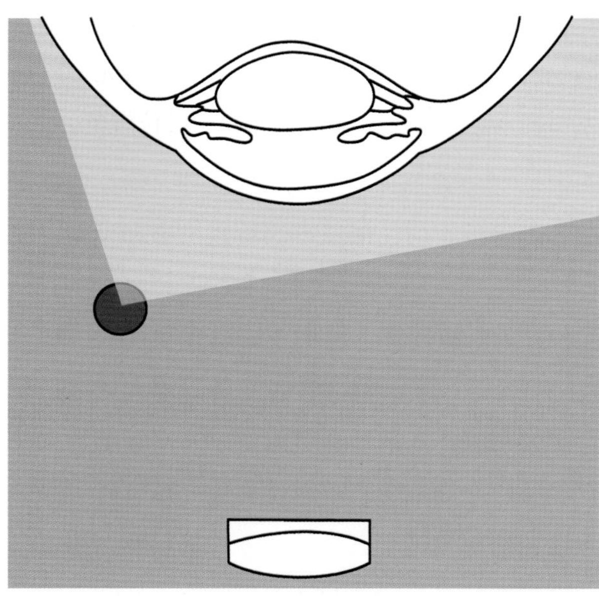

图1–1　弥散光线照明法一：将背景光光源弥漫性投照在眼前节和需要观察的部位

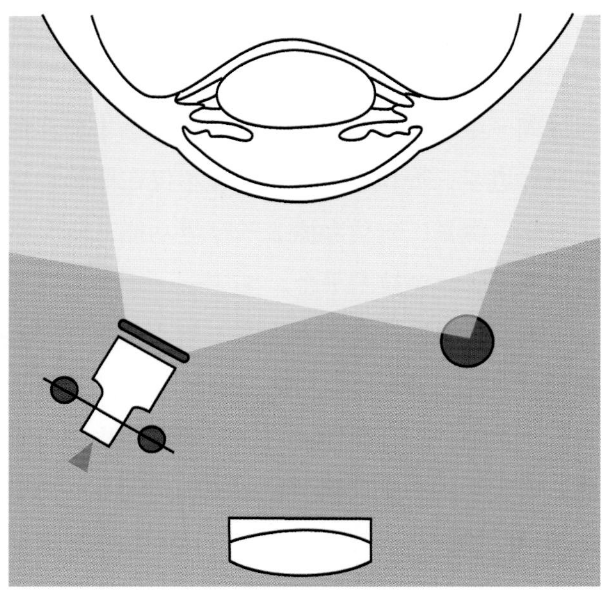

图1–2　弥散光线照明法二：如果需要在高倍镜下观察细微病变，单纯背景光光源的亮度可能不够，尤其在高倍镜下还需要实时拍照或录像时，这时除背景光光源，还需打开裂隙灯光源，并将裂隙灯光源前的弥散滤光片往上翻，以增加弥散的效果

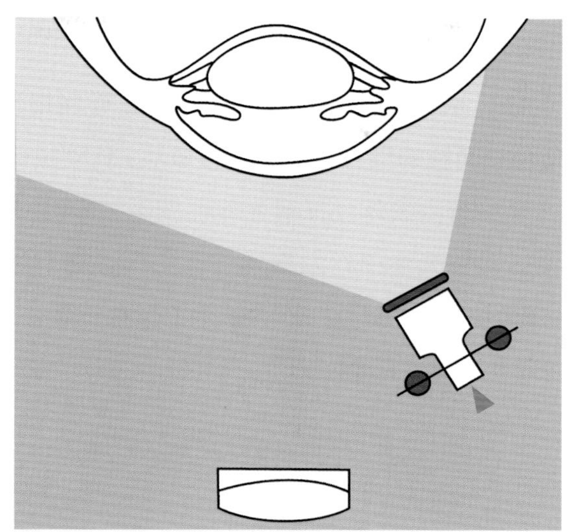

图 1-3 弥散光线照明法三：目前还有很多裂隙灯没有配置背景光光源，在弥散光线照明法时，将裂隙灯的光源亮度调至最大，以最大亮度覆盖要检查的区域和结构

二、直接焦点照明法

直接焦点照明法（direct focal illumination）是裂隙灯眼部检查常用的检查方法之一，通过照明光源和裂隙灯显微镜精确的配合，使光源照射区域刚好处于显微镜焦点位置，是将裂隙灯照明和显微镜放大聚焦功能合二为一的典范。使用直接焦点照明法，不仅可以对光源投照区域进行显微动态观察，而且还可以通过调节裂隙灯光带的宽窄来判断一些细微病变的位置和深度。最常见的例子，当光带穿过角膜时，形成一个切面或规则的平行六边体，通过对比病变或异物与角膜前后表面光带位置的距离，可以判断其位置深浅。（图 1-4，1-5）

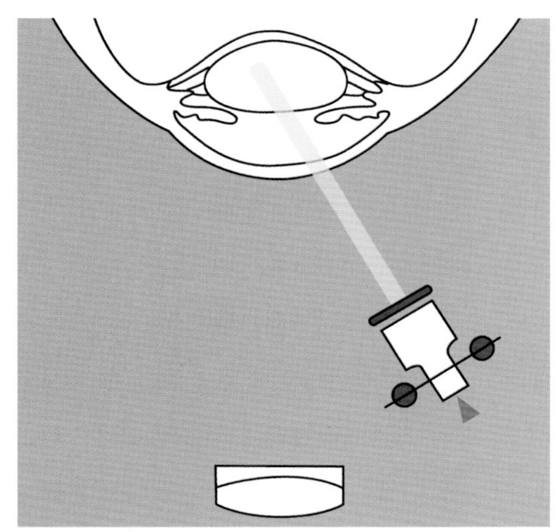

图 1-4 将光线投照在显微镜焦点所在的平面，如果视轴与裂隙灯光源成一定的角度，视轴与裂隙灯光线相交的交点应该是显微镜的“焦点”

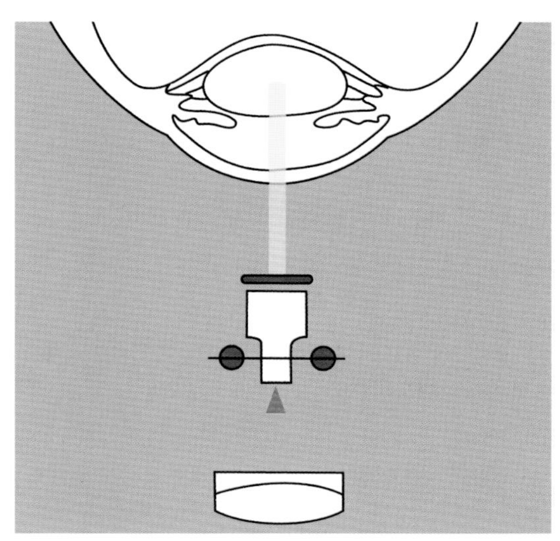

图 1-5 多数情况下，将裂隙灯光带与视轴同轴时都使用直接焦点照明法

三、镜面反射带照明法

镜面反射带照明法（specular reflection illumination）是指充分利用裂隙灯光源在角膜或晶状体表面所产生的镜面反光区，来检查角膜的细微改变。具体做法：将裂隙灯光带从颞侧投照在角膜上，此时在角膜的鼻侧会出现一光学平行六面体（反射光线照明区），角膜颞侧则是直接照明区。嘱被检查者将眼球缓慢向颞侧转动，鼻侧光学平行六面体与照明区逐渐靠近，当裂隙灯球面反射光线与视轴重叠时，检查者会有强光耀眼的感觉，此时检查者视轴正好位于裂隙灯光线反射路径上。利用该法可以检查角膜、泪膜上的脱落细胞，将焦点稍稍后移可以检查角膜内皮的花纹和后弹性层疣。（图 1–6）

四、后部反光照明法

后部反光照明法（retro-illumination）是指将裂隙灯光源投照在被检查组织的后方，通过后方组织反射或散射光线来检查眼部组织和结构。比如：观察角膜时可以将光源投照在其后的虹膜或晶状体上，通过虹膜和晶状体表面反射和散射光线来观察角膜上皮的病变如水肿、水泡、角膜异物、角膜瘢痕、新生血管、角膜后壁细小沉积物。利用此法检查时，病变部位的颜色可能随来自不同的反射光颜色而改变。同一角膜病变在不同的后部照明时（虹膜或晶状体），病变的颜色可能不同。（图 1–7）

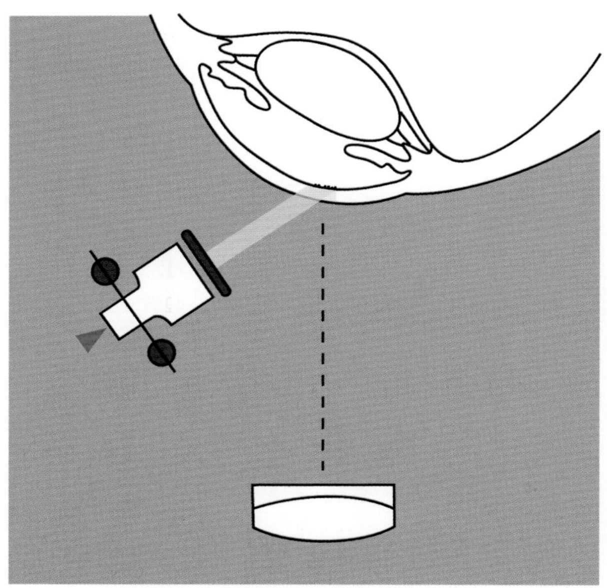

图 1–6　通过光线在角膜前后表面的镜面反光区观察反光部位的病变

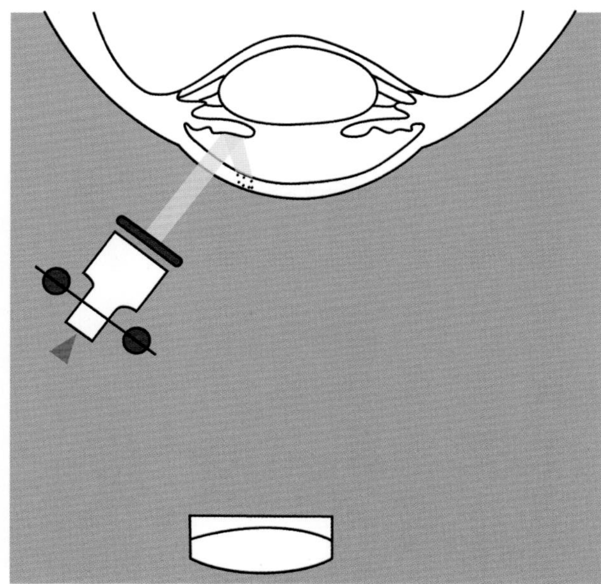

图 1–7　将裂隙灯光源投照在角膜病变的后方

五、角膜缘分光照明法

角膜缘分光照明法（corneoscleral scatter illumination）利用的是光线的全反射原理，当裂隙灯光源投照在角膜缘上，部分光线在角膜内发生全反射，使整个角膜缘成一环形光晕，尤其对侧角膜缘处最浓。正常时，角膜除此光晕及巩膜突所形成的环形阴影外，角膜本身并无所见。如角膜存在混浊区，则该处可见明显的灰白色遮光区。（图 1–8）

六、间接照明法

间接照明法（indirect illumination）是指将裂隙灯光源投照在被检查组织附近，通过光线的散射和反射，对被检查组织“间接”照明。常用于观察瞳孔括约肌、虹膜内出血、虹膜血管、角膜中的水泡以及血管等病变。（图 1–9）

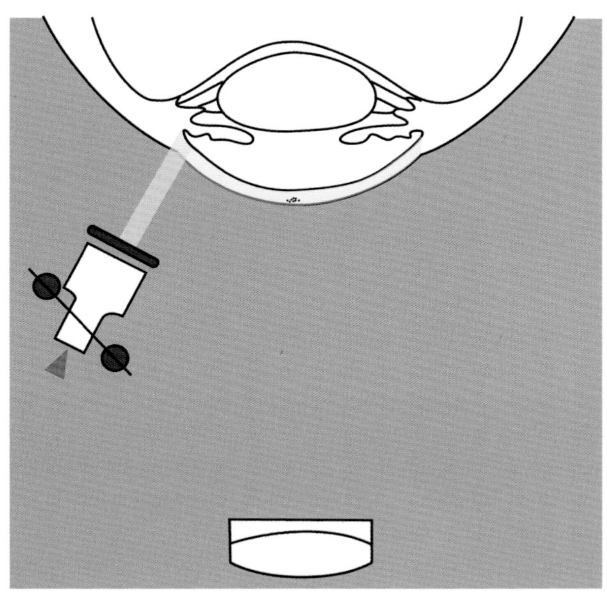

图 1–8　将裂隙灯光源投照在角膜缘，部分光线在角膜内发生全反射将整个角膜变成透亮区，病变部位变成灰白色遮光区

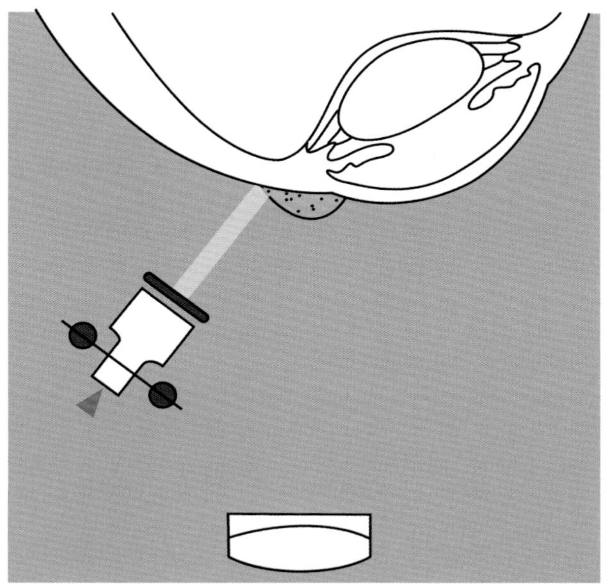

图 1–9　将裂隙灯光源投照在眼表肿物的边缘，光线在肿物内散射后有助于病变区的显示和观察

第二章

眼睑疾病

Disorders of the Eyelids

眼睑是眼附属器之一，具有保护眼球的功能，睑结膜和睑板腺分泌物还具有润滑眼球的作用。眼睑分上睑和下睑两部分，分别在内眦和外眦部融合，中间为横椭圆形睑裂 (palpebral fissure)，睁眼时暴露眼球，不遮挡视线，闭合时将整个眼球覆盖。（图 2-1 ～ 2-8）

瞬目运动由上下眼睑规律性闭合、睁开完成，在将泪液均匀地涂抹于角结膜表面、防止眼前部干燥的同时，还可以及时冲刷沉附在睑裂区角膜和球结膜表面的尘埃和微生物，起到清洁、润滑和保护眼球，以及维护泪膜稳定的作用。

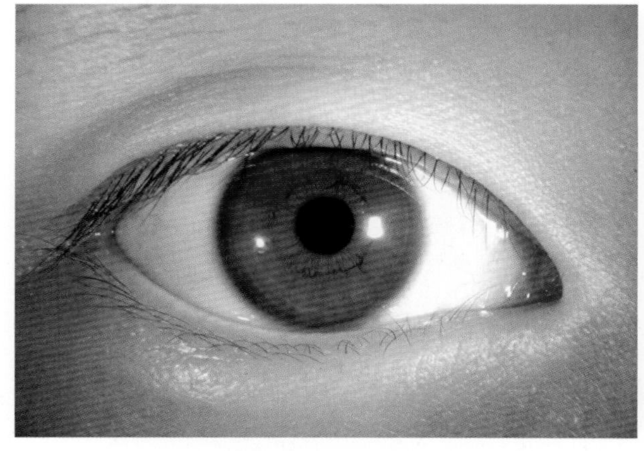

图 2-1　正常上下眼睑和睑裂。眼睑的重要结构和标志有：睑缘、内外眦、上下泪点、睫毛、睑板腺开口、灰线及睑结膜等。在眼轮匝肌和提上睑肌的协调配合下，眼睑与眼球表面紧密贴合，启闭自如，起到保护眼球的作用

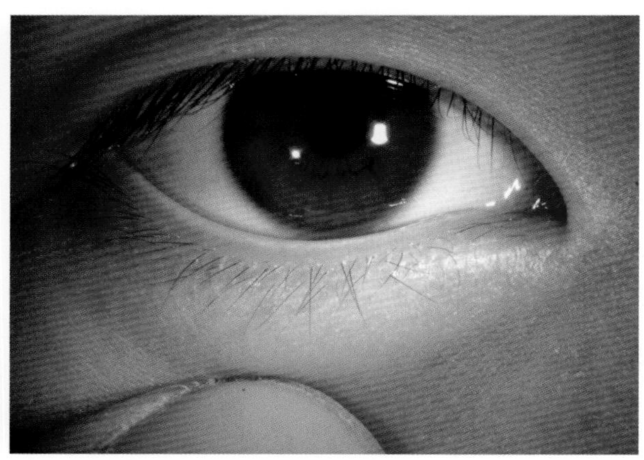

图 2-2　下睑皮肤面及睑缘。睫毛、灰线结构清晰

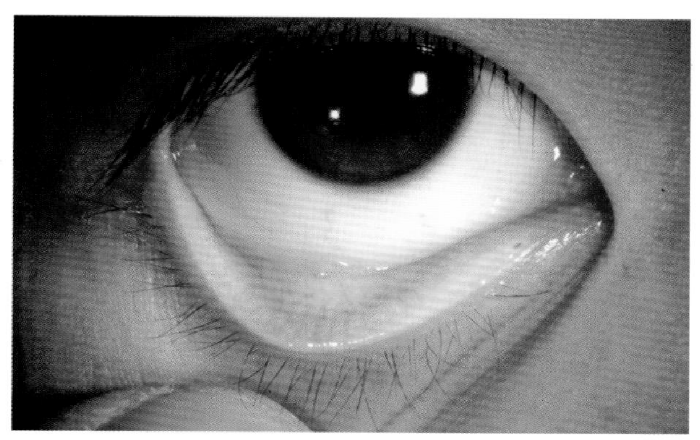

图 2-3　下睑结膜面。睑结膜、球结膜呈半透明状

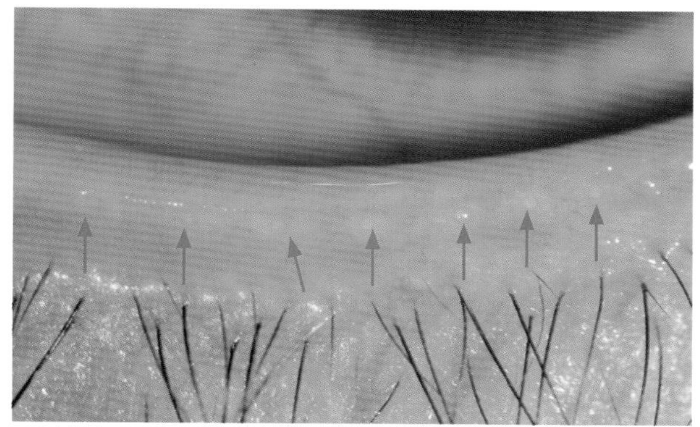

图 2-4　眼睑的游离缘为睑缘，有前唇和后唇；前唇圆钝，为皮肤面，有 2 ~ 3 排睫毛，排列整齐，毛囊周围有皮脂腺和变态汗腺开口；后唇呈直角，为结膜面，与眼表紧密贴附；两唇中间皮肤和结膜交界处为灰线，呈灰色线状结构，是眼睑手术重要的解剖标志；灰线与后唇之间有一排细小孔状结构，为睑板腺的开口（红色箭头）。正常情况下，轻压上下眼睑，可见半透明睑板腺分泌物从睑板腺开口处溢出

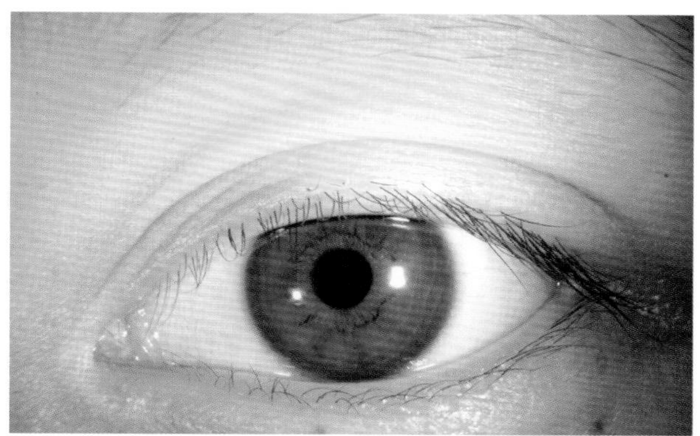

图 2-5　重睑。即通常所说“双眼皮”，为上睑皮肤皱褶

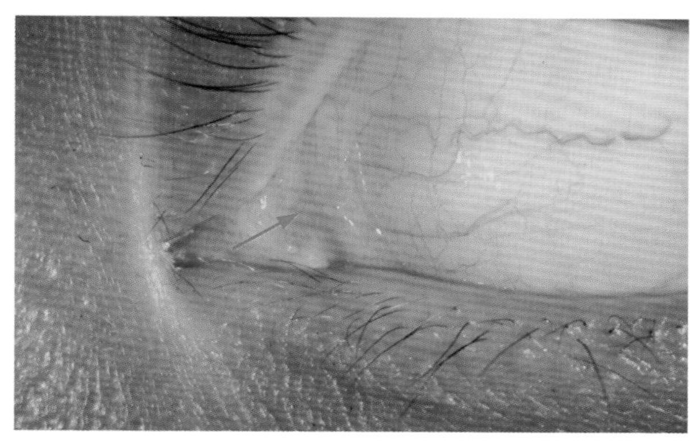

图 2-6　第三眼睑又称半月皱襞，见于少数个体，为内眦部垂直结膜皱褶（箭头）

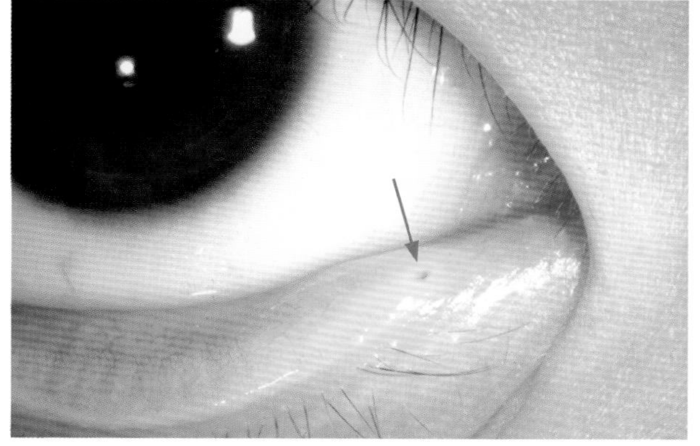

图 2-7　泪点。泪点是泪液从结膜囊引流的起点，位于上下睑缘内眦部后唇，即位于距内眦部 6.0 ~ 6.5mm 的乳头状突起上，直径为 0.2 ~ 0.3mm（红色箭头所指为下泪点）

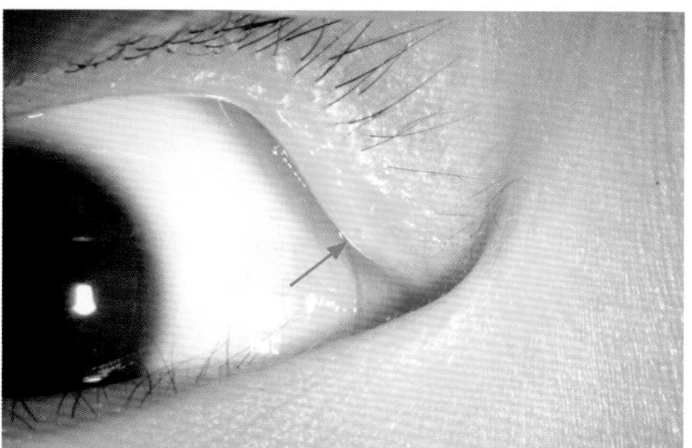

图 2-8　上泪点（箭头）

眼睑由外向内分五层，皮肤、皮下组织、肌层、睑板和结膜。常见疾病和异常包括：眼睑的位置异常（如上睑下垂、眼睑内外翻、倒睫）、炎症、外伤、肿瘤等。由于眼睑在颜面占据重要位置，眼睑的异常与疾病除导致不适和视力障碍之外，还可以引起容貌问题。因此，眼睑疾病的治疗不仅要考虑疾病本身的治疗，还需要考虑到患者的美容问题。

第一节　眼睑位置、功能异常

Positional or Functional Disorders of the Eyelids

一、上睑下垂

上睑下垂（ptosis）是常见的眼睑位置异常，由于先天或获得性提上睑肌和（或）Müller 平滑肌功能不全或完全丧失，导致上睑部分或全部下垂，表现为患者睁眼时上睑缘遮盖上方角膜超过 2mm，严重时上睑缘遮盖瞳孔而影响视物。少数情况下，提上睑肌和 Müller 平滑肌功能正常，但上睑重量增加如炎性肿胀、水肿、异物或肿瘤，也可导致上睑不能完全上抬而出现上睑下垂。

先天性上睑下垂多为双侧，但双眼可不对称；有时为单侧，常伴有眼球上转运动障碍。双眼患病的患者，双上睑皮肤平滑、薄而无皱纹；部分患者由于瞳孔被遮盖，患者为了克服视物障碍，通过紧缩额肌将上睑上抬，久而久之在额部形成较深的横形皮肤皱纹（图 2–9，2–10）。如果紧缩额肌不能有效解决问题，患者会养成仰头视物的习惯。后天获得性上睑下垂，多与上睑相关神经、肌肉的结构和功能损伤有关，多数情况下有明确病史，并同时伴有其他症状，如重症肌无力有晨轻夜重的特点，注射新斯的明后症状和体征明显减轻；提上睑肌损伤多伴有明确外伤史等。

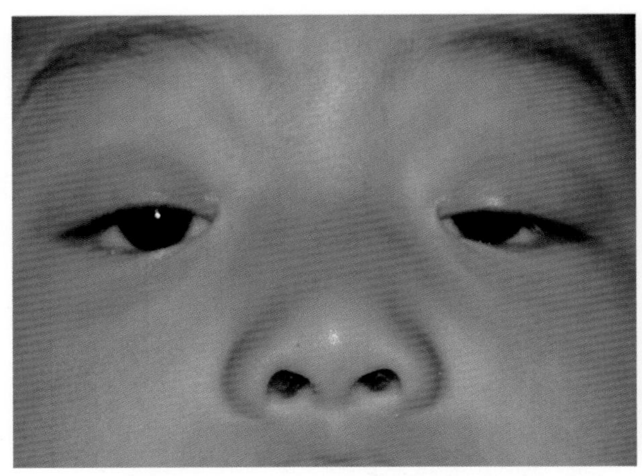

图 2–9　双眼先天性上睑下垂。双眼上睑遮盖部分瞳孔，上睑皮肤平滑、薄而无皱纹；患儿通过紧缩额肌使上睑上抬，双侧眉毛向上呈弓形；患儿同时有仰视代偿头位（北京同仁医院眼科李冬梅教授提供）

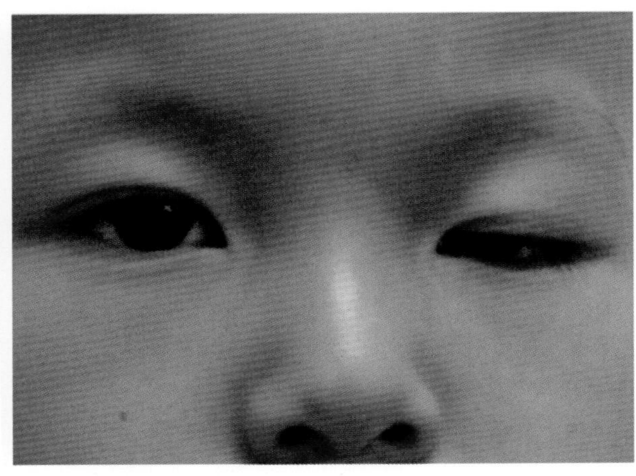

图 2–10　左眼先天性上睑下垂。左眼上睑下垂，遮盖角膜和部分瞳孔，由于右眼正常，患儿无仰视代偿头位

二、睑内翻

睑内翻（entropion）是指眼睑尤其睑缘向眼球方向卷曲，当睑内翻严重到一定程度时，常导致其前表面的睫毛与眼表接触引起异物感等不适，因此，睑内翻常伴有倒睫。

1. 先天性睑内翻（congenital entropion）

多见于婴幼儿，女性多于男性，多由内眦赘皮、睑缘部眼轮匝肌过度发育或睑板发育不全引起。（图 2–11）

2. 痉挛性睑内翻（spastic entropion）

多发生在下睑，常见于老龄患者，又称老年性睑内翻。发生原因为下睑缩肌无力，眶隔及下睑皮肤松弛并失去牵制眼轮匝肌的收缩作用。部分患者同时存在眼睑和结膜炎症，可引起眼轮匝肌痉挛，称为急性痉挛性睑内翻。（图 2–12）

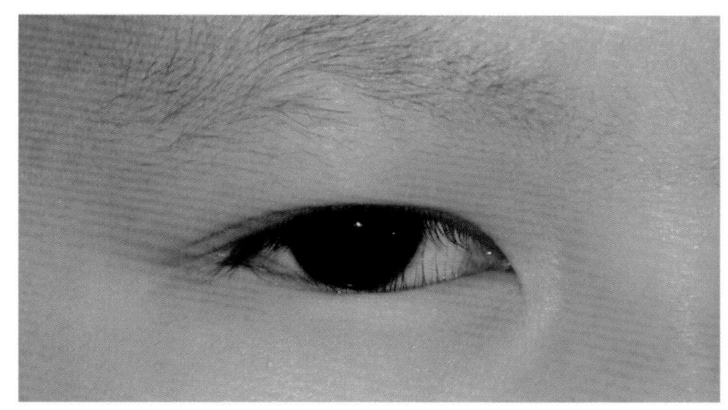

图 2–11　右眼先天性下睑内翻。睑缘内翻、倒睫（北京同仁医院眼科李冬梅教授提供）

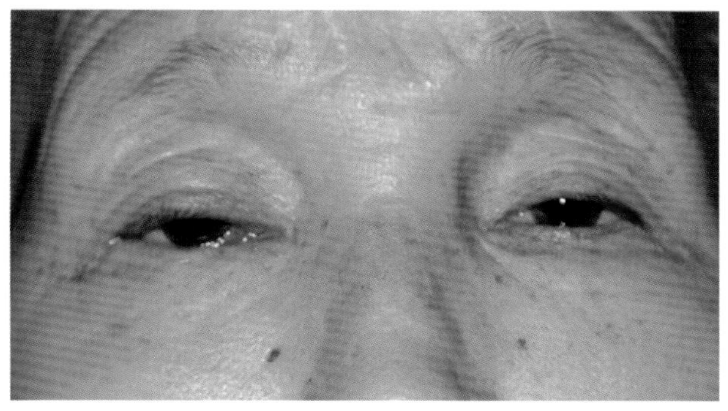

图 2–12　右眼痉挛性下睑内翻。右眼下睑内翻伴倒睫，内眦部结膜充血、水肿、肥厚（北京同仁医院眼科李冬梅教授提供）

3. 瘢痕性睑内翻（cicatricial entropion）

睑结膜或睑板瘢痕性收缩，可导致睑内翻和倒睫，上下眼睑均可发生。双侧瘢痕性睑内翻多见于沙眼。近年来，随着医疗水平提高和卫生条件改善，沙眼患病率较前大幅度降低，由沙眼引起的眼睑位置异常和其他并发症明显减少。而眼睑外伤和结膜烧伤逐渐成为瘢痕性睑内翻的主要原因。（图 2–13）

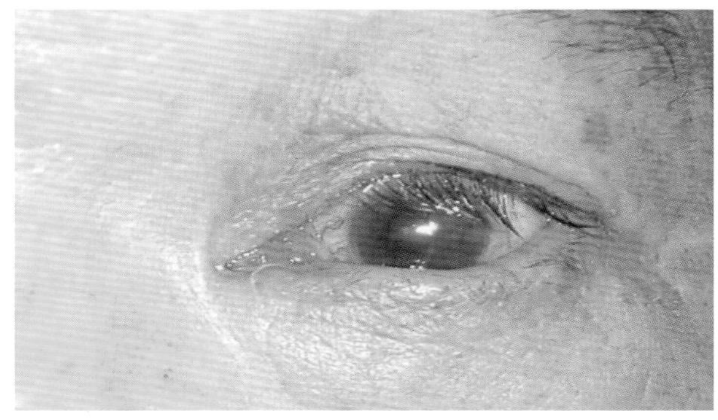

图 2–13　瘢痕性睑内翻。沙眼引起左眼上睑瘢痕性睑内翻、倒睫，睫毛与角膜接触，角膜上皮缺损，结膜充血，患者有畏光、流泪、异物感、刺痛和眼睑痉挛（北京同仁医院眼科李冬梅教授提供）

三、睑外翻

睑外翻（ectropion）是指睑结膜面部分或全部离开眼球表面，在无眼球患者，睑外翻表现为睑结膜向外翻转，睑结膜面部分或全部暴露。睑结膜、球结膜过度暴露除引起外观异常，还可因眼表泪液过度蒸发引起眼干、异物感不适，泪点离开泪阜可致泪液引流障碍而出现溢泪。严重睑外翻常合并眼睑闭合不全，眼球在失去部分保护作用之后，发生感染、外伤的概率增加。

1. 先天性睑外翻（congenital ectropion）

多见于先天性无眼球和小眼球患者，下睑外翻多见。眼睑不能全部贴附在眼球表面，甚至完全失去有效支撑，由于结膜囊挛缩，下睑睑板下缘被结膜牵拉向内上移位，睑板上缘在眼睑皮肤张力作用下向外翻转，导致下睑向外翻转。（图 2–14）

2. 老年性睑外翻（senile ectropion）

仅见于下睑，因老年人眼轮匝肌功能减弱，以及眼睑皮肤和内外眦韧带松弛，不能有效对抗下睑的重力作用，导致下睑外翻，睑结膜暴露。（图 2–15）

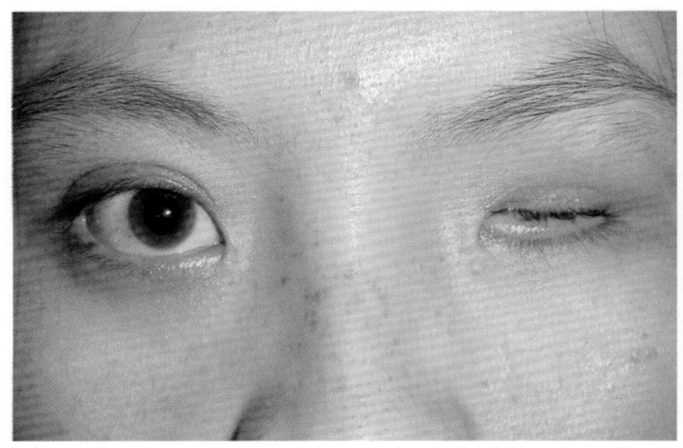

图 2–14　左眼先天性无眼球，下睑外翻（北京同仁医院眼科李冬梅教授提供）

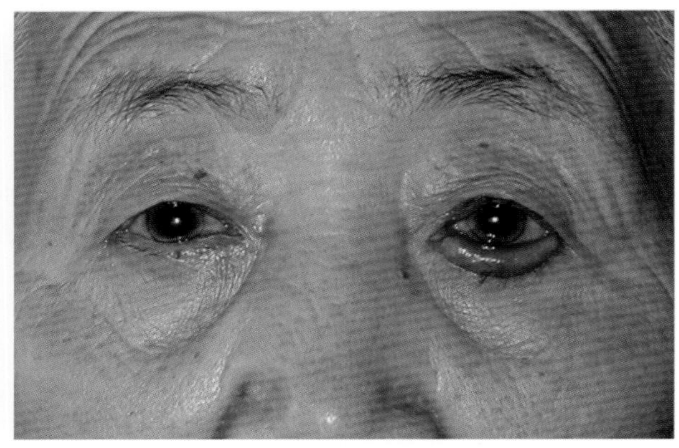

图 2–15　左眼老年性下睑外翻（北京同仁医院眼科李冬梅教授提供）

3. 麻痹性睑外翻（paralytic ectropion）

各种原因引起的面神经麻痹，引起眼轮匝肌收缩功能减弱或消失，不能有效对抗下睑的重力作用，导致下睑外翻、下坠。（图 2–16）

4. 瘢痕性睑外翻（cicatricial ectropion）

因眼睑皮肤瘢痕形成并牵拉睑板所致。眼睑部皮肤瘢痕可由创伤、烧伤、化学伤、眼睑皮肤溃疡等引起，少数情况下，眼部手术也可引起瘢痕性睑外翻。（图 2–17）

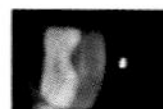

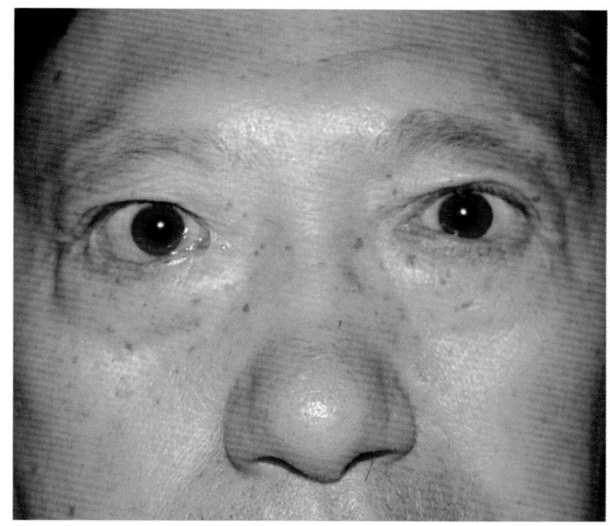

图 2-16　听神经瘤切除术后 3 年，右眼下睑麻痹性外翻（北京同仁医院眼科李冬梅教授提供）

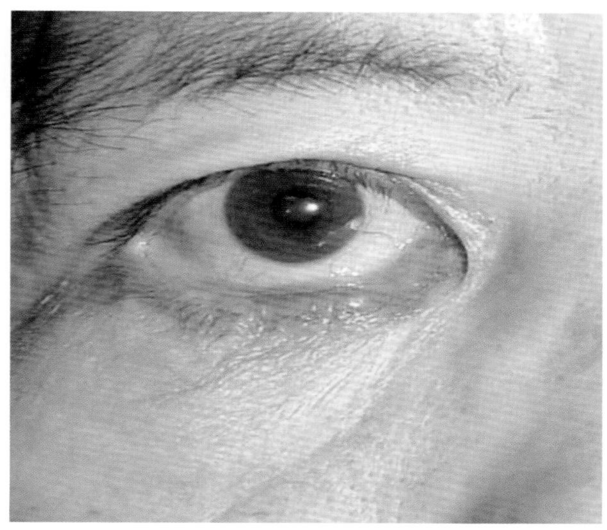

图 2-17　右眼下睑车祸伤后形成瘢痕性睑外翻，内眦部睑缘缺损（北京同仁医院眼科李冬梅教授提供）

四、眼睑闭合不全

眼睑闭合不全（hypophasis）又称兔眼（lagophthalmus），指上下眼睑不能完全闭合，导致眼球暴露。轻度眼睑闭合不全时，常导致下方球结膜暴露，引起结膜充血、肥厚及角化，患者会有不同程度的眼干、眼涩或异物感不适。严重时或持续时间较长，可导致角膜干燥、暴露性角膜炎甚至角膜溃疡。（图 2-18）

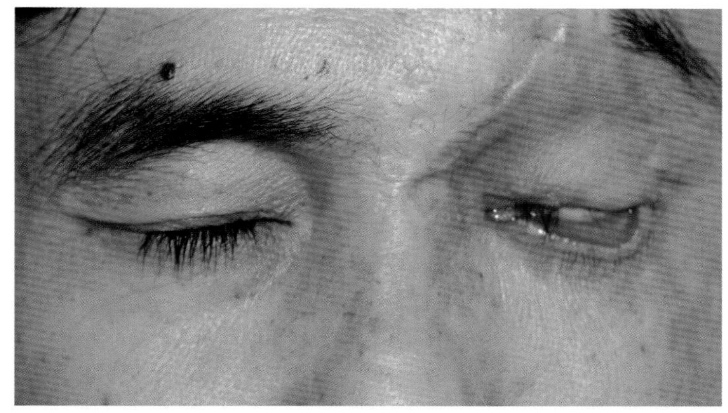

图 2-18　左眼下睑瘢痕性睑外翻，眼睑闭合不全（北京同仁医院眼科李冬梅教授提供）

五、内眦赘皮

内眦赘皮（epicanthus）是一种先天性异常，常见于 3 ～ 6 个月幼儿，黄种人多见。内眦赘皮是遮盖内眦部的垂直半月状皮肤皱襞。常为双侧，起自上睑，呈新月状向下睑延伸，遮盖内眦部，至下睑内眦部后相互融合。少数患者由下睑向内上延伸，称为逆向性内眦赘皮。内眦赘皮可遮盖内眦部和泪阜，使部分鼻侧巩膜不能显露，易被误诊为共同性内斜。内眦赘皮常合并小睑裂、上睑下垂、内斜视、睑内翻及倒睫。内眦赘皮一般无须治疗，但在幼儿期如内眦赘皮引起倒睫和不适应给予处理。

病例一 患儿，女，2 岁，父母代诉双眼内斜就诊。查体：双眼内眦赘皮，遮盖鼻侧巩膜，双眼球位正，无活动障碍。诊断为：双眼内眦赘皮。（图 2-19）

病例二 患者高某某，男，9 岁，因双眼异物感不适、频繁挤眼就诊。查体：双眼内眦赘皮，下睑内眦部轻微内翻，睫毛接触角膜及内眦部球结膜，角膜与睫毛接触处有片状上皮缺损。对侧眼有类似体征。诊断为：双眼内眦赘皮，双眼下睑内翻、倒睫，双眼角膜上皮缺损。（图 2-20）

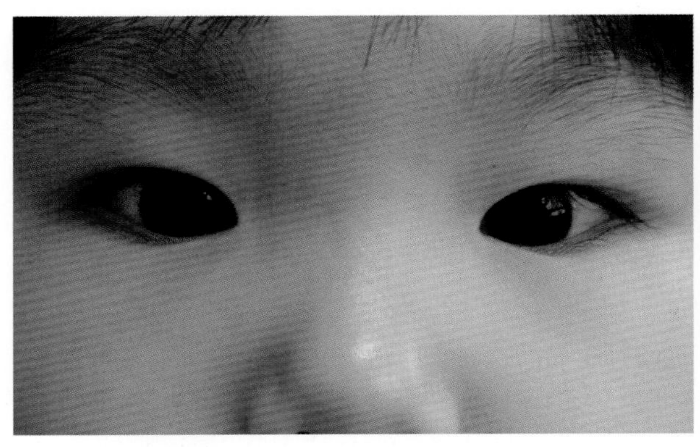
图 2-19 双眼内眦赘皮，部分鼻侧巩膜被遮盖，易被误认为共同性内斜

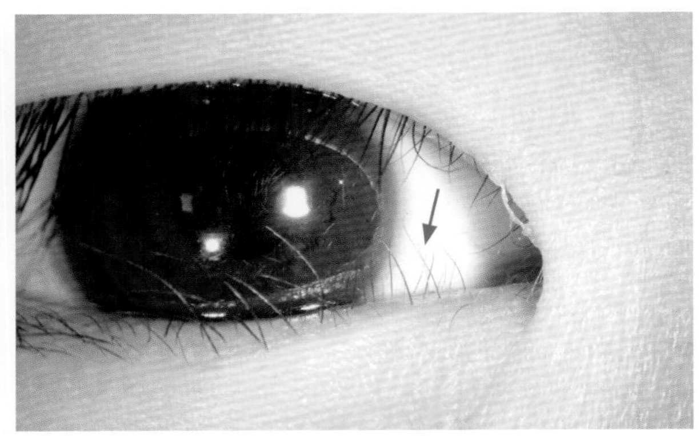
图 2-20 右眼内眦赘皮、下睑内眦部轻微内翻、倒睫（箭头）

六、倒睫

倒睫（trichiasis）指睫毛向后生长并接触眼表，导致眼异物感不适。倒睫常合并睑内翻，也可独立存在。少数情况下，睫毛不规则生长，向后生长的睫毛可能接触角结膜而引起不适，称为乱睫（aberrant lashes）。

病例 患者侯某某，男，61 岁，因右眼异物感就诊，曾多次拔除右眼上睑倒睫。查体：右眼上睑倒睫，与结膜接触、摩擦。诊断为：右上睑倒睫。（图 2-21，2-22）

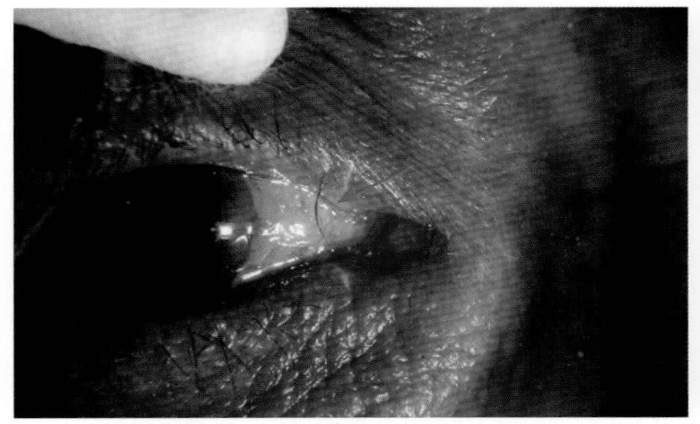
图 2-21 右眼上睑内眦部倒睫（箭头）×6.3

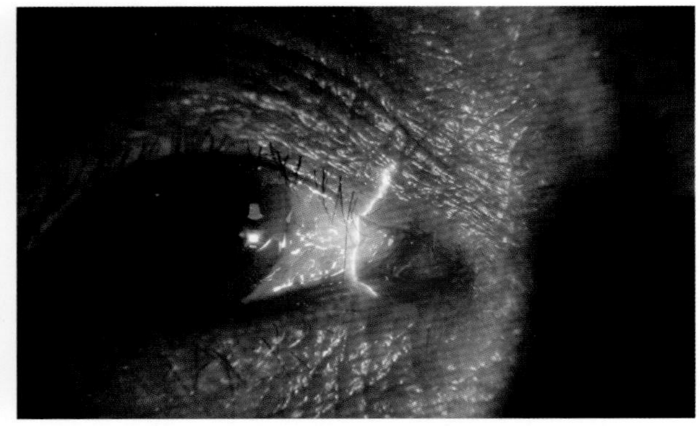
图 2-22 右眼上睑倒睫接触球结膜，电解拔出倒睫后症状消失（×6.3）

第二节 眼睑炎症

Inflammatory or Infectious Disorders of the Eyelids

眼睑位于颜面中上部，是全身体表的一部分。由于眼睑长期暴露，易受微生物、理化因素侵袭而发生炎症反应。眼睑的各种腺体开口于睑缘或睫毛的毛囊，易发生细菌性感染。眼睑周围组织结构的炎症性病变也可蔓延并累及眼睑。由于眼睑皮肤薄、皮下组织疏松，发生炎症时可引起水肿、充血、上睑下垂等症状。

一、睑腺炎

睑腺炎（hordeolum）是常见的眼睑腺体细菌性感染，由化脓性细菌侵入眼睑的腺体而引起的一种急性炎症。发生在睫毛毛囊或其附属的皮脂腺（Zeis 腺）或变态汗腺（Moll 腺）的感染，称为外睑腺炎，俗称麦粒肿；如发生在睑板腺，称为内睑腺炎。

病例一　患者张某某，女，48 岁，因左眼上睑红肿、疼痛 3 天就诊。查体：左眼上睑中外 1/3 交界处睑缘局限性红肿、触痛，相应睑结膜面充血。诊断为：左上睑睑腺炎。（图 2–23，2–24）

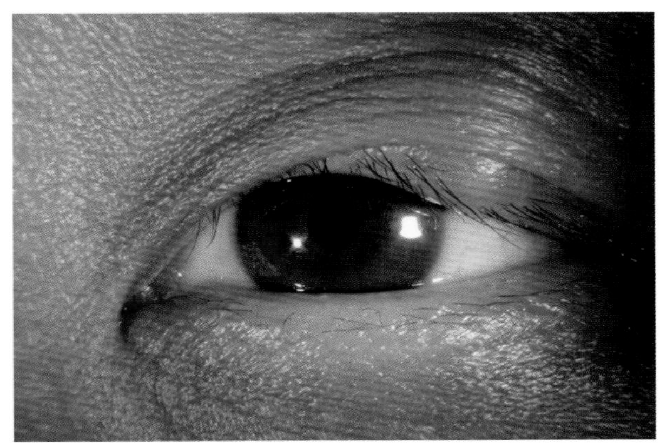

图 2–23　左眼前节照：左眼上睑中外 1/3 交界处睑缘红肿，皮肤潮红，隆起最高点皮肤下呈脓白色（×6.3）

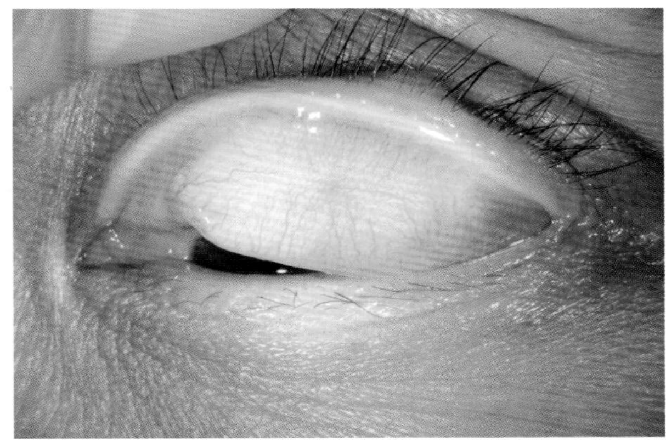

图 2–24　左眼上睑睑结膜面。睑腺炎相应结膜面轻微充血

病例二　患者金某某，女，5 岁，因左眼上睑肿疼 7 天就诊。查体：左眼上睑中部睫毛根部红肿，有脓痂。诊断为：左上睑外睑腺炎。滴用抗生素眼药水联合热敷，5 周后消失。（图 2–25，2–26）

病例三　患者苏某某，女，56 岁，右眼下睑肿痛 5 天。查体：右眼下睑近内眦部睫毛根部红肿、有轻微触痛，睑缘干燥，睑板腺开口阻塞，相应睑结膜充血、红肿。诊断为：内睑腺炎。（图 2–27，2–28）

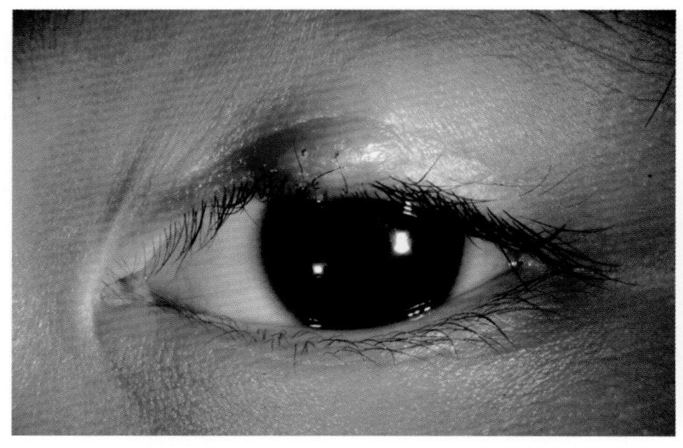

图 2-25　眼前节裂隙灯照：左眼上睑中部睑缘局限性红肿，隆起最高处呈脓白色，皮肤有结痂（×6.3）

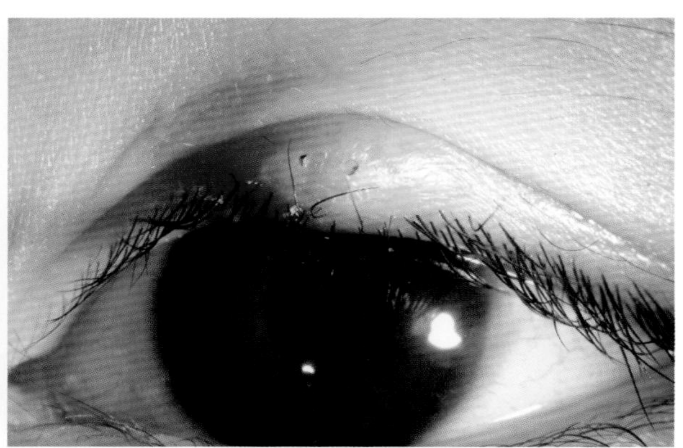

图 2-26　左眼前节中倍照（×10）

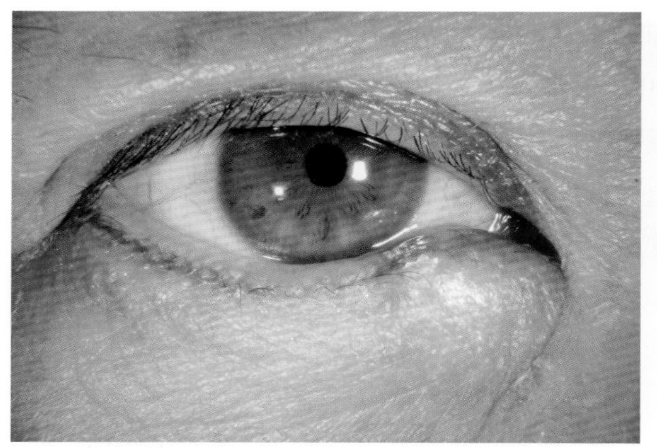

图 2-27　右眼前节低倍照：右眼下睑内眦部局限性肿胀，皮肤红亮（×6.3）

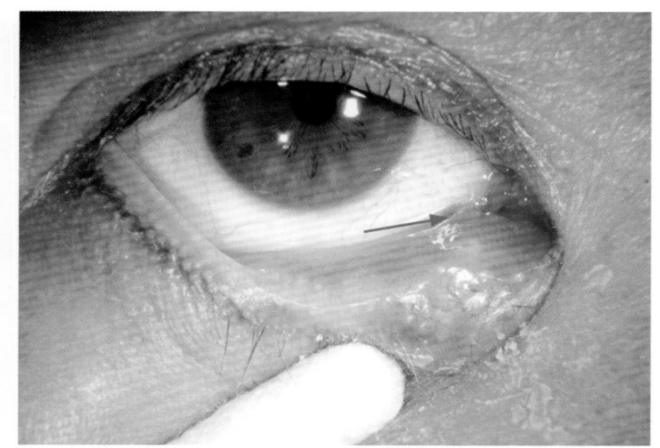

图 2- 28　内眦部相应结膜面红肿，有溃破口（箭头）

二、睑板腺囊肿

睑板腺囊肿（chalazion）是睑板腺分泌物滞留腺管或腺体内引发无菌性慢性肉芽肿性炎症，又称霰粒肿。睑板腺囊肿有纤维结缔组织包囊，囊内含有睑板腺分泌物及包括巨噬细胞在内的炎症细胞。多表现为睑皮下无痛性结节或圆形肿块，与皮肤不相连接。部分睑板腺囊肿继发感染时可形成急性化脓性炎症，类似内睑腺炎。

病例　患者张某某，男，26 岁，因左眼上睑小肿物生长 1 个月，红肿、疼痛 2 天就诊。查体：左眼上睑局限性肿胀，表面皮肤充血，有触疼，相应睑结膜充血、肿胀。诊断为：睑板腺囊肿、内睑腺炎。滴用抗生素眼药水联合热敷，2 周后红肿消退，肿物变小。（图 2-29）

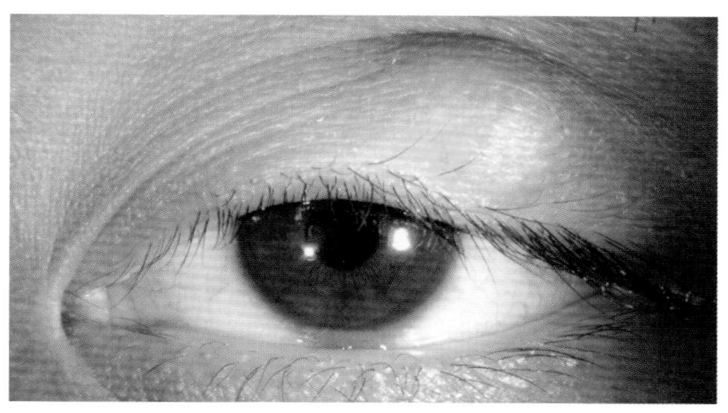

图 2-29 左眼前节照：左眼上睑中外 1/3 交界处隆起，皮肤红肿（×10）

三、睑缘炎

睑缘炎（blepharitis）是指睑缘表面、睫毛毛囊及其周围组织的亚急性或慢性炎症。常分为鳞屑性、溃疡性和眦部睑缘炎。当睑缘炎引起睑板腺开口阻塞时，可合并有睑板腺炎。

病例 患者王某某，女，29 岁，因右眼发痒、刺痛伴烧灼感 11 天就诊。查体：右眼上下睑缘充血、潮红，睑缘红肿圆钝，表面及睫毛根部有鳞屑状物质黏附，睫毛根部可见少许干痂，睑缘中部结膜面可见灰白色脓点。诊断为：鳞屑性睑缘炎合并内睑腺炎。给予抗生素眼药水滴眼，并嘱注意眼部卫生。（图 2-30 ～ 2-32）

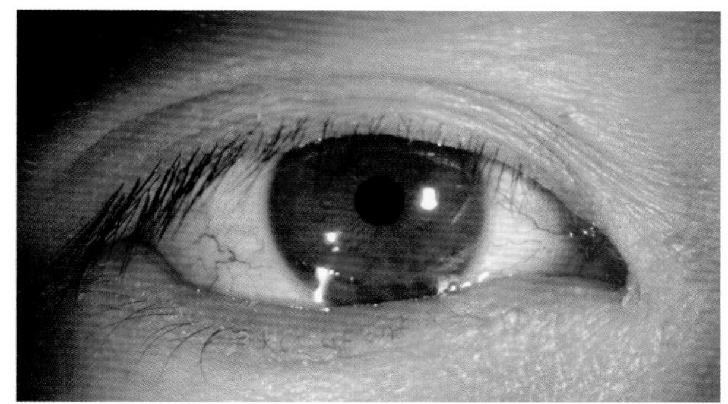

图 2-30 右眼前节照：右眼上下睑红肿，睑缘增厚、充血，结构模糊，睫毛根部可见脓性干痂，球结膜充血（×10）

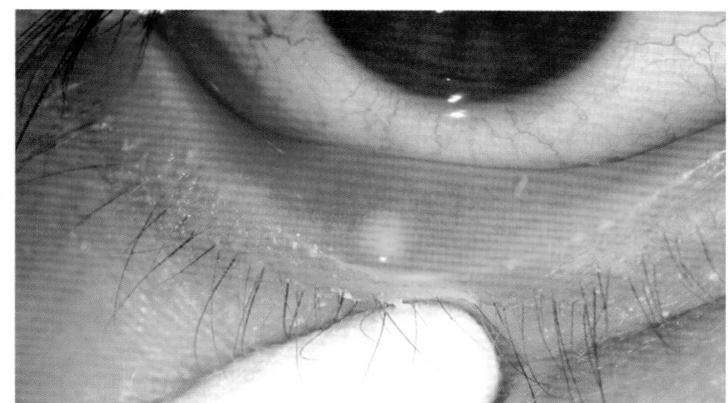

图 2-31 下睑中部睑结膜面小脓肿（×10）

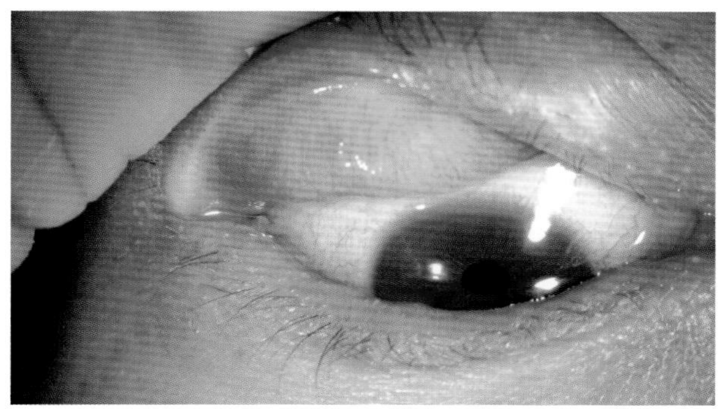

图 2-32 上睑结膜和睑缘充血，睑结膜乳头增生（×10）

四、接触性睑皮炎

接触性睑皮炎（contact dermatitis of the eyelids）是眼睑皮肤对过敏性物质的过敏反应，常表现为眼睑红肿、眼痒和烧灼感。接触性睑皮炎也可以是头面部乃至全身皮肤过敏反应的一部分。

五、病毒性睑皮炎

病毒性睑皮炎（viral palpebral dermatitis）多数由单纯疱疹病毒或带状疱疹病毒感染所致。单纯疱疹病毒性睑皮炎病变可发生在上下睑，以下睑多见，与三叉神经眶下支分布范围相符。初发时眼睑皮肤出现丘疹，常成簇出现，并很快形成半透明水疱，周围有红晕。有烧灼或刺痛感。水疱破裂时，有黄色黏稠液体流出，1 周后充血减退，水泡干涸，结痂脱落后病变区愈合，无瘢痕，但有色素沉积。

带状疱疹病毒性睑皮炎发病前常有轻重不等的前驱症状，如全身不适、发热等，继而在病变区出现剧烈神经痛。病变数日后，患侧眼睑、前额皮肤和头皮潮红、肿胀，出现成簇透明水疱，疱疹分布不越过鼻中线。疱疹内液体逐渐混浊化脓，形成深溃疡，2 周左右结痂脱落。由于病变深及真皮层，结痂脱落后留下永久性皮肤瘢痕。炎症消退后，皮肤感觉数月后才能恢复。

病例　患者张某某，女，58 岁，因左侧额部疼痛、左眼畏光、流泪、视物模糊 4 天就诊。查体：左侧额部、上睑及鼻梁皮肤潮红，有红褐色结痂，左眼畏光、流泪，角膜弥漫性点状溃疡，前房清晰，球结膜睫状充血。诊断为：左侧带状疱疹病毒性睑皮炎，左眼病毒性角膜炎。（图 2−33）

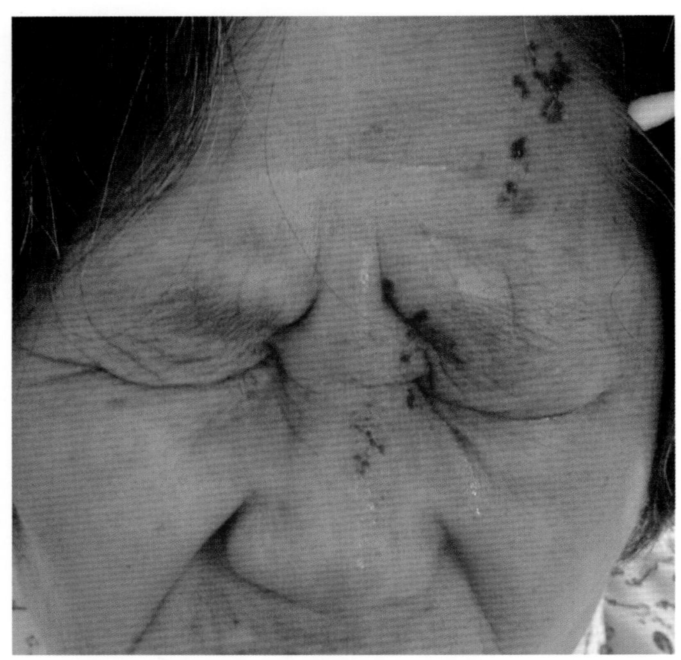

图 2−33　左侧额部、上睑、内眦部及鼻背皮肤潮红、结痂

第三节 睑板腺功能障碍

Meibomian Gland Dysfunction

睑板腺功能障碍（MGD）是指因各种原因导致的睑板腺分泌功能下降、睑板腺分泌物数量减少或质量降低，导致眼表干燥、炎症、异物感不适，严重时可并发角结膜感染。MGD 与环境污染、局部理化因素刺激、用眼习惯、眼部慢性炎症等多种因素有关，中老年女性多见。根据睑板腺开口与否，可分为阻塞型和非阻塞型。

病例一 患者张某某，女，30 岁，职业女性。因为双眼干涩、异物感数年就诊，多次医治无果。因为职业原因，经常化妆涂用睫毛膏。诊断为：MGD。嘱患者停用眼部化妆品，氟米龙滴眼液和聚乙二醇（思然）滴眼液滴眼，双眼睑板腺按摩 Qd×7 天，患者症状缓解。（图 2-34 ～ 2-36）

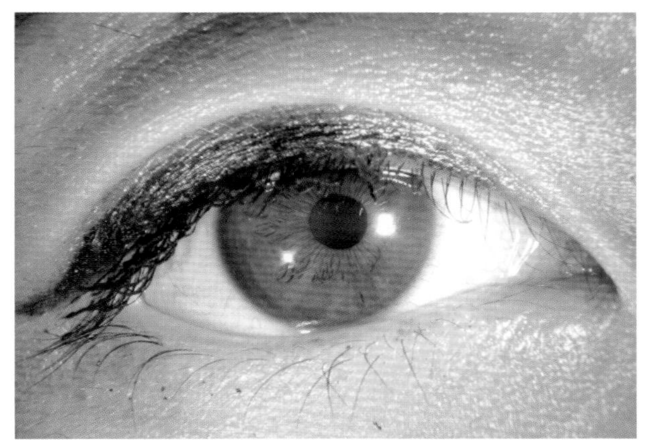

图 2-34 右眼前节照（×10）

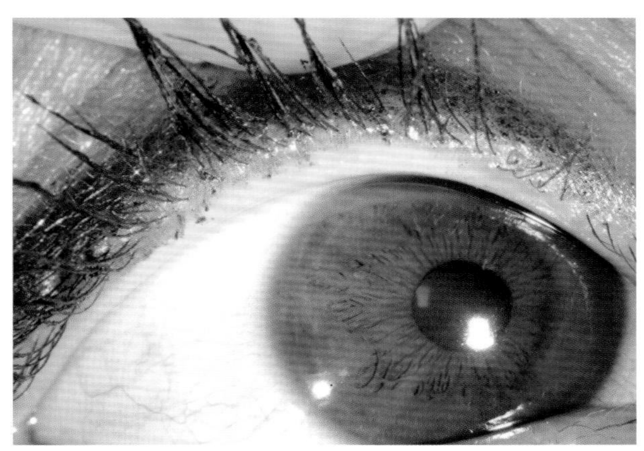

图 2-35 右眼上睑缘睑板腺开口部分阻塞（×10）

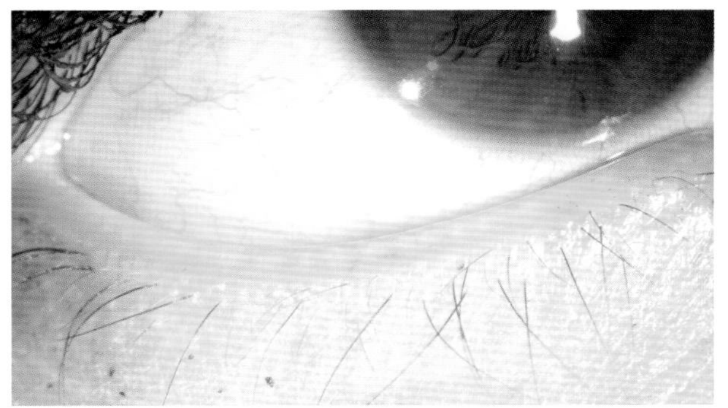

图 2-36 右眼下睑缘睑板腺开口阻塞，棉签挤压仅少许分泌物（×10）

病例二 患者王某某，女，57 岁，因双眼干涩、畏光、异物感数年就诊，有失眠病史。查体：双眼睑缘干燥，睑板腺开口阻塞，挤压无分泌物，睑缘充血，泪膜不稳定，泪膜破裂时间（BUT）3 秒。诊断为：MGD。（图 2-37，2-38）

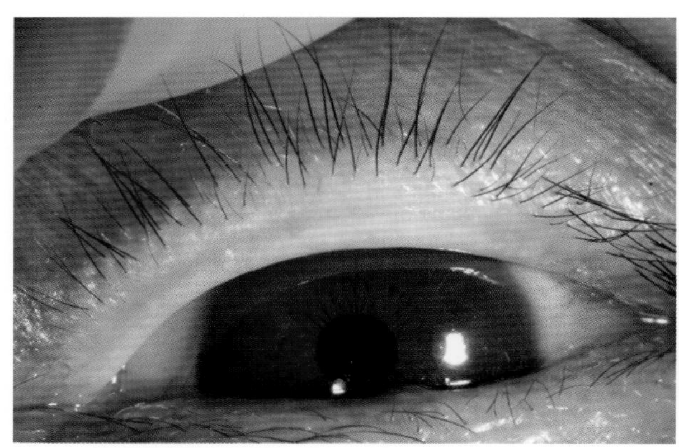

图 2-37　左眼前节照：上睑缘干涩、睑板腺开口阻塞（×10）

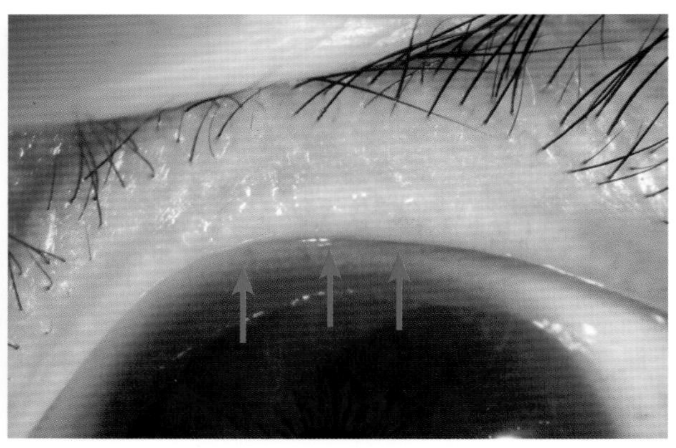

图 2-38　挤压左上睑有少许清亮分泌物从睑板腺开口溢出（箭头）

病例三　患者王某某，男，51 岁，因双眼干涩、异物感、眼红 5 年就诊，有原发性开角型青光眼病史，滴用拉坦前列素滴眼液（适利达）9 年。查体：双眼球结膜充血，睑缘干燥、充血，睑板腺开口阻塞，挤压有少许分泌物溢出。诊断为：MGD，原发性开角型青光眼。（图 2-39 ～ 2-40）

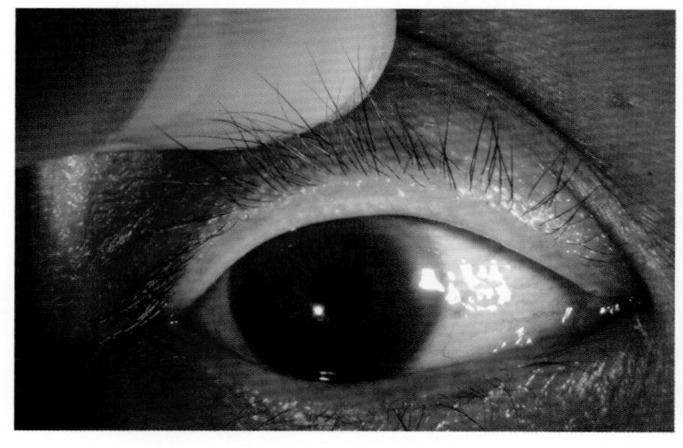

图 2-39　右眼前节照：右眼上睑睑缘轻微充血，睑板腺开口隆起、阻塞，球结膜充血（×6.3）

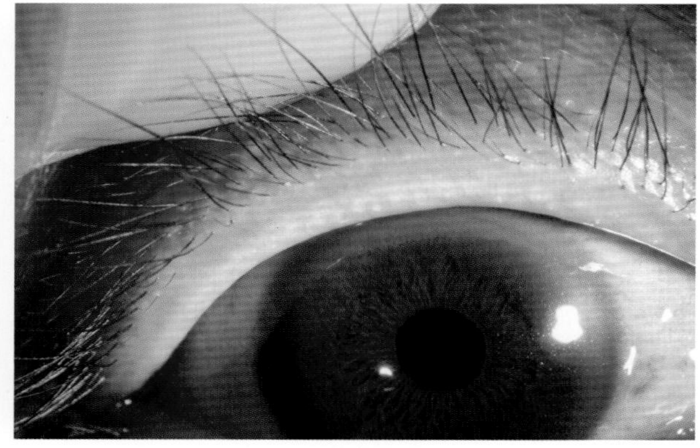

图 2-40　挤压右眼上睑可见部分睑板腺开口有分泌物溢出（×10）

第四节　眼睑肿瘤

Tumors of the Eyelids

眼睑肿瘤由于暴露并引起美容问题而容易被早期发现，有良性和恶性两类。良性肿瘤较常见，随年龄的增长而多发。常见良性肿瘤包括：眼睑血管瘤（hemangioma）、色素痣（nevus）和黄色瘤（xanthelasma）。良性肿瘤容易确诊，对视力影响小，多因美容的原因行手术切除。恶性肿瘤的确诊相对困难，常需对肿瘤组织取材活检，甚至在手术切除后病理检查确诊。眼睑常见恶性肿瘤包括：基底细胞癌（basal cell carcinoma）、鳞状细胞癌（squamous cell carcinoma）和皮脂腺癌 (sebaceous gland carcinoma)。

一、斯特奇－韦伯综合征

斯特奇－韦伯综合征（Sturge-Weber syndrome）又称脑面血管瘤病或脑三叉神经血管瘤病，是一种头面部血管畸形，部分患者同时伴有颅内软硬脑膜血管瘤或畸形。眼部表现：常为单侧眼睑皮肤血管瘤，上下睑可同时出现，极少出现双侧同时发病。患侧结膜、浅层巩膜出现血管瘤样改变。

病例　患者陈某某，女，11 岁，因左侧眼睑及额部先天性血管瘤和左眼眼压高 1 个月就诊。查体：左侧额部、上睑皮肤血管瘤，左眼浅层巩膜静脉迂曲、扩张，左侧晶状体混浊，右眼眼压 15mmHg，左眼眼压 25mmHg。诊断为：斯特奇－韦伯综合征，左眼继发性青光眼，左眼并发性白内障。（图 2-41 ～ 2-44）

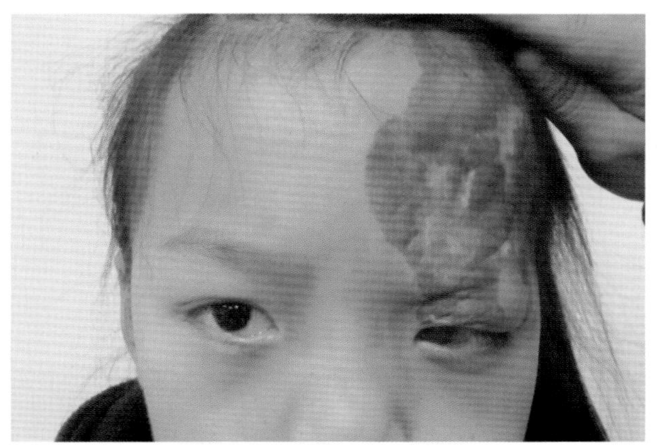

图 2-41　头面部照片。左侧额部和上睑血管瘤

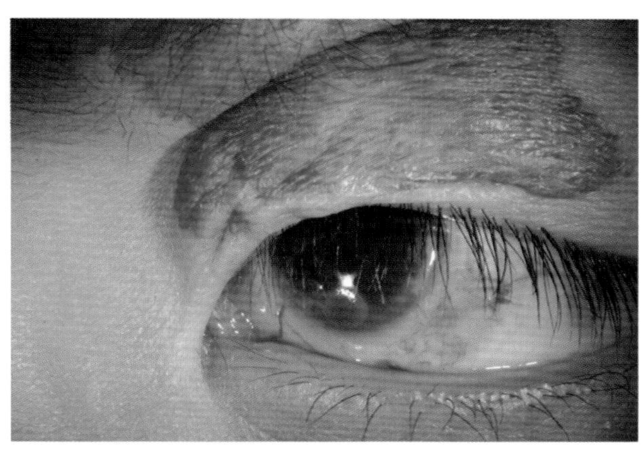

图 2-42　左眼上睑皮肤血管瘤，近角膜缘巩膜表层血管瘤（×6.3）

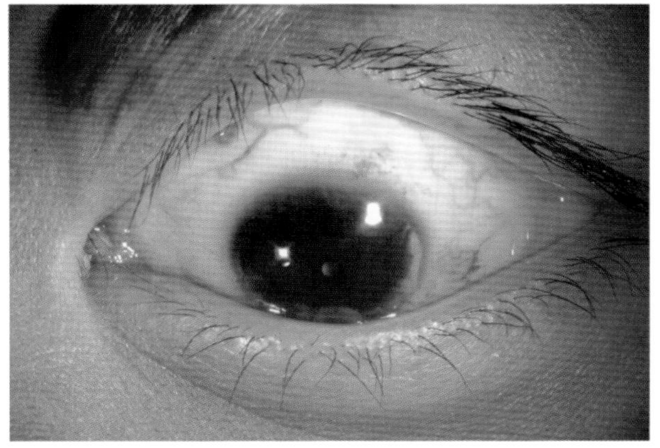

图 2-43　左眼前节照：左眼浅层巩膜静脉迂曲、扩张，近角膜缘有小血管瘤，结膜水肿（×6.3）

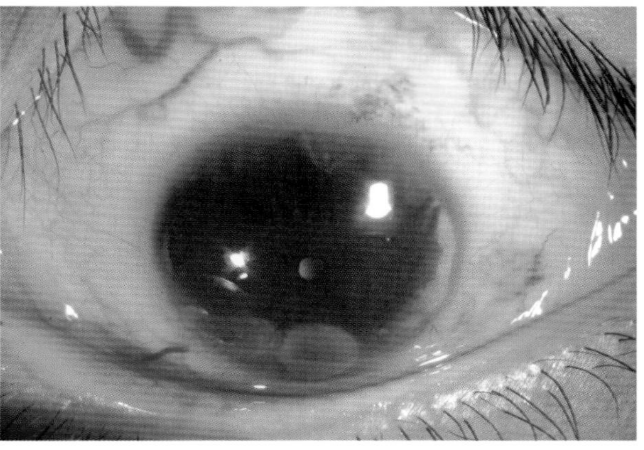

图 2-44　左眼前节中倍照：左眼瞳孔缩小，直径 1.5mm，上方及颞侧周边虹膜前粘连，晶状体混浊（×10）

二、眼睑基底细胞癌

眼睑基底细胞癌（basal cell carcinoma of eyelid）是我国最常见的眼睑恶性肿瘤，约占眼睑恶性肿瘤的 90% 及眼睑肿瘤的 29%，多见于中老年人。目前证实，光化学损伤是眼睑基底细胞癌和其他皮肤表皮肿瘤最主要的致病因素。

病例　患者李某某，男，46 岁，因右眼下睑“黑色素痣”逐渐变大并皲裂数月就诊。查体：右眼下睑外眦部发现 3.5mm × 4.5mm 大小黑色肿物，隆起于皮肤表面，边界清晰，表面有皲裂痕。手术切除后行病理学检查，证实为眼睑基底细胞癌。术后 2 周复查手术切口愈合。（图 2−45 ～ 2−49）

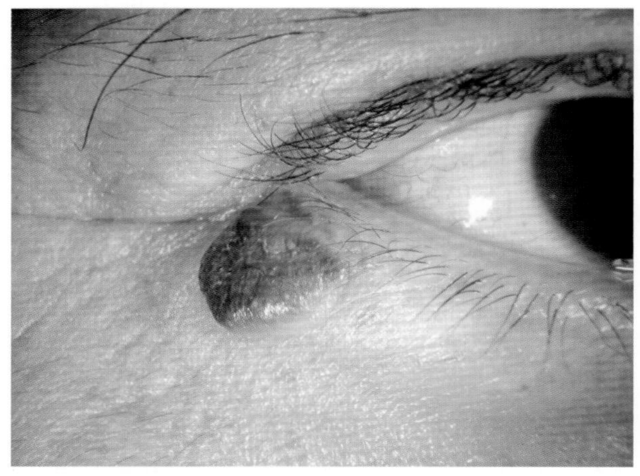
图 2−45　下睑基底细胞癌（×6.3）

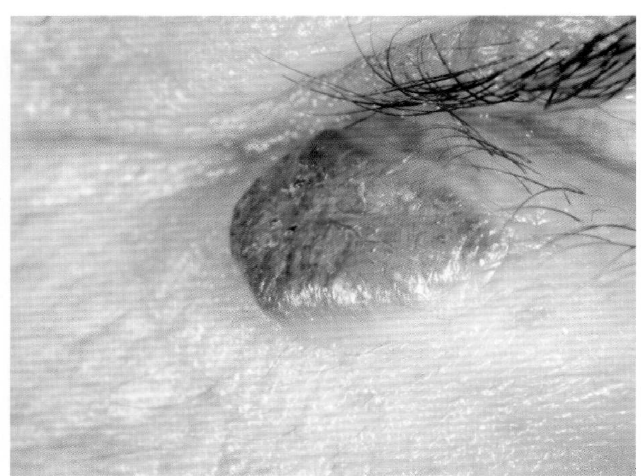
图 2−46　下睑基底细胞癌（×10）

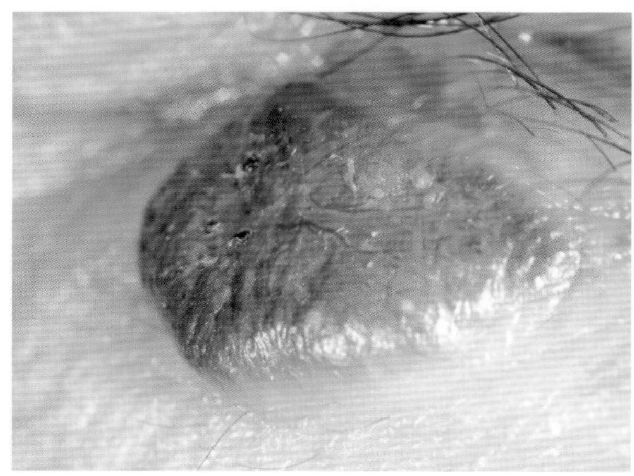
图 2−47　下睑基底细胞癌（×16）

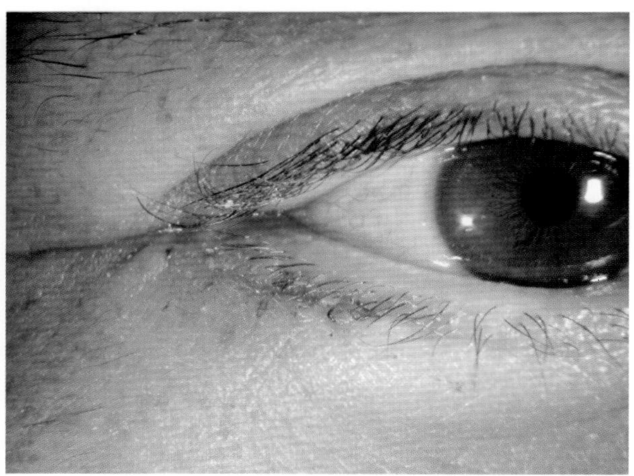
图 2−48　下睑基底细胞癌切除术后 2 周（×6.3）

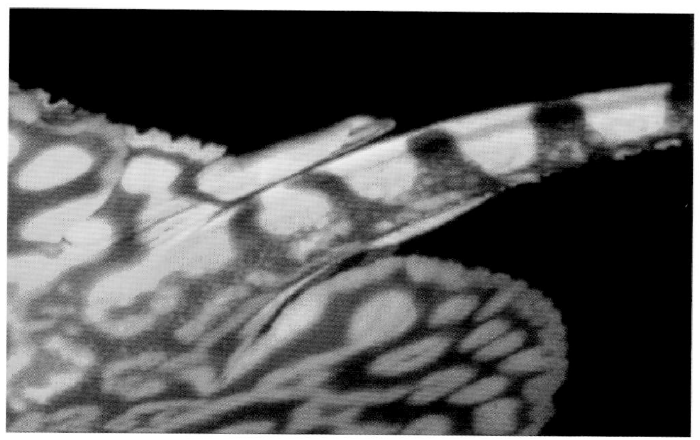

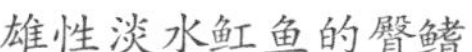
雄性淡水魟鱼的臀鳍

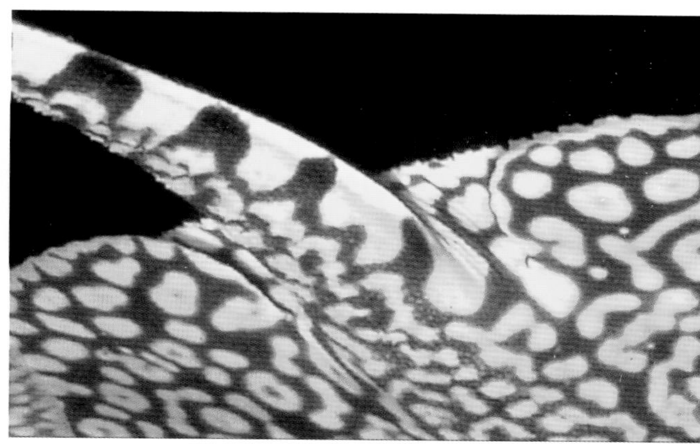
雌性淡水魟鱼的臀鳍

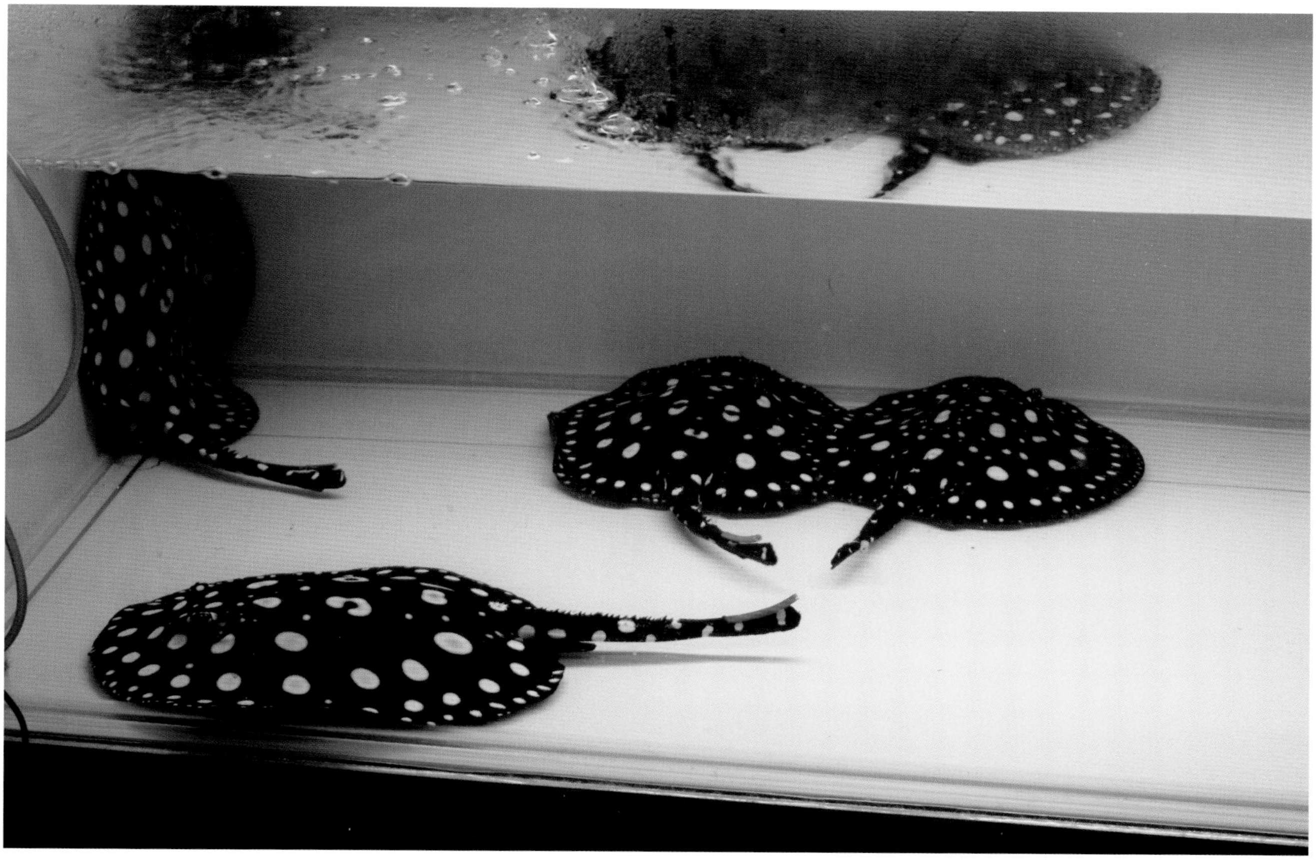

成群饲养在一起的亲鱼

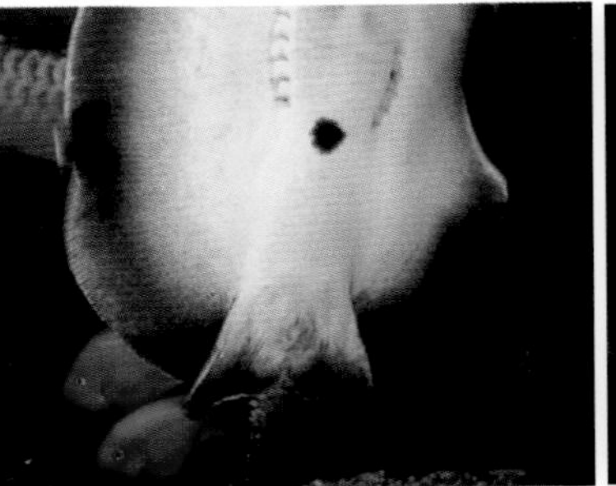

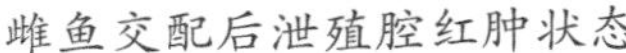

雌鱼交配后泄殖腔红肿状态

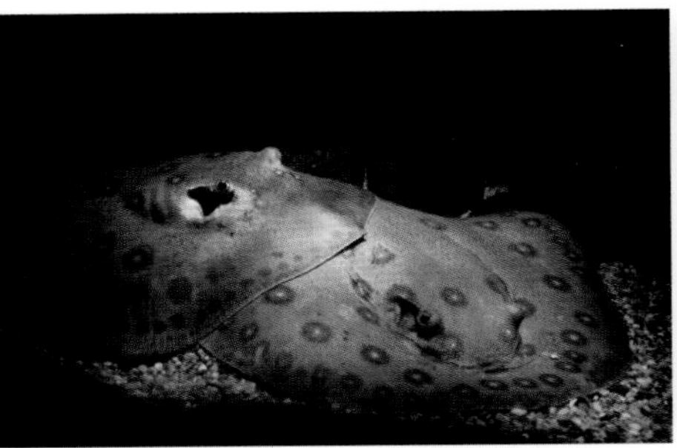

魟鱼交配多在夜晚进行

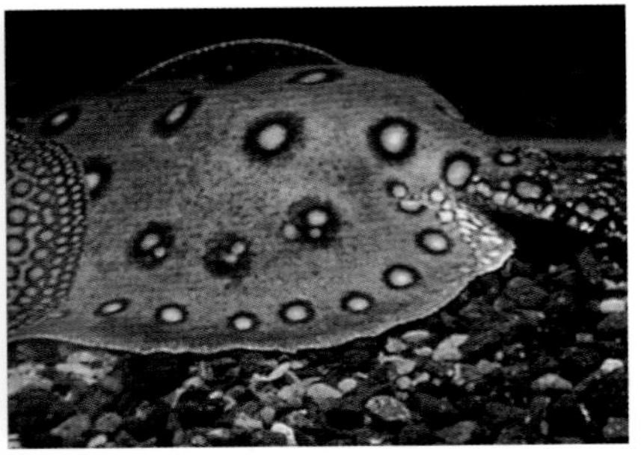

怀胎的雌魟鱼身体后部隆起

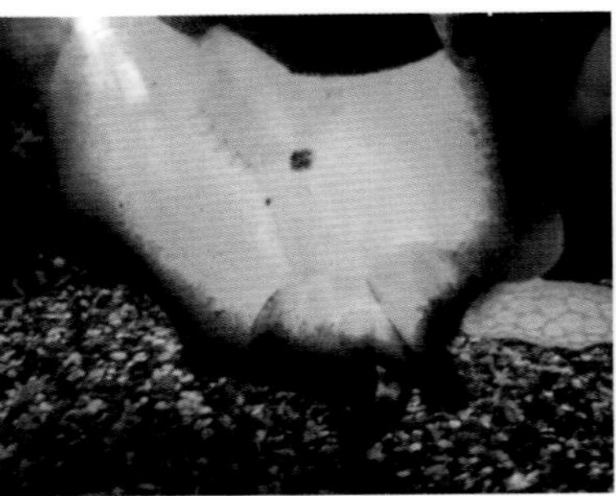

发情的雄鱼外生殖器肿胀

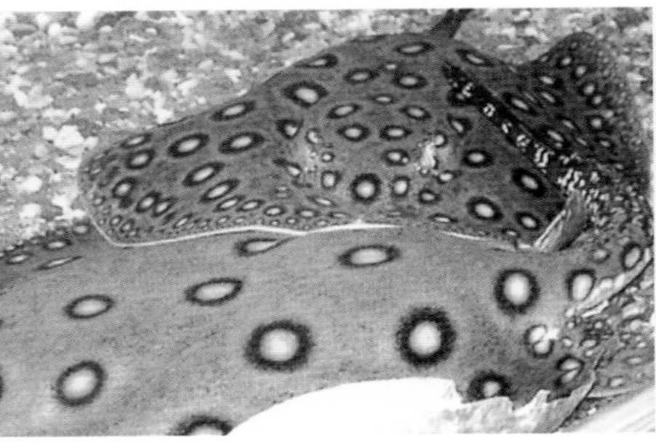

发情的雄鱼开始咬雌鱼

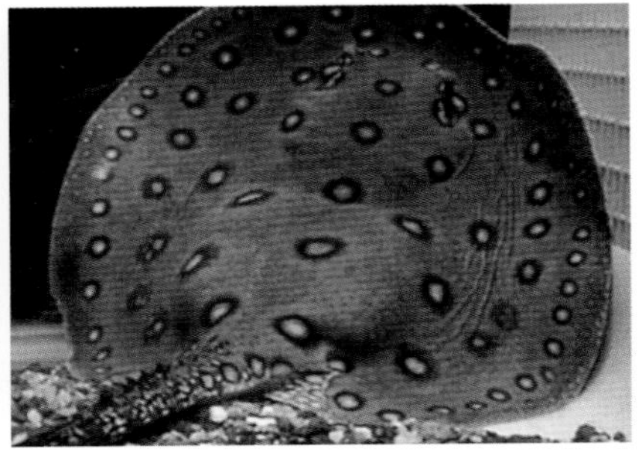

怀胎雌鱼的背部肿胀（从后面看）

将外生殖器的一支插入雌鱼的泄殖腔内，交尾的行为会持续大约三分钟左右，而后雄鱼撤出外生殖器，但还会释放精子，因而饲养水会出现白浊现象。

要判断繁殖槽中的雌鱼是否受孕可以通过看其泄殖孔有无红肿的现象来判断，一般有红肿现象的是已经受孕的雌鱼。因为雄鱼会在雌鱼生产后马上和雌鱼交配，所以一般不将受孕的雌鱼移出单养，就让其在繁殖槽中产仔，以便再次受孕，提高产量。

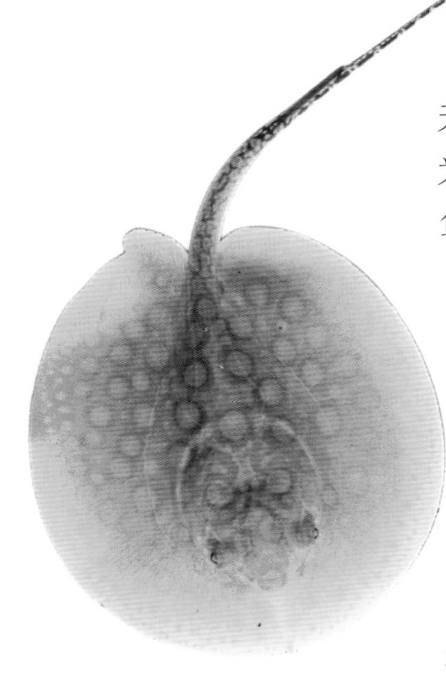

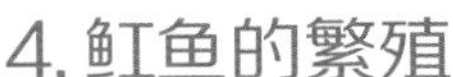

4. 魟鱼的繁殖

受孕的雌鱼体背部接近尾巴周围的部位会随着妊娠的时间而逐渐胀大起来。受孕后 1 个月就可以观察到胎动现象，雌鱼背部后方的肉会一跳一跳地颤动，这说明本次受孕成功，小鱼已经在雌鱼体内开始发育了。魟鱼的怀孕期约 3 ～ 4 个月，怀孕时的食量会增大，应给予充足的饵料供应。此期间要严格控制水温、水质。水温超过 32℃时会导致雌鱼出现流产现象。

魟鱼产仔一般在晚上进行，雌鱼产仔前会分泌出许多雌性激素，使得同槽的雄鱼十分兴奋，有时其他雌鱼也会兴奋不已。每条雌鱼每次产仔 1 ～ 4 尾，大型魟鱼可产 10 尾左右。通常魟鱼体形越大，产仔数量也就越多。

刚出生的小魟鱼直径 5 ～ 8 cm，大型品种可达十几厘米。此时，要将幼鱼捞出单独饲养，雄鱼会马上和雌鱼交配，进入下一个繁殖周期。

5. 幼鱼的养成

幼鱼的活动力不如成鱼强，如果投以活的小鱼、小虾，幼魟无法进食。可选用新鲜的红虫、丝蚯蚓或切成小块的鱼、虾肉来喂养。

新生和幼小的魟鱼，在喂食时必须注意两点。第一：由于幼魟鱼吻宽的原因，只能喂给很小的食物，即使是红虫、线虫等也要切成小段。

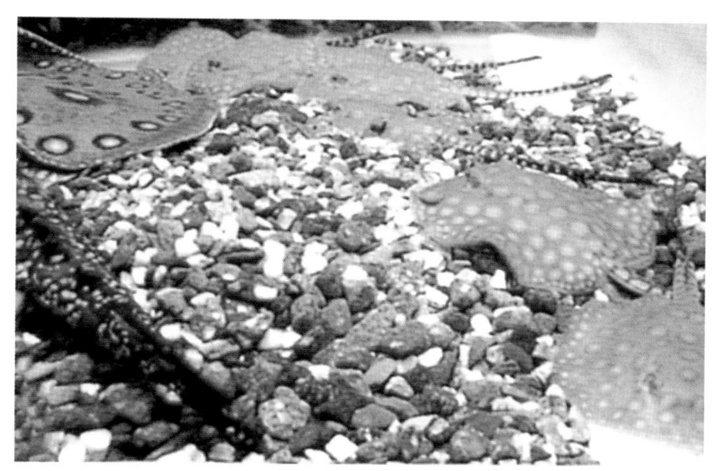

生产中的淡水魟鱼

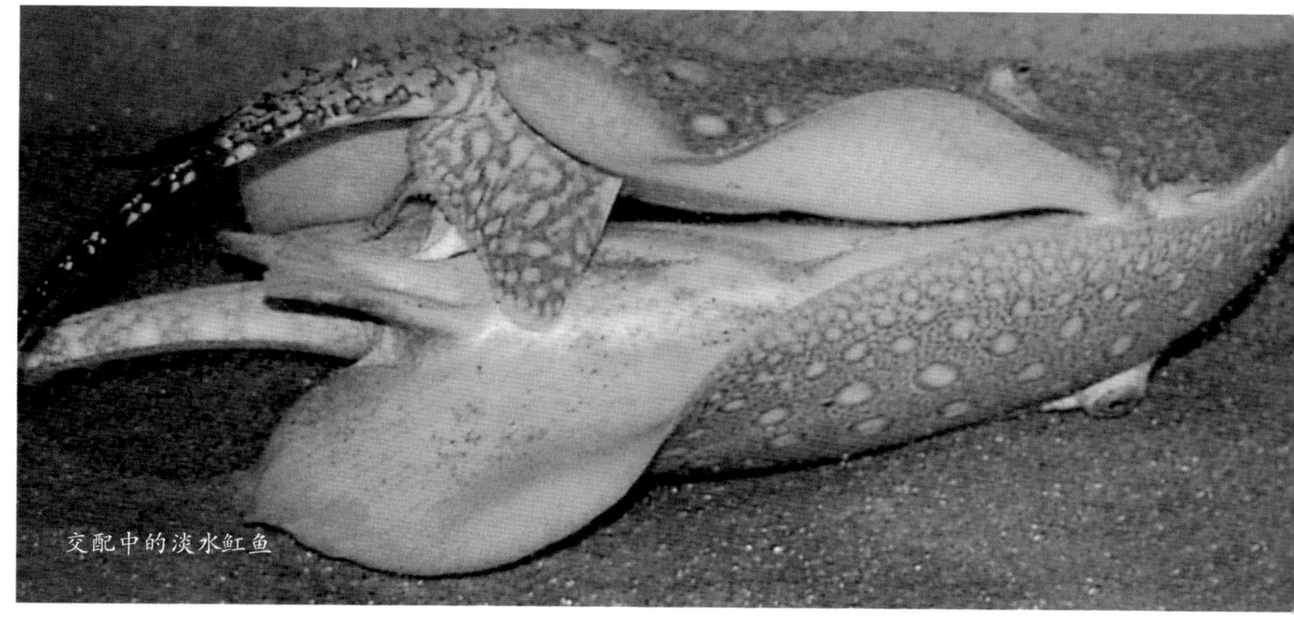

交配中的淡水魟鱼

第二：不要在幼魟饲养槽内铺设底沙，没有吃掉的食物沉积在沙中，幼魟无法搜寻，并且会败坏水质。

经过 2 个月左右的饲养，幼魟鱼就可以生长 15cm 以上了，此时可以投入市场出售，也可以转到大型水槽中养到更大规格。期间的饵料供应可从幼鱼饲料转为正常的泥鳅和鱼肉。

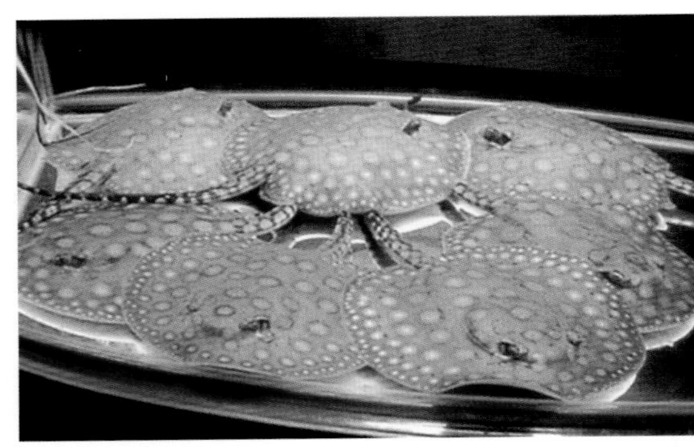
成群活动的淡水魟鱼

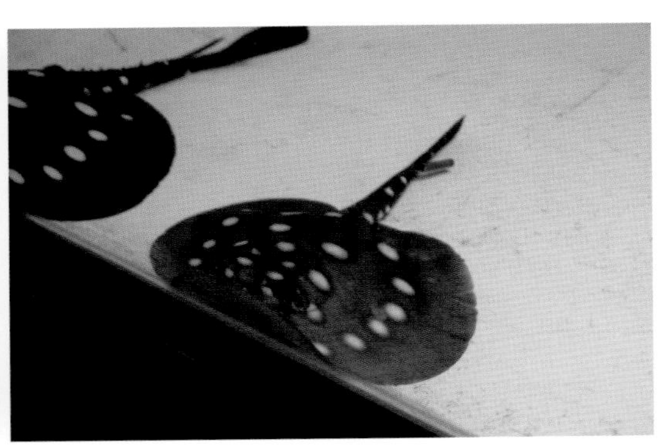
生长中的幼鱼

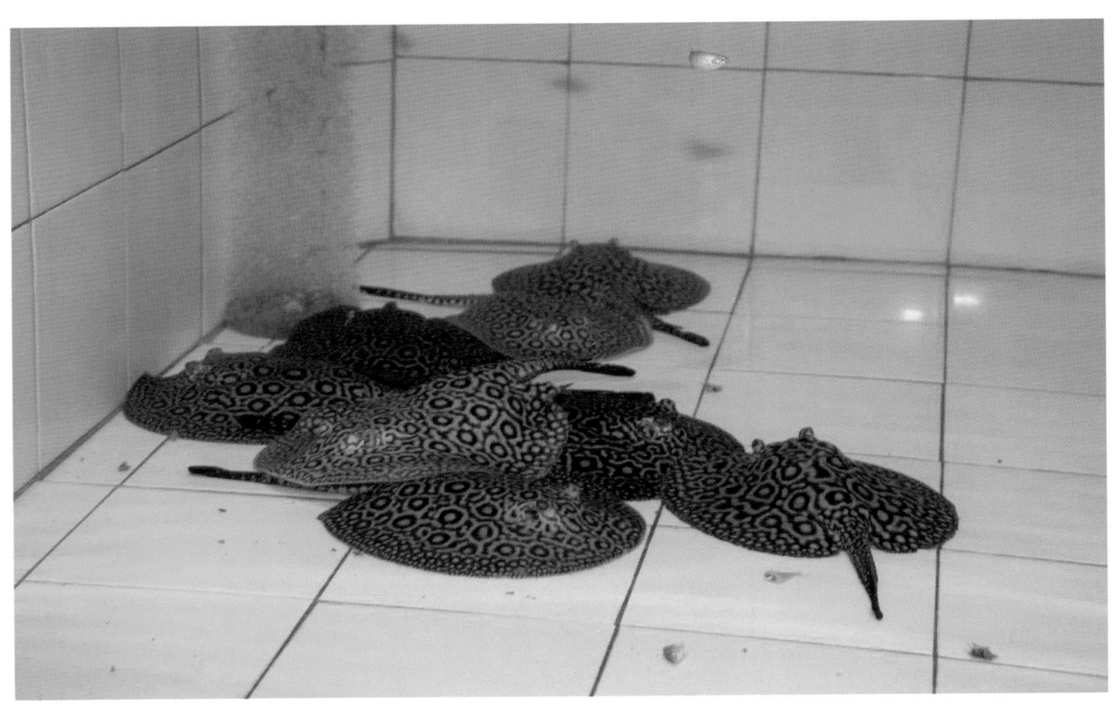
育成中的亚成鱼

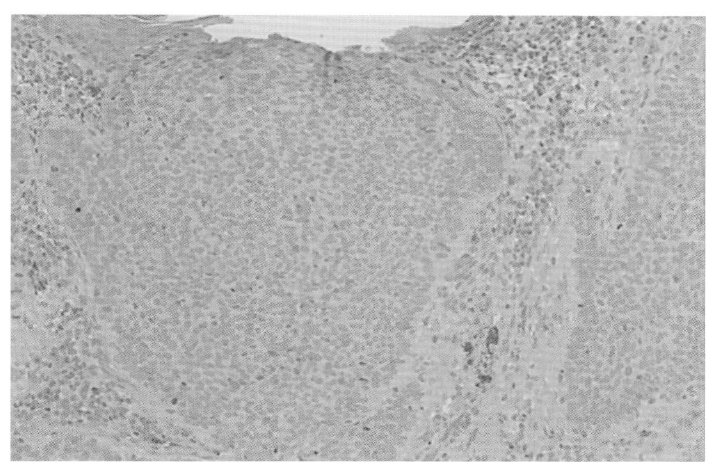

图 2-49 肿瘤切除术后病理组织切片检查：肿瘤细胞增殖形成浸润性癌巢，癌巢外围的细胞呈“栅栏状”排列；癌细胞形态较为一致，细胞核为卵圆形，胞质较少（北京同仁医院眼科项晓琳副教授提供）

三、皮肤黑变病

皮肤黑变病（melanosis）是一组以面部和眼睑皮肤色素沉积为特征的皮肤病，可同时伴有虹膜黑变。

病例 患者房某某，男，55岁，因面部和眼睑皮肤逐渐变黑数年就诊。查体：面部及眼睑皮肤弥漫性深褐色色素沉积，巩膜及虹膜表面亦见色素斑块，虹膜色素沉积，颜色不均匀。（图 2-50）

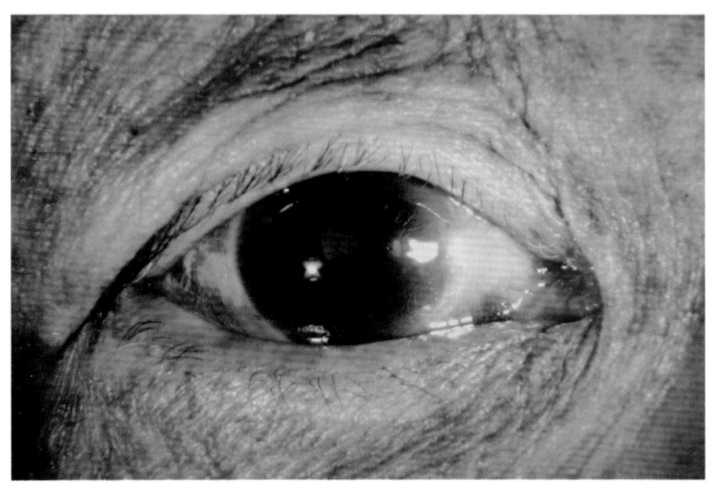

图 2-50 右眼前节照：右眼上下睑皮肤黑色素沉着，巩膜及虹膜表面黑色素沉着（×6.3）

第三章

结膜疾病

Disorders of the Conjunctiva

结膜是覆盖在眼睑后表面及眼球前表面的一层半透明黏膜组织，根据所在部位分为球结膜、睑结膜和穹窿结膜三部分，睑结膜与其后的睑板结合紧密，球结膜和穹窿结膜与眼球结合疏松。（图 3-1 ~ 3-4）

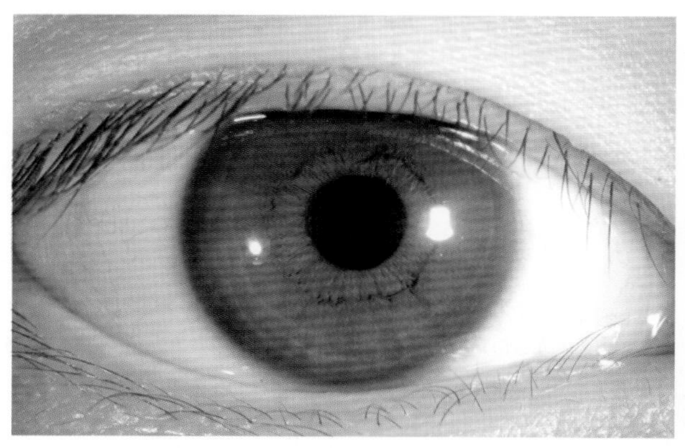

图 3-1　眼前节和球结膜（×10）

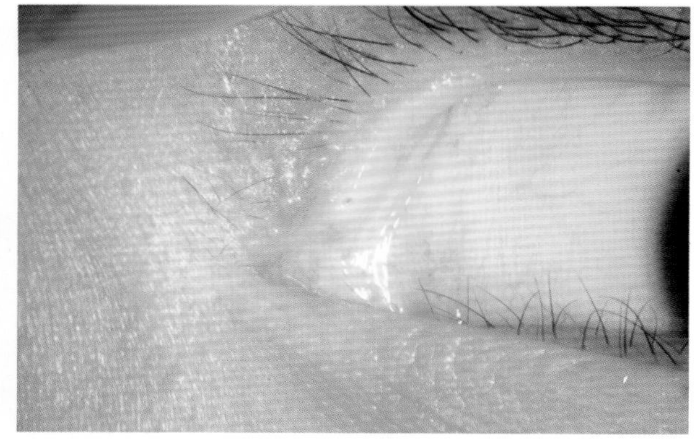

图 3-2　内眦部球结膜、第三眼睑和上泪点（×10）

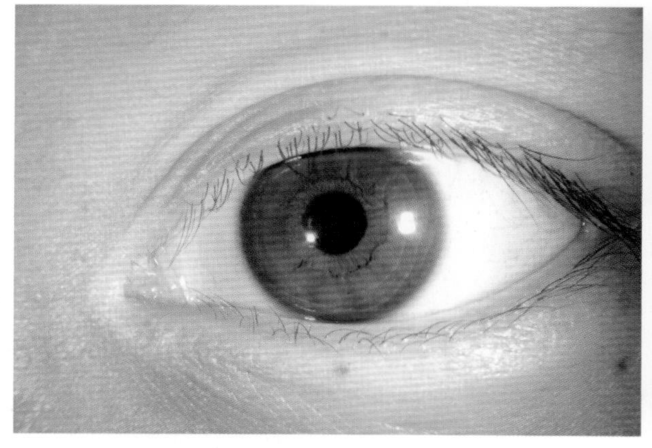

图 3-3　睑裂及外眦部球结膜（×6.3）

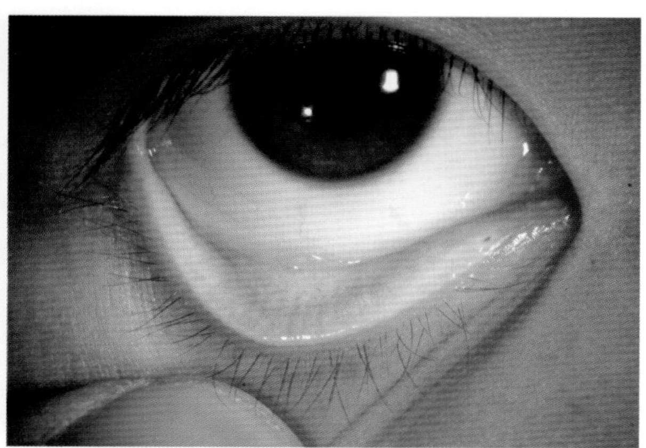

图 3-4　下睑结膜和下穹窿结膜（×6.3）

结膜上皮与邻近的角膜上皮、泪道黏膜上皮以及泪腺开口的上皮相互移行，其中之一出现病变和异常时，容易影响邻近组织结构。球结膜大部分暴露于外界，易受环境病理因素刺激及微生物侵袭，最常见的疾病为结膜的炎症，其次为结膜的变性异常，外伤、异物和结膜肿瘤也是临床常见疾病。

结膜炎是最常见的眼病之一，根据致病原因不同，可分为微生物性和非微生物性。此外，邻近组织结构的炎症也可以蔓延至结膜而引起结膜炎。最常见的微生物有细菌、病毒和衣原体，真菌、立克次体和寄生虫相对少见，但治疗难度大。随着生活水平和卫生条件改善，感染性结膜炎已经大大减少了。

不同原因所导致的结膜炎，在临床表现上有共同和相似之处，给鉴别诊断带来一定的难度。结膜炎常见症状包括：异物感、烧灼感、发痒、畏光和流泪；常见体征包括：结膜充血、水肿、分泌物、乳头或滤泡增生、假膜形成、结膜结石、结膜瘢痕、耳前淋巴结肿大等，部分患者上睑水肿严重时可引起上睑下垂。

多数结膜炎预后良好，不影响视力。少数病例如沙眼、病毒性结膜炎由于累及角膜并形成瘢痕而影响视力。部分结膜炎具有传染性，治疗时应予隔离。

第一节　细菌性结膜炎

Bacterial Conjunctivitis

通常情况下，结膜囊内存在细菌，多数为表皮葡萄球菌、类白喉杆菌和厌氧痤疮丙酸杆菌，这些正常菌群通过释放抗生素样物质和代谢产物，可减少或避免其他致病菌的侵袭。当眼表局部免疫功能减退或大量的致病菌侵害能力强于眼部的防疫功能时，可导致细菌性结膜炎。按发病的快慢，细菌性结膜炎可分为：超急性、急性或亚急性和慢性结膜炎。

一、超急性细菌性结膜炎

超急性细菌性结膜炎（hyperacute bacterial conjunctivitis）多由奈瑟菌属细菌如淋球菌和脑膜炎球菌引起，潜伏期短（数小时到 2、3 天不等），疾病发作迅速，部分患者因为引起角膜溃疡甚至穿孔致盲。初期结膜充血水肿，常伴有大量脓性分泌物。

淋球菌性结膜炎在成人多通过生殖器 - 眼接触感染，新生儿主要是分娩时通过患有淋菌性阴道炎的产道而感染。脑膜炎球菌性结膜炎最常见的感染途径为血源性扩散感染，少数因呼吸道分泌物传播。在成人，淋球菌性结膜炎较脑膜炎球菌性结膜炎常见，两者临床特征类似，鉴别诊断需要细菌培养和糖发酵试验。儿童以脑膜炎球菌性结膜炎多见，通常双侧受累，潜伏期短（仅数小时），眼部表现类同淋球菌性结膜炎，但可发生化脓性脑膜炎而危及生命。

新生儿淋球菌性结膜炎（gonococcal conjunctivitis）潜伏期 2 ～ 5 天，绝大多数源自产道感染。特点为双眼同时受累，婴儿有畏光、流泪，结膜高度水肿，严重者可突出睑裂。初期分泌物为浆液性但很快转为脓性，量多，且不断从睑裂溢出，故有“脓漏眼”之俗称。新生儿淋球菌性结膜炎可并发角膜溃疡和眼内炎。此外，患儿还可合并关节炎、脑膜炎、肺炎、败血症等，诊治时需要引起注意。

二、 急性或亚急性细菌性结膜炎

急性或亚急性细菌性结膜炎（acute or subacute conjunctivitis）又称“急性卡他性结膜炎”，俗称“红眼病”，传染性强，可引起局部流行。潜伏期 1 ～ 3 天，双眼同时或相隔 1 ～ 3 天发病。病情急速，但有自限性，病程多少于 3 周。常见致病菌为肺炎双球菌、金黄色葡萄球菌和流感嗜血杆菌。

三、慢性结膜炎

慢性结膜炎（chronic conjunctivitis）多由致病力较弱的病原菌感染所致，部分慢性结膜炎由急性或亚急性结膜炎迁延、演变而来；邻近组织结构异常或炎症如鼻泪管阻塞、慢性泪囊炎、睑缘炎和睑板腺功能异常也可引起慢性结膜炎。眼部理化因素刺激如不当化妆、空气污染、干燥、长时间用眼也可以导致或加重慢性结膜炎症。慢性结膜炎主要症状有眼痒、眼干、异物感，严重时可有刺痛、畏光和视疲劳，症状反复发作，难以治愈。常见体征有结膜充血、乳头和滤泡增生、结膜表面黏性或脓性分泌物。多数慢性结膜炎为双眼患病，病程长，时好时坏，难以治愈，但多数不影响视力。

病例一 患者李某某，女，27 岁，因眼干、眼涩、异物感数年就诊，上述症状反复发作，视力无下降。查体：双眼球结膜、睑结膜充血，睑结膜增厚，表面乳头增生，可见两处黄白色结膜结石，睑缘轻微充血，睑板腺开口阻塞。诊断为：慢性结膜炎，结膜结石，睑板腺功能异常。（图 3-5 ～ 3-7）

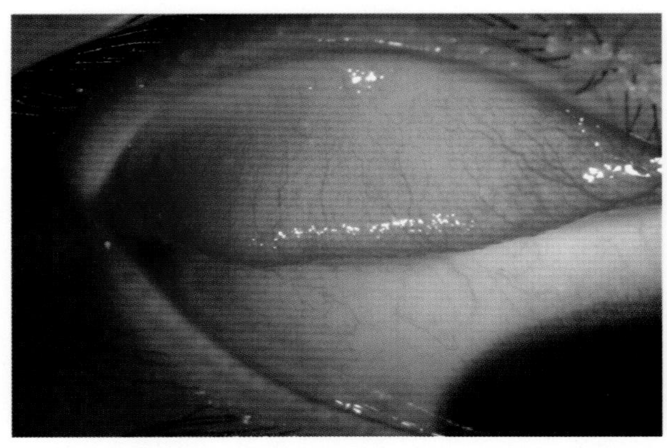

图3-5　右眼前节照：球结膜充血，右眼上睑结膜乳头增生、充血，睑结膜下黄白色结石（×10）

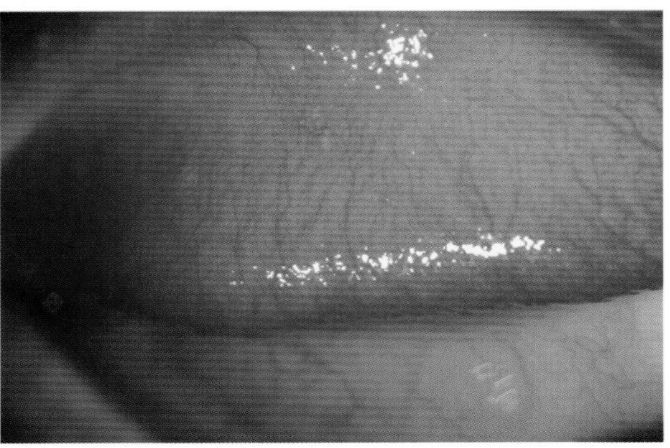

图3-6　右眼上睑中倍照：上睑结膜乳头增生、充血（×16）

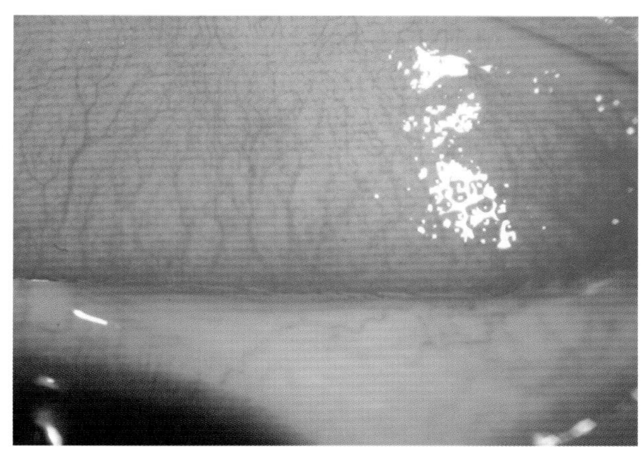

图 3-7　结膜乳头高倍照（×25）

病例二　患者冯某某，男，45 岁，因双眼反复红肿、异物感数年就诊。查体：双眼球结膜、睑结膜充血，睑结膜乳头增生，睑缘充血、结构模糊，睑板腺开口阻塞。诊断为：慢性结膜炎，睑板腺功能异常。（图 3-8 ～ 3-11）

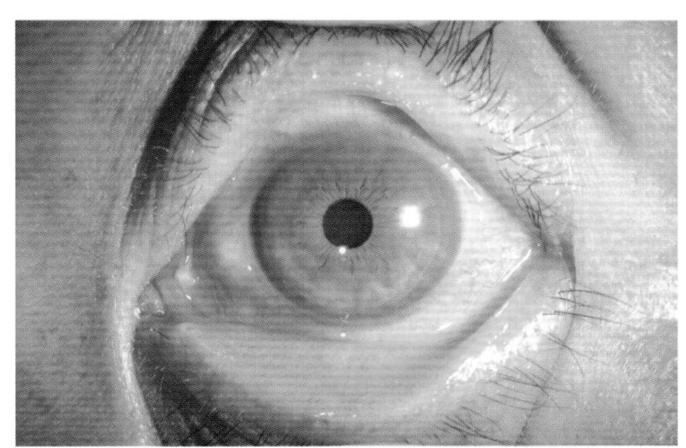

图 3-8　左眼低倍照：左眼睑结膜、球结膜充血，上下睑缘充血、结构模糊，睑板腺开口阻塞（×6.3）

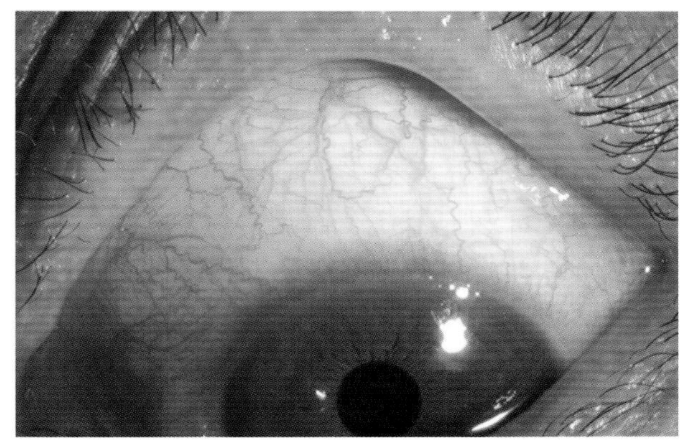

图 3-9　左眼球结膜中倍照：球结膜和上睑缘充血，睑板腺开口阻塞（×10）

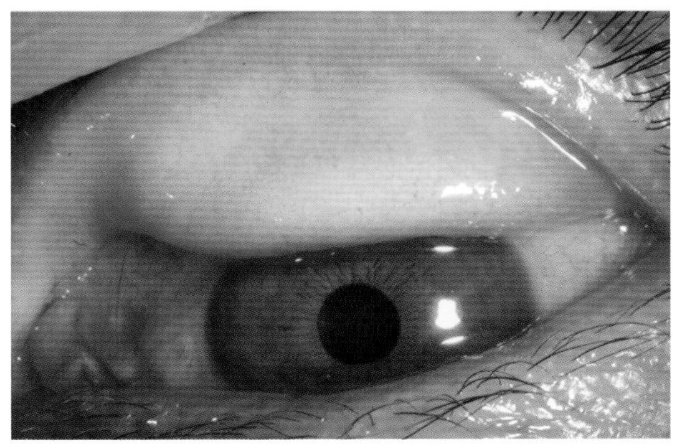

图 3-10　左眼上睑结膜充血、水肿，乳头增生（×10）

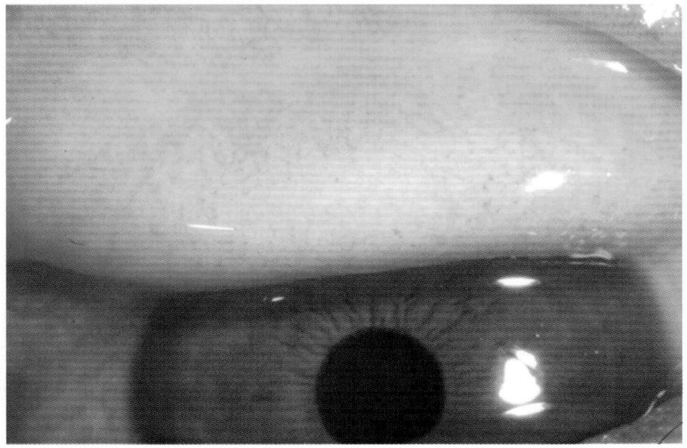

图 3-11　上睑结膜乳头增生、充血（×16）

病例三 患者旺某某，女，31 岁，因双眼反复异物感、眼干、眼痒就诊。查体：双眼上睑结膜大量乳头生长、充血，球结膜轻微充血，双眼前节无异常。诊断为：慢性结膜炎。（图 3-12 ~ 3-14）

病例四 患者左某某，男，39 岁，因双眼反复异物感、眼干、眼痒和视疲劳不适数年就诊，既往被诊断为：慢性结膜炎。查体：双眼睑结膜充血、乳头增生，球结膜轻微充血，眼前节未见异常。诊断为：慢性结膜炎。（图 3-15，3-16）

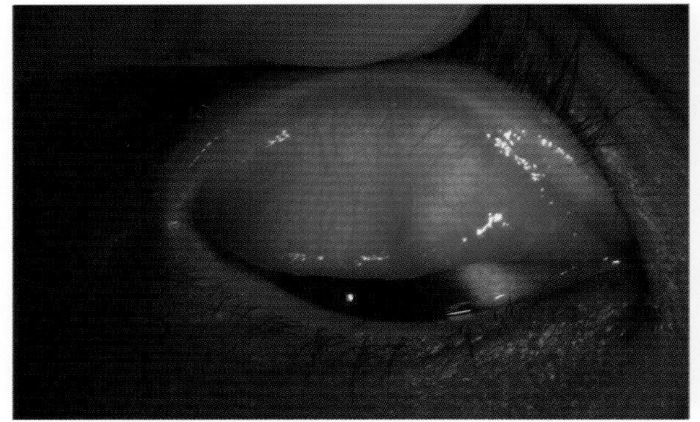

图 3-12　右眼上睑结膜充血、乳头增生（×6.3）

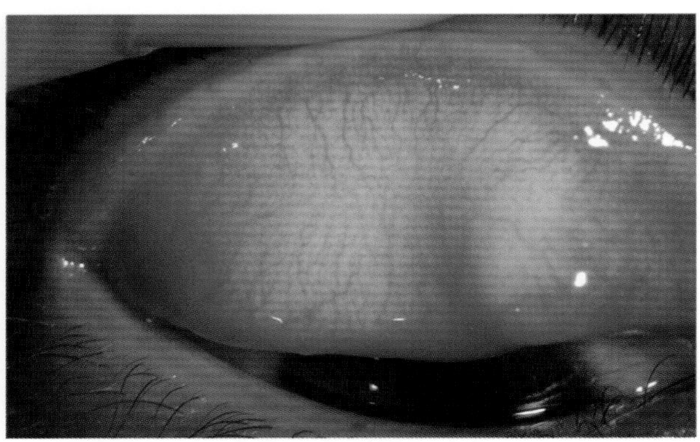

图 3-13　右眼上睑结膜中倍照：睑结膜充血和乳头增生（×10）

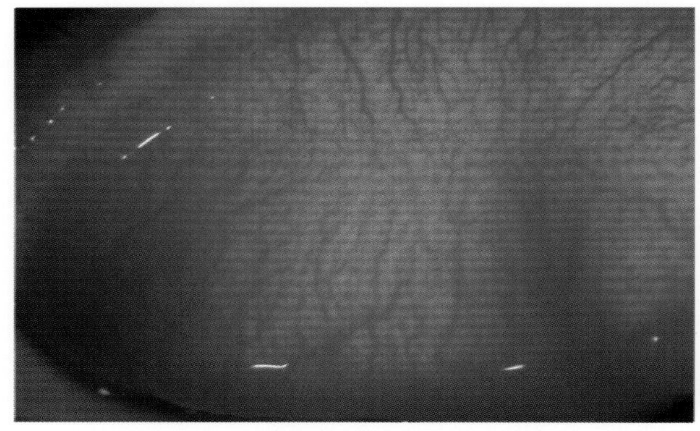

图 3-14　右眼上睑结膜高倍照：睑结膜充血和乳头增生（×16）

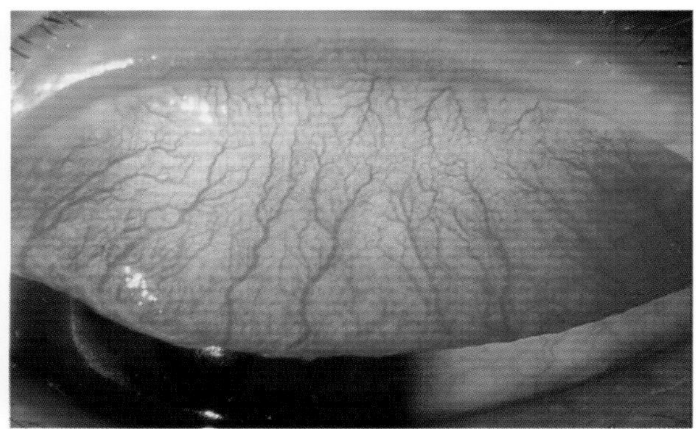

图 3-15　左眼上睑中倍照：上睑结膜充血（×10）

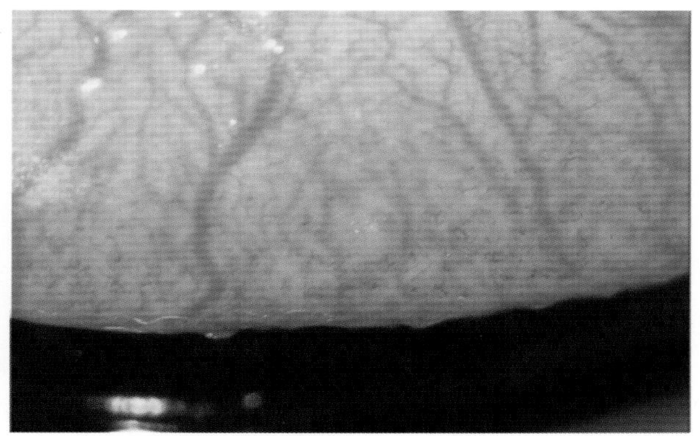

图 3-16　左眼上睑高倍照：上睑结膜乳头增生（×25）

第二节　病毒性结膜炎

Viral Conjunctivitis

病毒性结膜炎是临床常见的结膜感染之一，病程轻重与受感染个体免疫力强弱有关，有自限性。按病情可分为急性和慢性两种，以前者多见。急性病毒性结膜炎包括：流行性角结膜炎、流行性出血性结膜炎、咽结膜热、单纯疱疹性结膜炎等；慢性病毒性结膜炎较少见，如水痘 - 带状疱疹病毒性睑结膜炎、麻疹病毒性角结膜炎及传染性软疣性睑结膜炎。

一、流行性角结膜炎

流行性角结膜炎（epidemic keratoconjunctivitis）多由腺病毒 8、19、27 和 37 型引起，发病急促，传染性强。潜伏期 5 ～ 7 天，起病急，双眼或先后发病。主要症状包括：眼红、疼痛、畏光，可因水样分泌物多而出现视物模糊。急性期症状包括：眼睑水肿、结膜水肿充血、结膜滤泡形成和结膜下出血。常有耳前淋巴结肿大和压痛。数天后结膜表面假膜形成，有时为真膜，病愈后形成白色或灰白色瘢痕，甚至睑球粘连。角膜在发病后数天受累，在上皮下出现多个“面包渣”样浸润，弥散性分布在中央部角膜。角膜上皮下浸润可持续数月乃至数年之久，个别情况下，上皮下浸润不能完全吸收，最终形成角膜瘢痕，可影响视力。

儿童流行性角结膜炎患者可伴有全身症状，如发热、咽疼、中耳炎、腹泻等。

病例一　患者侯某某，男，41 岁，因双眼疼痛、畏光、流泪、视物模糊 3 天就诊。查体：双眼上下睑轻肿，结膜囊和睫毛根部浆液性分泌物，球结膜、睑结膜水肿、充血，下睑结膜有假膜，角膜透明，上皮下发现“面包渣”细小灰白色浸润。诊断为：流行性角结膜炎。（图 3-17 ～ 3-21）

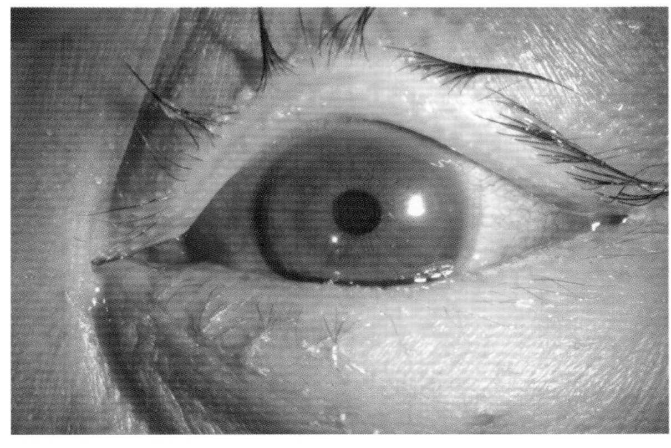

图 3-17　左眼前节照：左眼上下睑轻肿，结膜囊及睑缘浆液性分泌物，睫毛根部黏性结痂，球结膜、睑缘充血（ ×6.3）

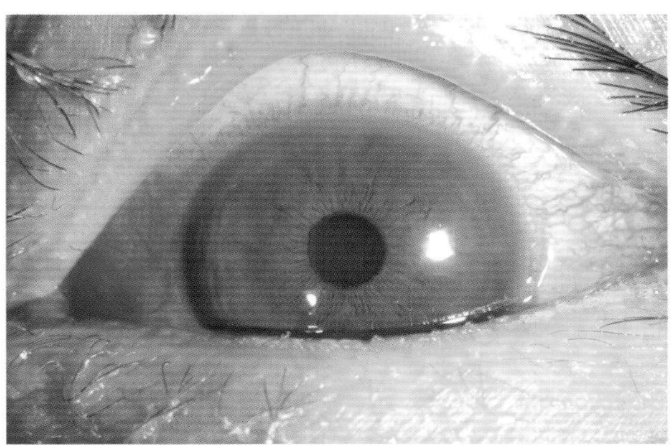

图 3-18　左眼前节中倍照：球结膜混合充血（ ×10）

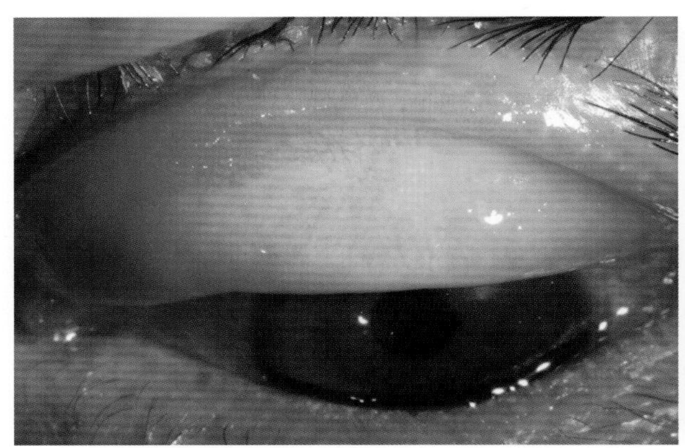
图 3-19　左眼上睑结膜充血、水肿，薄的假膜形成，睑缘充血（×10）

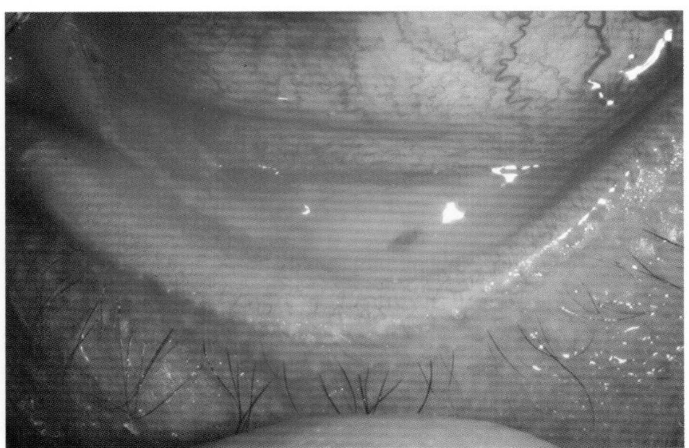
图 3-20　左眼下睑结膜充血、水肿，假膜形成，下穹窿结膜和球结膜充血（×10）

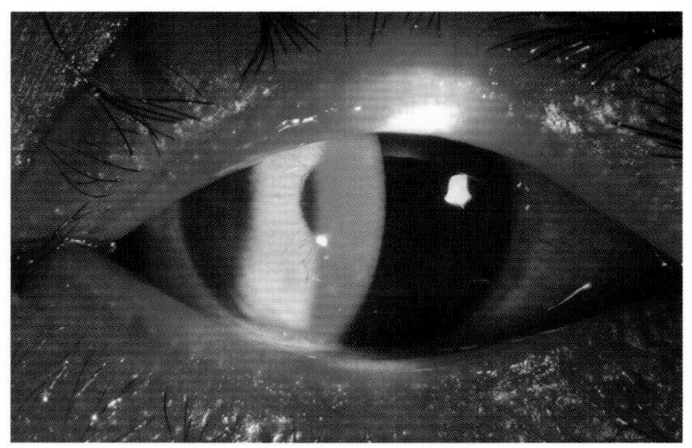
图 3-21　角膜裂隙照：角膜上皮下点状灰白色 “面包渣” 样浸润（×10）

病例二　患者姜某某，男，37 岁，因双眼疼痛、红肿、畏光、视物模糊并伴有水样分泌物 3 天就诊。查体：双眼上下睑轻肿，球结膜充血、水肿，角膜上皮下弥漫性灰白色点状浸润，上下睑结膜充血、水肿，有假膜。诊断为：流行性角结膜炎。（图 3-22，3-23）

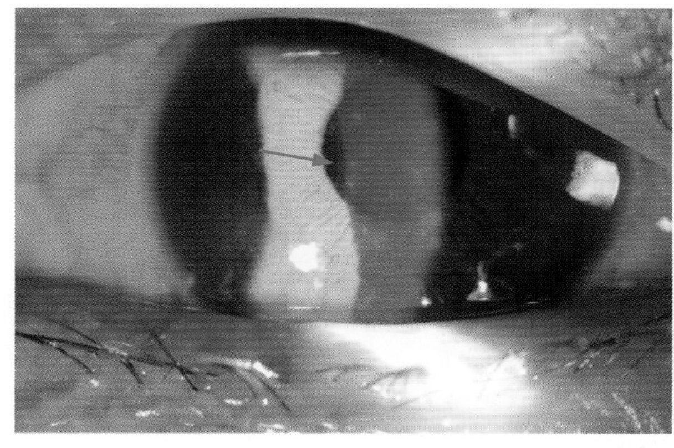
图 3-22　角膜裂隙照：角膜上皮下灰白色点状浸润（红色箭头）（×10）

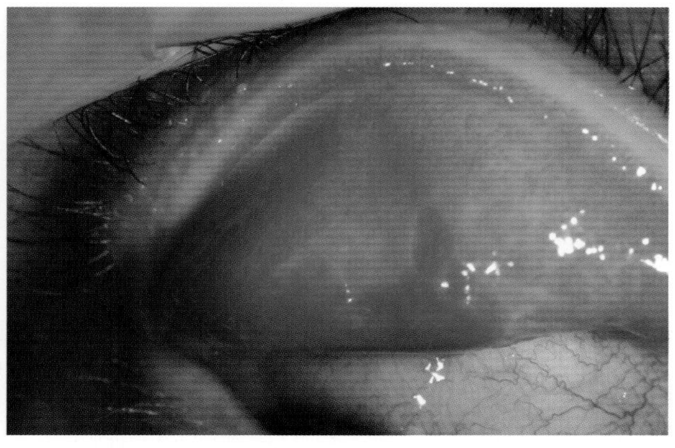
图 3-23　右眼上睑结膜表面假膜形成，睑结膜充血、水肿（×10）

病例三　患者易某，男，35 岁，因双眼红、痛、畏光、视物模糊 2 天就诊。查体：双眼上下睑轻肿，球睑结膜充血、水肿，角膜上皮下“面包渣”样病变，双侧耳前淋巴结肿胀，触痛。诊断为：流行性角结膜炎。（图 3-24 ~ 3-28）

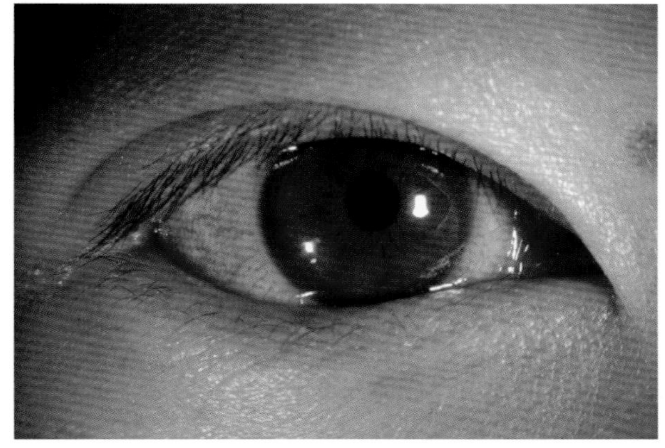
图 3-24　右眼前节照：右眼上下睑轻肿，球结膜充血（×6.3）

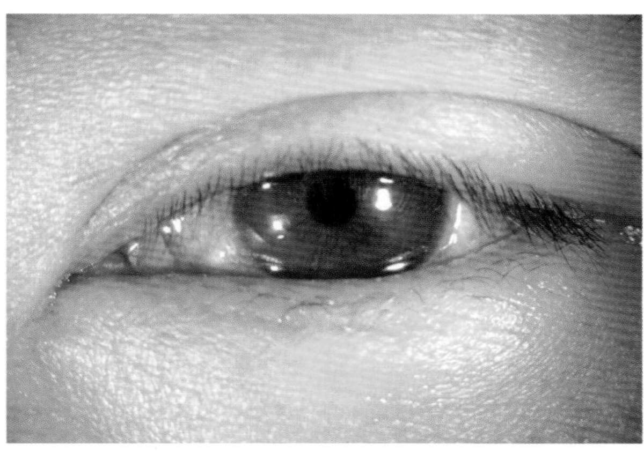
图 3-25　左眼前节照：左眼上下睑轻肿，球结膜充血（×6.3）

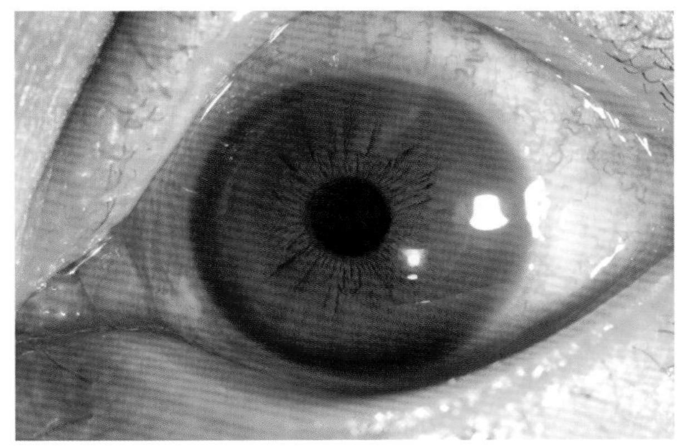
图 3-26　左眼球结膜充血、水肿（×6.3）

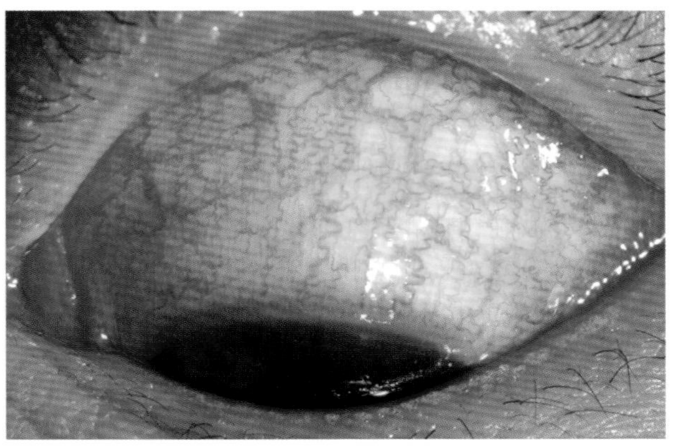
图 3-27　左眼上方球结膜充血，血管充盈、迂曲（×10）

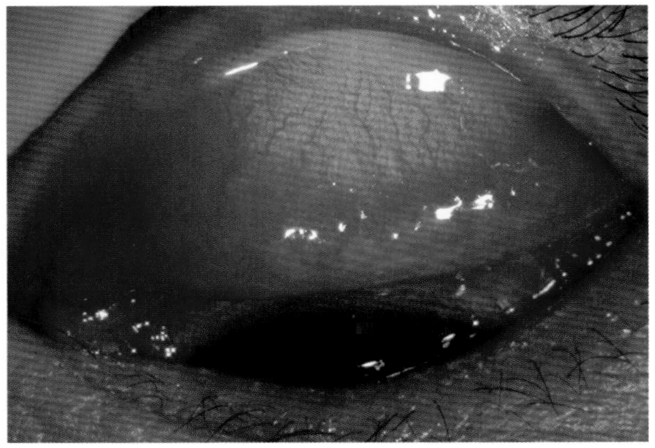
图 3-28　左眼上睑结膜充血、水肿，大量滤泡形成（×10）

二、流行性出血性结膜炎（epidemic hemorrhagic conjunctivitis）

流行性出血性结膜炎（epidemic hemorrhagic conjunctivitis）由肠道病毒 70 型或柯萨奇病毒感染引起，可爆发流行。该病潜伏期短，18 ～ 48 小时，病程短。常见症状有眼疼、畏光、流泪、结膜下片状出血和眼睑肿胀。多数患者有结膜滤泡形成、耳前淋巴结肿大、伴有上皮下角膜炎。少数患者可能合并前葡萄膜炎。

病例　患者高某某，男，35 岁，因双眼红、疼、畏光、视物模糊 1 天就诊。3 天前，哥哥出现同样症状，当地医院诊断为“流行性出血性结膜炎”。查体：双眼上下眼睑轻肿，球结膜、睑结膜充血、水肿，睑结膜下点状出血，双侧耳前淋巴结肿胀，压痛。诊断为：流行性出血性结膜炎。给予抗病毒、隔离治疗。（图 3–29 ～ 3–31）

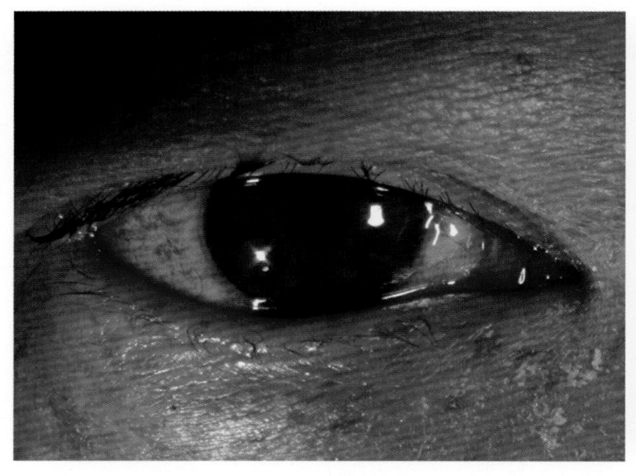

图 3–29　右眼前节照：右眼球结膜充血，上下眼睑轻肿，结膜囊内浆液性分泌物（×6.3）

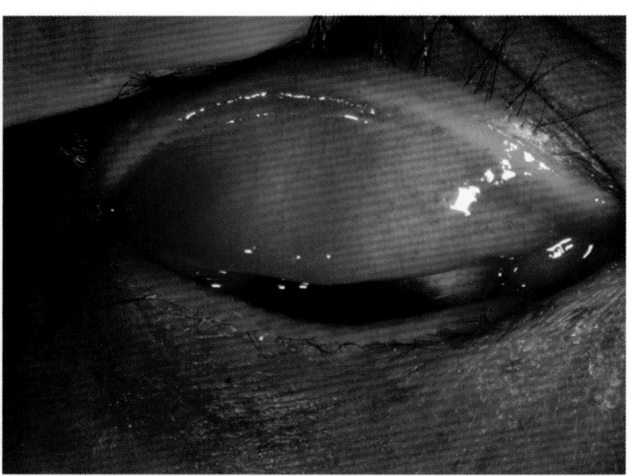

图 3–30　右眼上睑结膜充血、水肿，结膜下点状出血（×6.3）

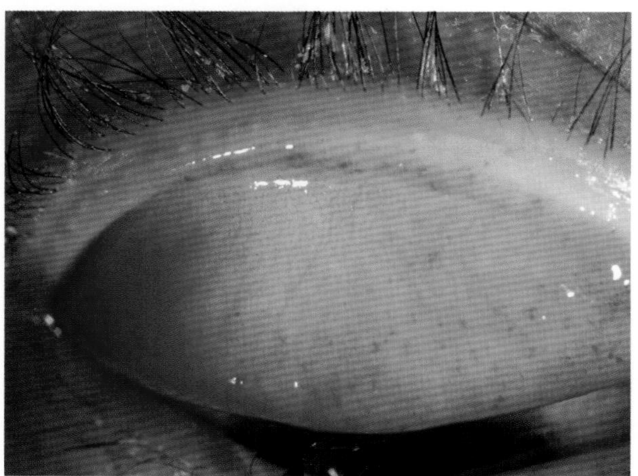

图 3–31　右眼上睑结膜中倍照：结膜下弥漫性点状和小片出血（×10）

第三节 衣原体性结膜炎

Chlamydial Conjunctivitis

衣原体是一种介于细菌和病毒之间的微生物，具有细胞壁和细胞膜，能寄生在细胞内形成包涵体。由衣原体感染引起的结膜炎主要包括：沙眼、包涵体性结膜炎、性病淋巴肉芽肿性结膜炎等。

一、沙眼（trochoma）

沙眼是由沙眼衣原体感染所致，是一种慢性传染性结膜角膜炎。在 20 世纪 50 ～ 70 年代，沙眼是我国最主要的致盲眼病之一。1955 年，张晓楼和汤飞凡教授采用鸡胚培养的方法在世界上首次成功分离出沙眼衣原体，为沙眼的防治工作做出了卓越的贡献。随着卫生条件的改善和对沙眼认识的不断深入，对沙眼的防治效率大大提高，沙眼在世界范围内发病率大幅度降低。目前在中大城市人群中，典型的沙眼已经非常少见。仅部分老年患者可以通过残留的上睑瘢痕、睑内翻、Herbert 小凹、角膜瘢痕和血管翳来诊断，多数患者病程稳定。但在部分偏远山区，由于卫生条件差，沙眼仍然存在。

急性期沙眼主要发生在低龄儿童和成年人，潜伏期 5 ～ 14 天，多为双眼发病，主要症状有眼红、眼痛、异物感、流泪及黏液或者脓性分泌物，伴耳前淋巴结肿大。严重病例可出现睑结膜乳头增生、上下穹窿结膜布满滤泡。急性期沙眼经 1 ～ 2 个月后进入慢性期。婴儿初次发作时，症状隐匿，多呈现为慢性滤泡性结膜炎。慢性期沙眼结膜充血减轻、肥厚，睑结膜乳头增生、滤泡形成。滤泡大小不等，可融合成大的不透明胶样物，以上睑结膜和上穹窿结膜显著，下睑结膜少而轻。严重病例滤泡可出现在球结膜、第三眼睑或角膜缘处。结膜滤泡可发生坏死，愈合后留下明显瘢痕。初期，瘢痕仅见于上睑结膜，呈线状和星状，逐渐发展为网状，最后成白色腱样。角膜缘的滤泡瘢痕化后形成凹状，称 Herbert 小凹。早期上方角膜出现血管翳，逐渐向瞳孔区发展成垂帘状，并向其他象限延伸。在沙眼流行地区，患者可重复感染或合并细菌感染，使病情加重，或在慢性病程中出现急性发作，使病情复杂化。

沙眼在急性期治愈后可不留瘢痕，不影响视力。如病情重或反复感染，则多形成瘢痕，不仅影响视力，还可导致眼部及周围组织结构病理改变。严重沙眼常见的后遗症和并发症包括：睑内翻倒睫、上睑下垂、睑球粘连、实质性角结膜干燥症、慢性泪囊炎、角膜瘢痕形成。

二、包涵体性结膜炎

包涵体性结膜炎（inclusion conjunctivitis）由 D-K 型沙眼衣原体感染所致，可通过接触或产道传播，呈急性或亚急性滤泡性结膜炎，多为双侧，以下方睑结膜和下穹窿结膜滤泡增生为主要表现。

成年人包涵体性结膜炎主要见于青年人，潜伏期 3 ～ 4 天，双眼同时或先后发病，主要症状包括：异物感不适、眼红和黏液脓性分泌物，早期有眼睑肿胀，耳前淋巴结肿大、无压痛，下穹窿结膜有很多滤泡形成，睑结膜可有乳头增生，但无炎性假膜形成和瘢痕。可同时存在其他部位如生殖器、咽部的衣原体感染。

新生儿包涵体性结膜炎又称“新生儿包涵体性脓漏眼”，双眼急性或亚急性发病，有大量的黏液脓性分泌物，但滤泡增生少。由于衣原体还可引起衣原体性中耳炎、呼吸道感染、肺炎等，病情危重时可危及生命。

第四节　免疫性结膜炎

Immunologic Conjunctivitis

免疫性结膜炎以前又称变态反应性结膜炎或过敏性结膜炎，是结膜对过敏原产生超敏反应所致。由体液免疫介导的免疫性结膜炎呈速发型，常见有季节性过敏性结膜炎、异位性结膜炎及春季角结膜炎；细胞免疫介导的相对缓和，呈慢性经过，常见有滤泡性角结膜炎；长期用药导致的医源性免疫性结膜炎有速发型和迟发型两种；还有一种为自身免疫性结膜炎，包括：干燥性角结膜炎、结膜类天疱疮、史 – 约综合征。

一、春季角结膜炎

春季角结膜炎（vernal keratoconjunctivitis）又称春季卡他性结膜炎或季节性结膜炎。好发于儿童和青少年，男性多见。常双侧发病，反复发作，严重者损害角膜而影响视力。春季角结膜炎的主要症状是眼部奇痒，部分患者有夜间加重的特点，影响睡眠。其他症状包括：疼痛、异物感、畏光、烧灼感、流泪和黏性分泌物增多等。

春季角结膜炎有自限性，成年后可减轻或消失。发作期间短期用药抗过敏可以有效解除症状，长时间使用糖皮质激素应注意是否引起激素性青光眼和白内障等严重并发症。

病例一　患者李某某，男，10 岁，因双眼季节性发痒、异物感不适反复发作 3 年就诊，发作季节为春季和夏季。抗过敏治疗有效。查体：双眼角膜缘灰白色胶样物质增生，球结膜睫状充血。诊断为：春季角结膜炎。（图 3–32 ～ 3–35）

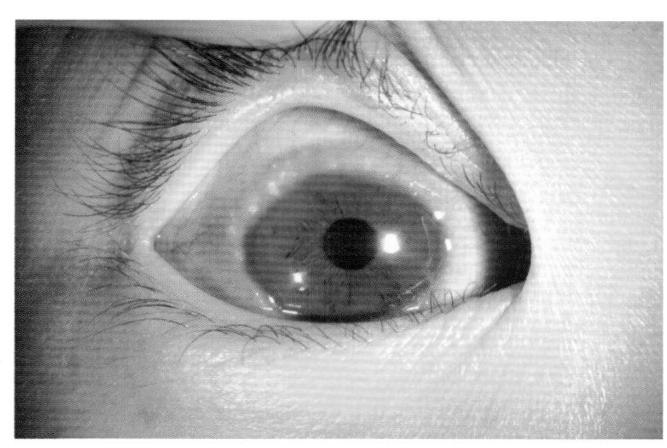

图 3-32　右眼前节低倍照：右眼角膜缘淡青色胶样物质增生、隆起，其间可见灰白色小突起，球结膜睫状充血，角膜透明（×6.3）

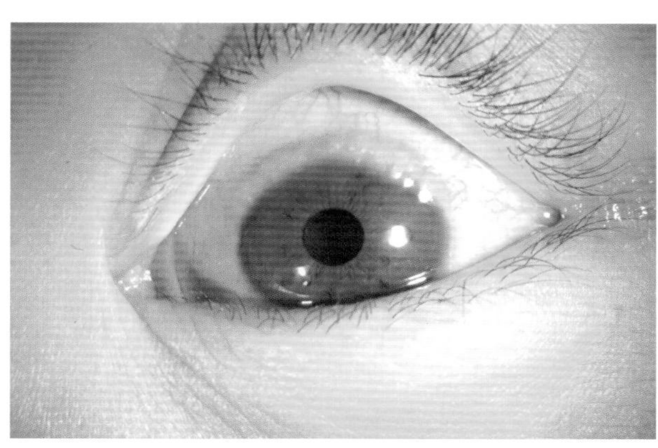

图 3-33　左眼前节低倍照：左眼角膜缘胶样物质增生，球结膜充血，以上方角膜缘明显。左右眼体征相似（×6.3）

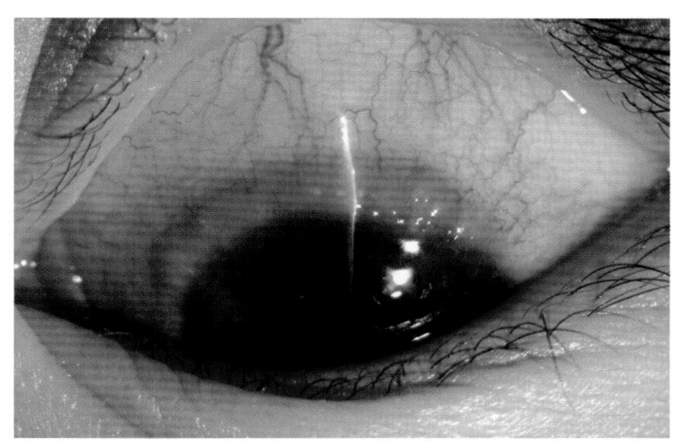

图 3-34　左眼裂隙照：角膜缘胶样物质隆起、增厚（×10）

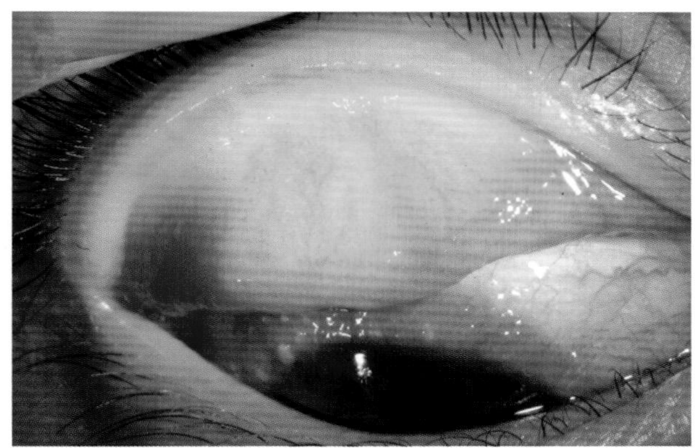

图 3-35　上睑结膜充血、乳头增生（×10）

病例二　患者郑某，男，10 岁，因双眼季节性发痒就诊，滴用糖皮质激素眼药水后症状好转，病情反复发作 4 年。查体：双眼球结膜褐色色素沉积，角膜缘增宽，边界模糊，有血管翳。诊断为：春季角结膜炎。（图 3-36 ～ 3-39）

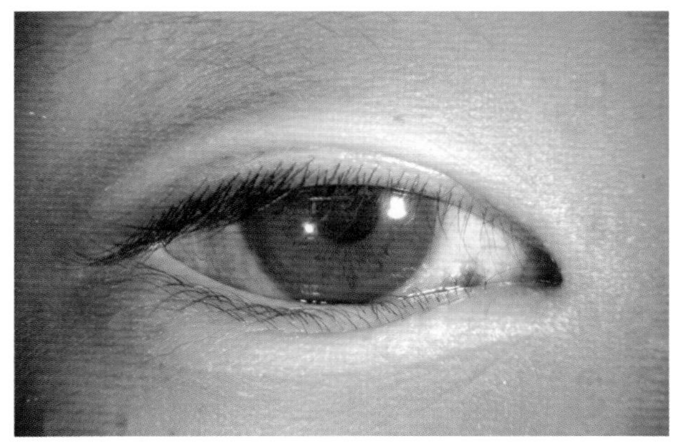

图 3-36　右眼低倍照：睑裂区和角膜缘黄褐色色素沉积，角膜缘淡青色（×6.3）

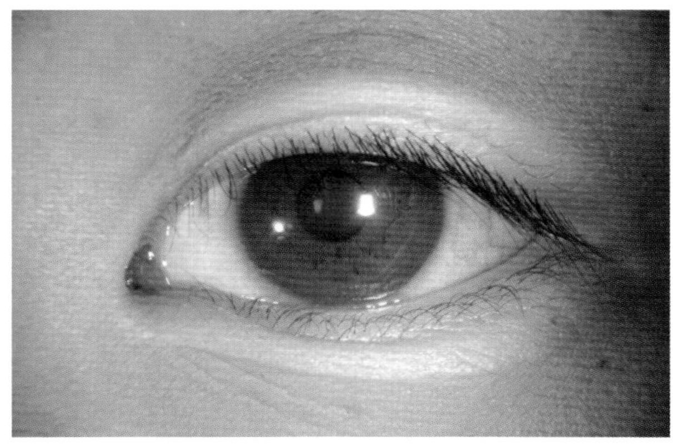

图 3-37　左眼低倍照：睑裂区球结膜有污红色沉积物，角膜缘淡青色（×6.3）

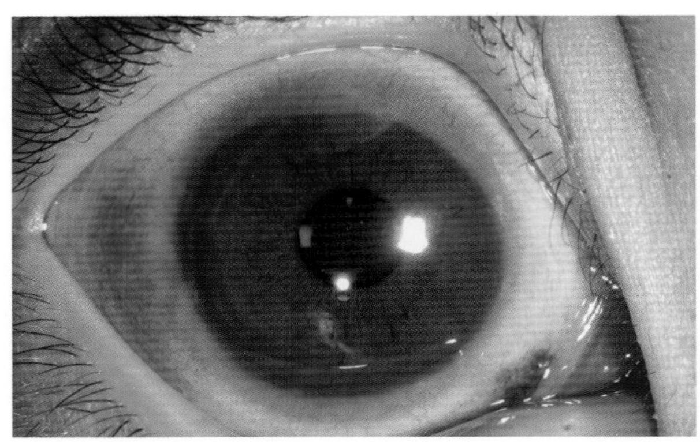
图 3-38　右眼角膜缘淡青色，有血管增生，内眦部球结膜下褐色色素斑（×10）

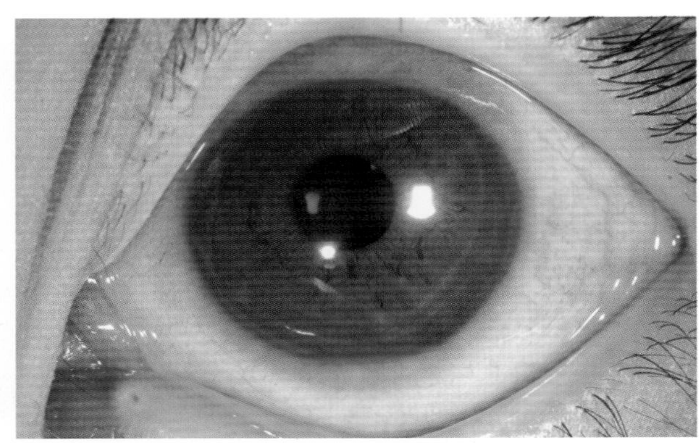
图 3-39　左眼睑裂区球结膜有污红色沉积物，角膜缘增宽、淡青色，有血管翳，以上方为主（×10）

二、季节性过敏性结膜炎

季节性过敏性结膜炎（seasonal allergic conjunctivitis）又称枯草热性结膜炎（hay fever conjunctivitis），是眼部过敏性疾病的常见类型，过敏原以植物的花粉多见。特点是接触过敏原后迅速发作，脱离过敏原后症状很快缓解和消失。发作期主要症状为眼痒，轻重不一，可同时有异物感、烧灼感、流泪、畏光及黏液性分泌物增多等不适。

三、常年性过敏性结膜炎

常年性过敏性结膜炎（perennial allergic conjunctivitis）由于过敏原持续存在，患者眼痒症状迁延不愈，常见致敏原为粉尘、虫螨、动物的皮毛、羽毛及棉麻等。

四、巨乳头性结膜炎

巨乳头性结膜炎（macropapillary conjunctivitis）多见于角膜接触镜或义眼佩戴者，是机械刺激和超敏反应共同作用的结果。患者表现为对接触镜或义眼不耐受和眼痒，更换高透气性接触镜或小直径硬性接触镜后症状好转。

五、泡性角结膜炎

泡性角结膜炎（phlyctenular keratoconjunctivitis）是由微生物蛋白质引起的迟发型免疫反应性疾病，女性多见，春夏季节好发。患者表现为角膜缘隆起、实性红色小病灶，周围结膜血管充血。

六、过敏性结膜炎

过敏性结膜炎（allergic conjunctivitis）专指眼部组织由于接触药物或其他过敏原产生超敏反应

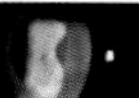

所引起的眼部炎症。可分为速发型和迟发型，引起速发型的致敏原常见有花粉、角膜接触镜及其清洗液；部分药物也可引起过敏性结膜炎，如阿托品、后马托品、氨基苷类抗生素、抗病毒药物（如碘苷、三氟胸腺嘧啶核苷），以及眼药水防腐剂、缩瞳剂等。患者常有明确的过敏原接触史，脱离过敏原后，病情迅速好转。

病例一　患者齐某某，女，26岁，因更换角膜接触镜清洗液后双眼发痒、红、异物感，右眼肿胀1天就诊。查体：双眼上下睑肿胀，球结膜环堤状水肿，轻微充血。诊断：过敏性结膜炎。停止使用导致过敏的角膜接触镜清洗液，局部抗过敏、消炎治疗后迅速好转，眼痒消失，眼睑、结膜消肿。（图 3-40 ～ 3-43）

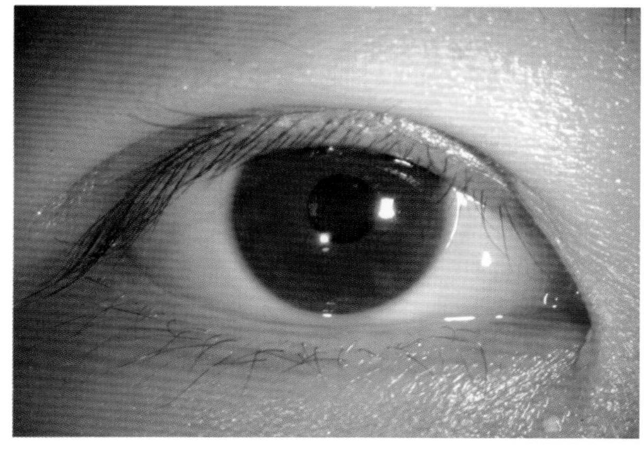

图 3-40　右眼前节低倍照：右眼上下眼睑肿胀、球结膜环堤状水肿（×6.3）

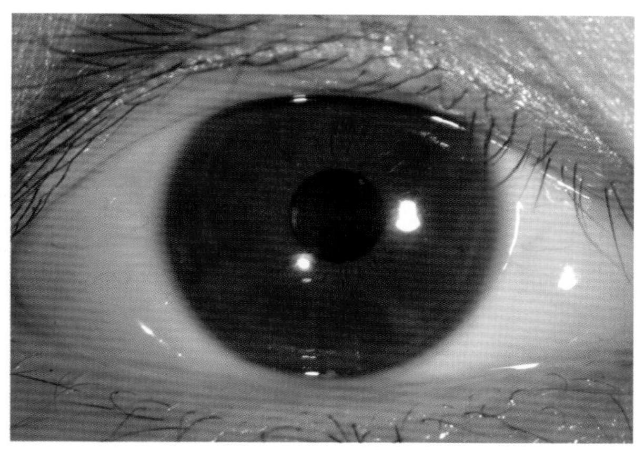

图 3-41　右眼环堤状球结膜水肿中倍照（×10）

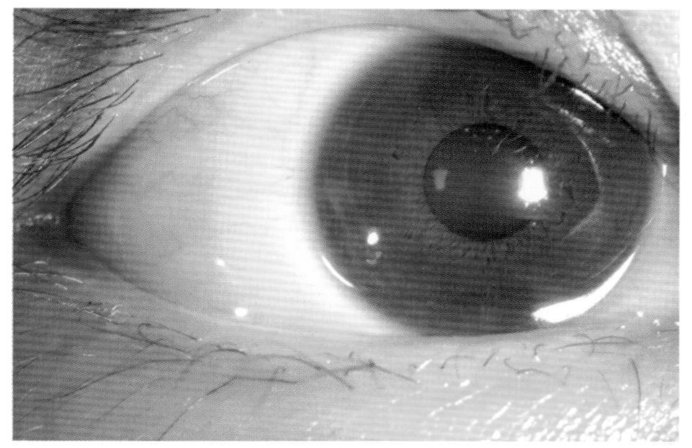

图 3-42　右眼外眦部球结膜水肿、充血（×10）

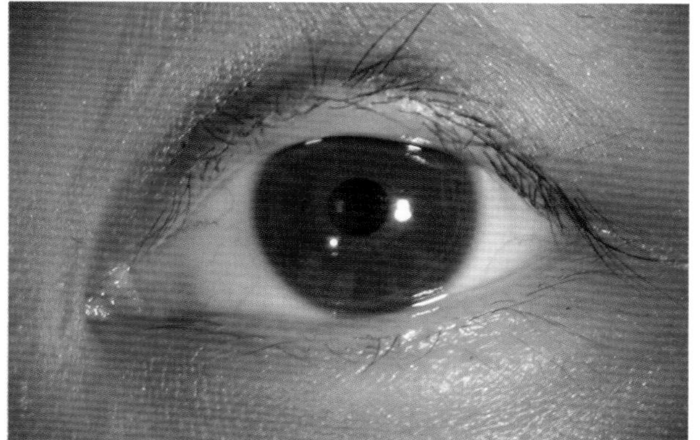

图 3-43　左眼前节低倍照：左眼球结膜轻微充血水肿（×6.3）

病例二　患者刘某某，女，39岁，因双眼慢性结膜炎滴用“妥布霉素滴眼液”后双眼发痒、异物感2天就诊。查体：双眼球、睑结膜充血，轻微水肿，角膜透明，前房内未见异常。诊断为：过敏性结膜炎。停用妥布霉素滴眼液，并给予醋酸泼尼松龙滴眼液（百利特）滴眼后眼痒等症状消失。（图 3-44，3-45）

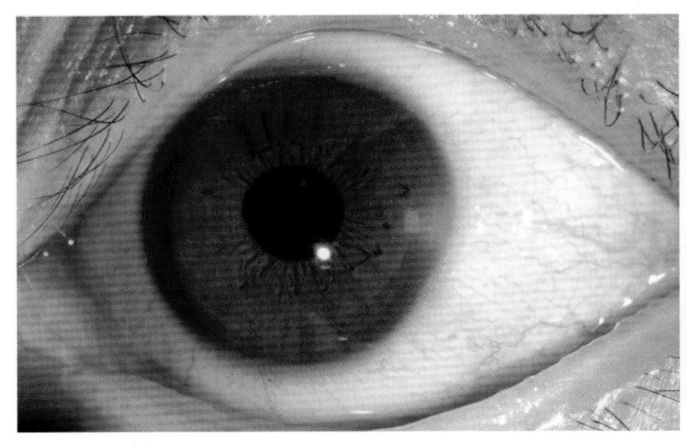

图 3-44　左眼前节中倍照：左眼球结膜充血、水肿（×10）

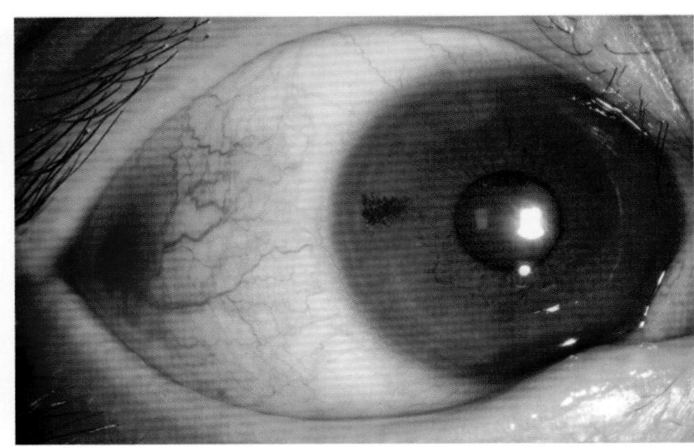

图 3-45　右眼外眦部球结膜充血、水肿（×10）

七、自身免疫性结膜炎

1. 干燥综合征（Sjögren syndrome）

是一种累及全身的自身免疫性疾病，主要包括：眼干燥症、口干和结缔组织损害（关节炎），同时存在以上两组症候群时可诊断。绝经期女性多发，泪腺有淋巴细胞和浆细胞浸润，泪腺组织增生，结构功能破坏。

2. 史－约综合征（Stevens–Johnson syndrome）

史－约综合征发病与免疫复合物沉积在真皮和结膜实质中有关，临床表现为黏膜和皮肤多形性红斑，好发于青年人，35 岁后很少发病。患者接触敏感药物或化合物后，有发热、头痛或上呼吸道感染等症状，严重者可有高热、肌肉痛、恶心、呕吐、腹泻、咽炎和游走性关节炎等症状，数天后出现皮肤和黏膜损害，病程可持续 4 ～ 6 周。

眼部表现分急性期和慢性期。急性期主要症状为眼刺痛、畏光和分泌物增加，双眼受累，初期表现为黏液脓性结膜炎和巩膜外层炎，部分患者出现严重前葡萄膜炎。严重的眼部炎症导致结膜内杯状细胞损害、黏蛋白减少、泪膜稳定性降低，同时泪腺分泌导管阻塞，从而导致严重眼干燥症。眼干燥症导致角膜上皮损害，角膜组织逐渐血管瘢痕化，最终严重影响视力。全身使用激素可延缓病情进展，局部用激素对眼部损害无益，还可能导致角膜溶解、穿孔。清除结膜表面分泌物后滴用人工泪液可减轻不适。有倒睫或睑内翻者需手术矫正。

3. 瘢痕性类天疱疮（cicatricial pemphigoid）

目前病因未明，是治疗效果不佳的一种非特异性慢性结膜炎，同时伴有口腔、鼻腔、瓣膜和皮肤的损害和病灶。女性患者严重程度高于男性，部分患者有自限的趋势。瘢痕性类天疱疮常表现为反复发作的非特异性结膜炎，偶尔出现黏液脓性分泌物，晚期结膜病变形成瘢痕，造成睑球粘连、睑内翻、倒睫等病理损害。依据上述病变程度不同，可将其分为Ⅰ期结膜下纤维化、Ⅱ期穹窿部缩窄，Ⅲ期睑球粘连和Ⅳ期广泛的睑球粘连引起眼球运动障碍，严重病例可致上下睑裂粘连闭合。

结膜炎症反复发作可导致杯状细胞损害，同时瘢痕阻塞泪腺导管。泪液中水样液和黏蛋白的缺乏最终导致眼干燥症，角膜上皮干燥、血管化，并逐渐加重，最后出现眼表上皮鳞状化生。诊断依据：临床表现、结膜活检有嗜酸性粒细胞、基底膜有免疫荧光阳性物质等。该病宜在瘢痕形成前就开始治疗，以减少组织损害。口服氨苯砜和免疫抑制剂对部分患者有效，研究证明免疫球蛋白静脉注射可改善疗效。对病情较长且严重者，如眼表干燥、角膜混浊、睑球粘连广泛，可酌情行眼表重建手术。

病例　患者凌某某，女，56岁，因双眼发干10余年视力下降5年就诊。查体：视力OD 0.04，OS眼前指数；双眼结膜囊干燥，右眼角膜血管翳、角膜斑翳形成，左眼角膜鳞状上皮化，角膜基质新生血管增生，角膜混浊，前房及眼底窥不清。诊断为：瘢痕性类天疱疮。（图3-46，3-47）

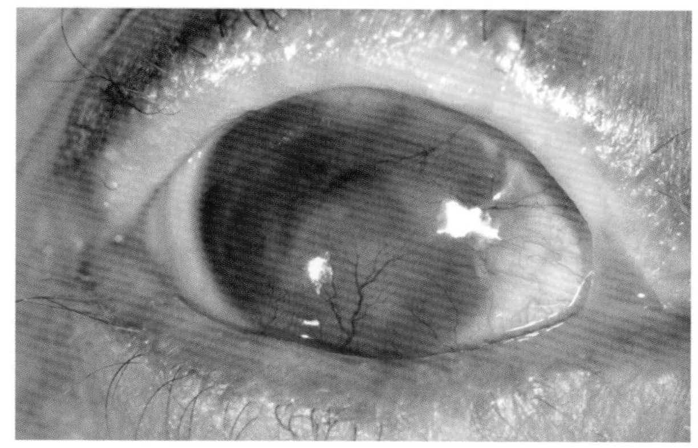

图3-46　右眼前节照：右眼角膜血管翳、角膜斑翳形成，结膜干燥，内眦部上下睑缘"蹼状"粘连

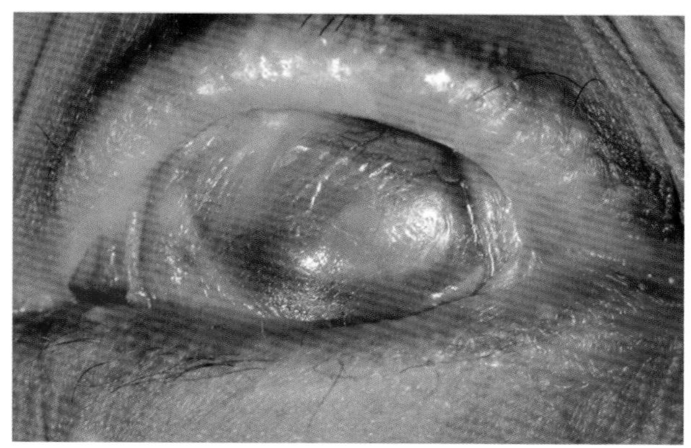

图3-47　左眼前节照：左眼角结膜干燥，角膜表面鳞状化、混浊，可见血管翳，内外眦部睑球粘连，结膜囊变浅，上下睑缘结膜角化，结构模糊，睑板腺开口完全阻塞

第五节　结膜变性疾病

Degenerative Disorders of the Conjunctiva

一、睑裂斑

睑裂斑（pinguecula）是一种黄白色、无定形样沉积的结膜变性性损害，常位于睑裂区近角膜缘的球结膜上皮下，多由于长期紫外线或光化学暴露引起。

睑裂斑鼻侧发生多且早于颞侧，后期多为双侧。外观特征像脂类渗透至上皮下组织，内含黄色透明弹性组织。睑裂斑接近角膜缘处的球结膜出现三角形隆起的斑块，基底部朝向角膜缘。睑裂斑多数无症状和不适，在理化或机械性刺激情况下，一直稳定的睑裂斑可能充血、肿胀。发生睑裂斑炎，需要给予抗炎治疗，可滴用弱糖皮质激素或非甾体类抗炎药。

病例一　患者马某某，男，41岁，右眼红肿、异物感3天就诊，既往有睑裂斑，发病前因眼痒揉眼。

查体：右眼外眦部睑裂区红色胶样隆起，结膜血管充血。诊断为：睑裂斑炎。给予氟米龙和普拉洛芬滴眼液滴眼，症状、体征好转。（图 3-48，3-49）

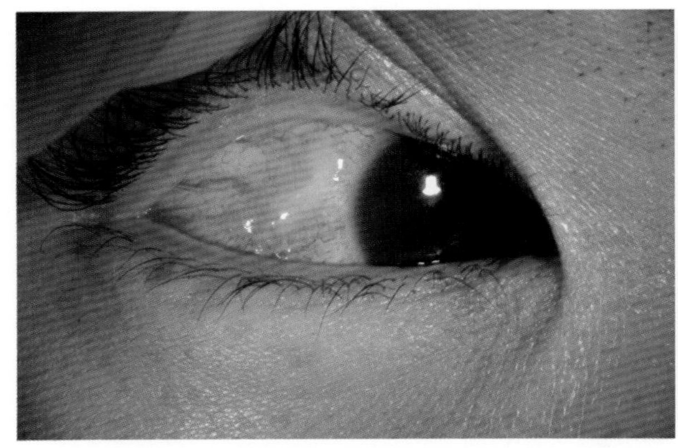

图 3-48　右眼前节低倍照：右眼外眦部睑裂区睑裂斑充血、肿胀，周围结膜充血，与角膜缘边界清晰（×6.3）

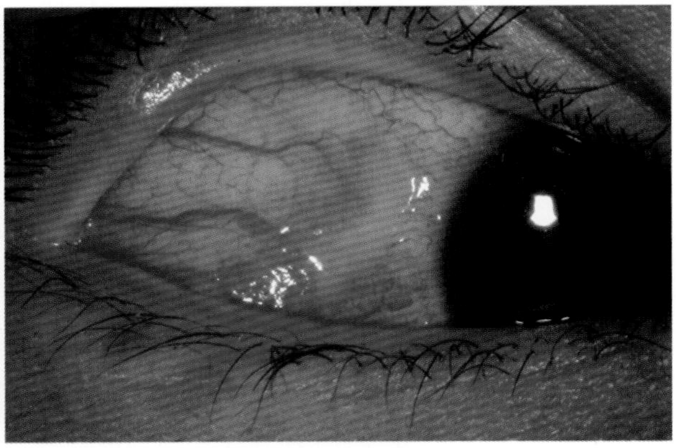

图 3-49　右眼睑裂斑炎中倍照（×10）

病例二　患者初某某，男，57 岁，因左眼红、异物感不适 2 周就诊。查体：左眼内眦部球结膜局限性隆起，周围结膜充血。诊断为：睑裂斑炎。（图 3-50，3-51）

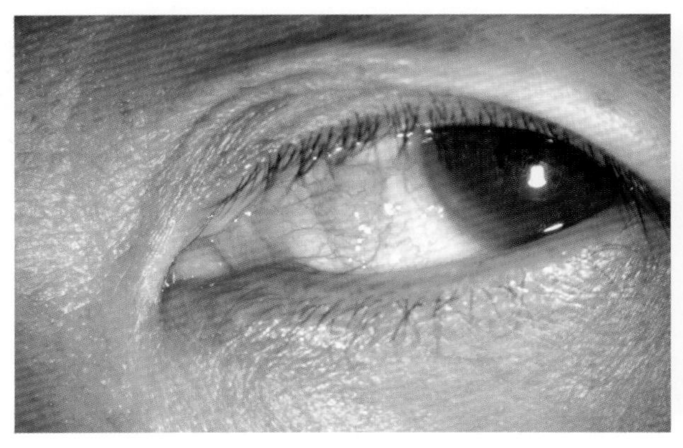

图 3-50　左眼前节低倍照：左眼内眦部球结膜局限性红肿，表面及周围结膜充血（×6.3）

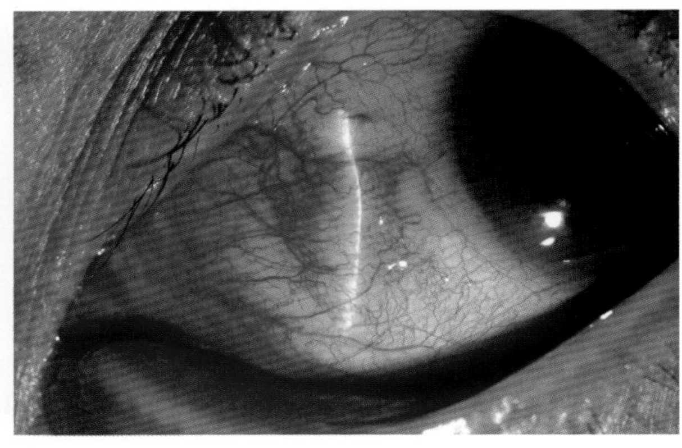

图 3-51　左眼睑裂斑裂隙照：内眦部睑裂斑表面及周围结膜充血（×10）

二、翼状胬肉

翼状胬肉（pterygium）多发生在鼻侧睑裂区，球结膜内过度增生形成的纤维血管组织向角膜表面爬行并与巩膜、角膜粘连所致。翼状胬肉不仅影响美观，而且当翼状胬肉头部进入角膜后可引起散光，影响视力，尤其当翼状胬肉头部进入角膜瞳孔区时，可导致严重视力障碍。

翼状胬肉小而静止时可不予治疗，如果呈进行性发展，或侵及瞳孔区可考虑手术切除，但有一定的复发率。

病例　患者郭某某，女，45 岁，因右眼内眦部“小肿物”生长数年就诊。查体：右眼鼻侧

内眦部结膜组织增生、充血，“小肿物”头部向角膜方向移行，无明显视力障碍。诊断为：翼状胬肉。（图 3-52）

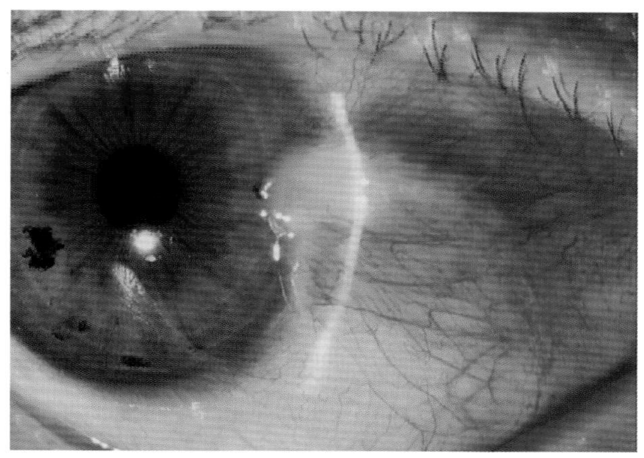

图 3-52　右眼内眦部翼状胬肉。结膜充血，翼状胬肉头部进入透明角膜内

三、结膜结石

结膜结石（conjunctival concretion）是睑结膜表面的黄白色凝结物，多见于慢性结膜炎患者及老年人，系由脱落的上皮细胞和变性白细胞凝固而成。无自觉症状时可不予治疗，但结石突出结膜表面引起异物感或角膜擦伤时应予以剔除。

第六节　结膜肿瘤

Conjunctival Tumor

一、结膜良性肿瘤

1. 结膜色素痣（conjunctival nevi）

来自神经外胚层先天性良性错构瘤，极少恶变。多发于角膜缘附近及睑裂区球结膜，呈不规则圆形，大小不等，边界清晰，可隆起于结膜面。

2. 结膜乳头状瘤（conjunctival papilloma）

常发生于内眦部泪阜、角膜缘和睑缘，瘤体鲜红，呈肉样隆起。带蒂结膜乳头状瘤由多个小叶组成，外观平滑，瘤体内可见血管增生。

病例一　患者支某某，男，41 岁，因右眼内眦部肉色肿物生长 1 年就诊。查体：右眼泪阜发现黄豆大小肉色乳头状肿物，边界清晰，手术切除后病检结果为结膜乳头状瘤。（图 3-53，3-54）

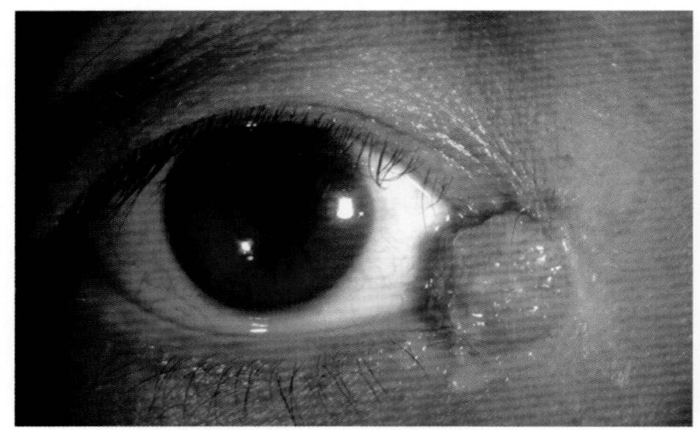

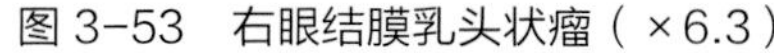

图 3-53　右眼结膜乳头状瘤（×6.3）

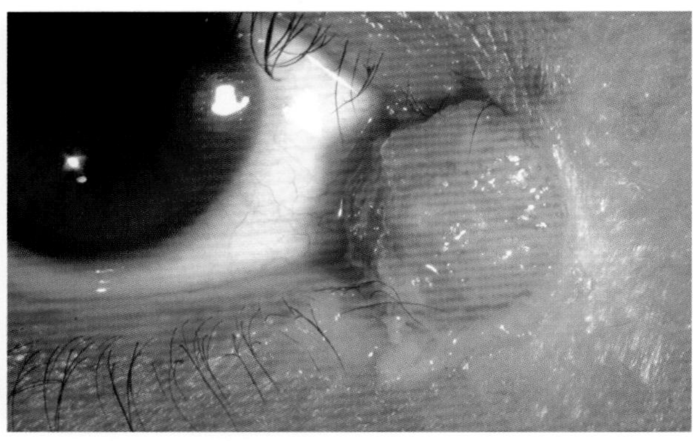

图 3-54　右眼结膜乳头状瘤中倍照（×10）

病例二　患者马某某，男，20 岁，因左眼鼻上方红色异物生长 1 年就诊。查体：左眼鼻上方眼睑下红色新生物，边界清晰，可推动。手术切除后病理切片证实为结膜乳头状瘤。（图 3-55 ~ 3-57）

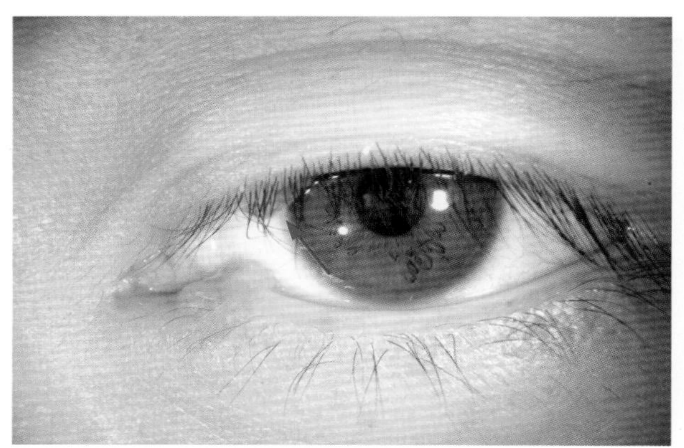

图 3-55　左眼前节照：左眼鼻上方红色新生物（红色箭头）（×6.3）

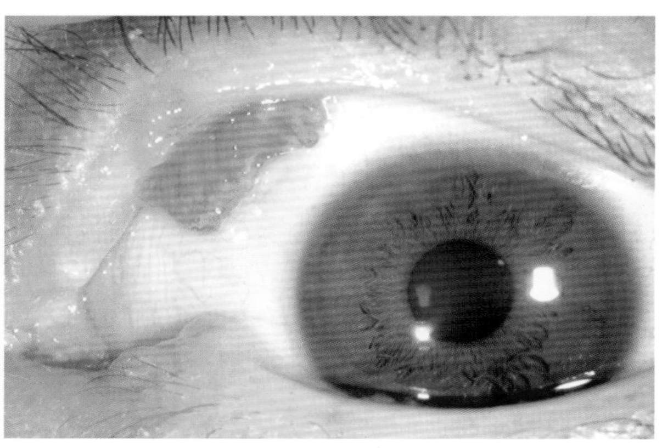

图 3-56　左眼鼻上方球结膜表面乳头状新生物（×10）

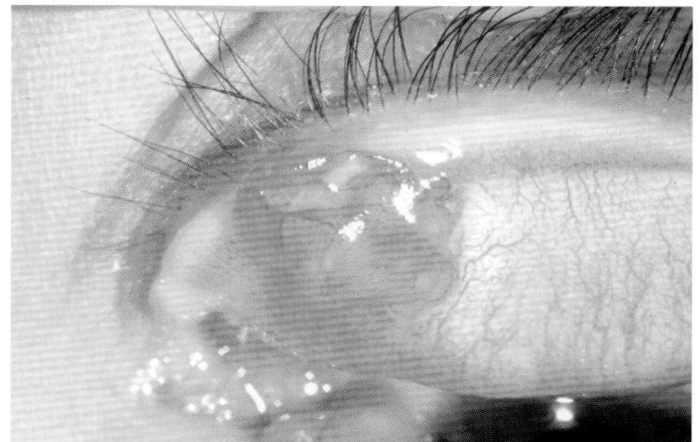

图 3-57　乳头状新生物与上睑结膜相连，表面光滑（×10）

3. 结膜皮样瘤（dermoid tumor）和皮样脂肪瘤（dermolipoma）

属于先天性良性肿瘤，结膜皮样瘤常位于颞下角膜缘，表现为圆形、表面光滑的黄色隆起的肿物，其中常见毛发。皮样脂肪瘤多见于颞上象限近外眦部的球结膜下，表现为黄色、质软的光滑肿块。

4. 结膜血管瘤（conjunctival angioma）

多为先天性，出生时或出生后不久即存在。外观为孤立的团块状，或弥漫性扩张的海绵血管瘤。通常与眼睑皮肤血管瘤、眼眶毛细血管瘤以及静脉血管瘤有广泛联系，在发现结膜血管瘤时应注意是否存在以上部位血管瘤。

5. 结膜囊肿（conjunctival cyst）

非实质性肿瘤。多由于外伤、手术或局部炎症导致的结膜上皮细胞种植到结膜上皮下基质中异常增生所致。下结膜穹窿多见，边界清晰，单纯切开引流复发率高，手术完整切除是有效的治疗方法。

二、原发性结膜恶性肿瘤

1. 结膜鳞状细胞癌（squamous cell carcinoma）

是常见的结膜恶性肿瘤，常发生在睑裂区的角膜缘处、睑缘皮肤与结膜移行处，以及内眦部泪阜部位，与紫外线过度照射有关。多数肿瘤呈胶质样，上皮异常角化，瘤体生长缓慢，可向深部组织浸润，很少转移。手术切除是最佳治疗方式，若肿瘤侵犯眼睑或穹窿部无法彻底清除时应考虑做眶内容摘除术。

2. 恶性黑色素瘤（malignant melanoma）

是潜在致命性恶性肿瘤，常见于球结膜和角膜缘，也可出现在睑结膜，呈结节状生长，肿瘤滋养血管丰富，色素深浅不一。手术切除是主要的治疗方法，预后在一定程度上取决于病变部位，生长于球结膜的恶性黑色素瘤易于清除，较发生在睑结膜、穹窿或泪阜处的恶性黑色素瘤预后好。恶性黑色素瘤能向眼球或眼眶侵袭，也可向局部淋巴结、脑及其他部位转移，增加手术难度，对不能进行局部切除的肿瘤，可考虑眼球摘除或眶内容物剜出术。早期诊断可以大幅度提高患者的生存率，对任何眼表可疑色素性病变应进行切除并活检，正确的活检操作并不增加转移的危险。

第七节　球结膜下出血

Subconjunctival Hemorrhage

球结膜下出血可见于各年龄段，以中老年多见，具体原因不清。与结膜炎、结膜松弛、外伤、过度劳累、高血压、动脉硬化、凝血功能异常等有关，可完全吸收，不影响眼球结构及视功能。出血初期可通过冷敷减少再次出血可能，3 天后局部热敷有利于结膜下出血吸收。预后良好，可反复发作。

病例 患者宾某某，男，65岁，因左眼红2天就诊，既往有类似病史，均自愈。查体：左眼球结膜下片状出血，角膜透明，前房及眼内未见异常。诊断为：左眼球结膜下出血。（图3-58）

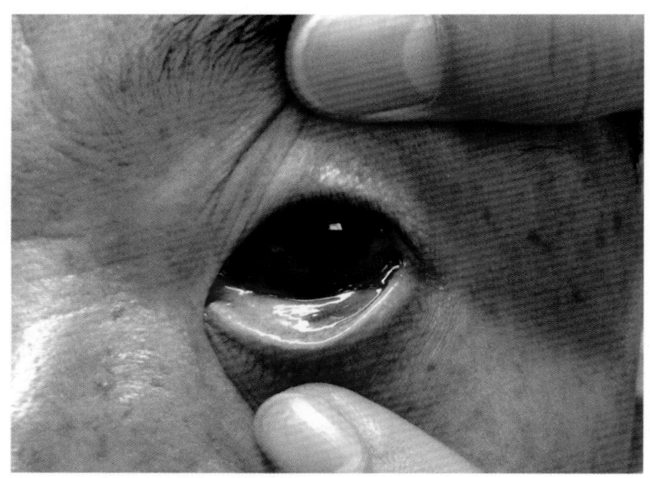

图3-58 左眼球结膜下片状暗红色出血

第四章

角膜疾病

Disorders of the Cornea

角膜（cornea）是眼球壁正前方的透明部分纤维膜，是光线进入眼球的必经之路（图 4-1，4-2）。从前到后，角膜依次分为上皮层、前弹性层、基质层、后弹性层和内皮层，上皮层表面还覆盖有一层泪膜。角膜是重要的屈光间质，角膜的结构或功能损害常引起眼部不适和视力障碍。

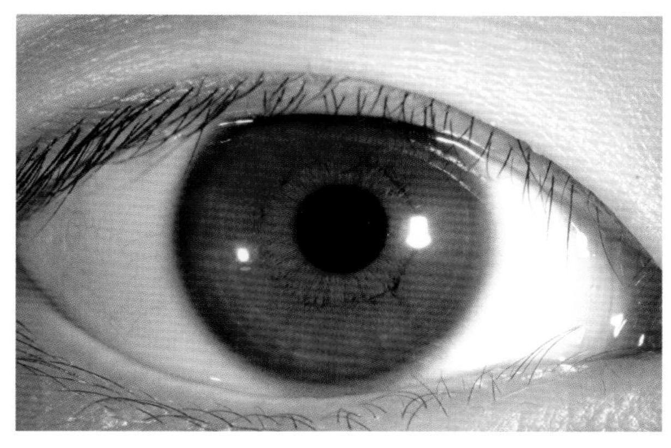

图 4-1　右眼角膜（×10）

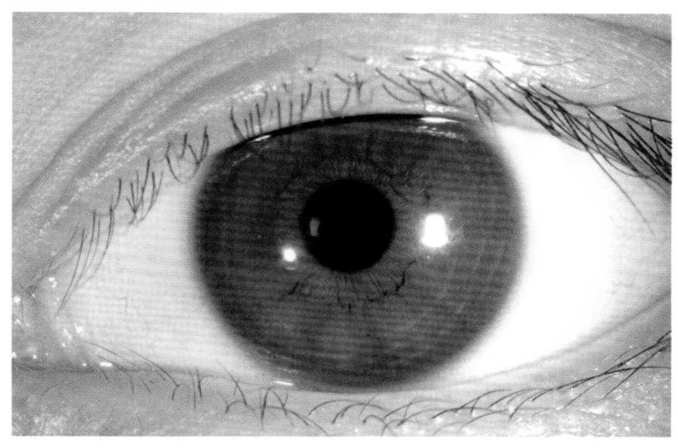

图 4-2　左眼角膜（×10）

角膜的透明度是角膜发挥正常生理功能的前提。完整的角膜上皮细胞和泪膜、基质层胶原纤维束的规则排列、角膜内无血管以及“脱水状态”共同维持着角膜的透明性。角膜的脱水状态依赖于上皮层和内皮层的机械性屏障功能，以及内皮细胞的“泵功能”。内皮细胞以耗能的方式将基质层中的水分从内皮细胞顶部胞质中泵入前房。此外，位于浅层角膜基质层的水分通过泪液蒸发带来的眼表渗透压梯度降低，逐渐向眼表渗透并排出，对保持角膜的脱水状态也起到一定的作用。

角膜所需的营养物质主要来源于房水中的葡萄糖和通过泪膜层弥散的氧。此外，周边角膜还接受来自角膜缘血管网提供的氧。角膜的神经末梢分布密度很高，其感觉神经纤维来自睫状长神经发出的分支，穿过前弹性层进入上皮下并形成皮下神经丛。由于存在丰富的感觉神经末梢，角膜是人体组织器官中最敏感的部位，任何深、浅角膜病变和损害都可能导致疼痛、畏光、流泪甚至眼睑痉挛。

但单纯疱疹病毒性角膜炎除外，因其损害角膜的感觉神经末梢导致角膜的敏感度降低。因此，单纯疱疹病毒性角膜炎角膜刺激症状不明显。

角膜表面并非规则球面，前表面中央 1/3 区域称光学区接近球面，周边部较扁平。角膜的总屈光力约为 43.25D，约占正常人眼总屈光力（58.60D）的 74%，为通过改变角膜的屈光力来矫正屈光不正提供了广阔的余地。

第一节　角膜炎

Keratitis

全身或角膜局部免疫力下降，以及内外致病因素均可引起角膜组织炎症发生，统称为角膜炎，是最常见的角膜疾病之一。依据不同的病因，角膜炎可分为：感染性、内源性和局部蔓延三类。其中感染性角膜炎居多，仍是我国常见致盲眼病，病原体包括：细菌、真菌、病毒、衣原体、棘阿米巴以及梅毒螺旋体等。

不同类型的角膜炎，病因虽不一致，但病理变化过程通常具有共同的特性，可分为浸润期、溃疡期、溃疡消退期和愈合期 4 个阶段。

浸润期：致病因子侵袭角膜，引起角膜缘血管网充血，炎性渗出液和炎症细胞进入病变区，产生的酶和毒素扩散，造成角膜组织结构破坏，形成局灶性灰白色混浊灶，称角膜浸润（corneal infiltration）。此时，患眼有明显的刺激症状，如畏光、流泪、眼睑痉挛和视力下降等。此期内若治愈，角膜能恢复透明。

溃疡期：浸润期未能得到有效治疗，病原微生物侵袭以及免疫应答所产生的毒素和酶导致病灶局部组织结构坏死，当上皮层部分缺失后，形成角膜溃疡（corneal ulcer）。起初，角膜溃疡底部灰白污秽，溃疡边缘因有中性粒细胞浸润而边界清晰，病灶区角膜水肿。若溃疡区不断加深扩大，导致角膜基质进行性溶解、变薄。当变薄区靠近后弹性层时，后弹性层因眼压的作用向外膨出，成透明水珠状。病情继续发展则发生角膜穿孔，房水自穿孔部位流出，直至虹膜靠近并阻塞角膜穿孔。若穿孔位于角膜中央，不易被虹膜堵塞，房水不断外流，穿孔经久不愈，形成角膜瘘（corneal fistula）。角膜穿孔和角膜瘘的患眼极易发生眼内感染，致眼球萎缩而失明。

溃疡消退期：在溃疡期，恰当的药物治疗以及患者自身的体液免疫和细胞免疫共同作用下，角膜炎侵袭力被扼制，溃疡处得以修复，患者症状和体征明显改善。

愈合期：溃疡区上皮再生，前弹性层和基质缺损由成纤维细胞产生的瘢痕组织修复。角膜溃疡的深浅及范围与修复后瘢痕组织的透明度及大小密切相关。浅层的瘢痕性混浊薄如云雾，通过混浊区能看清后面虹膜纹理者称为角膜薄翳（corneal nebula）。略厚者呈白色，仍能通过其看见虹膜者为角膜斑翳（corneal macula）。混浊区厚实者为瓷白色，不能透见虹膜，为角膜白斑（corneal leucoma）。如角膜瘢痕组织中嵌有虹膜组织，所形成角膜混浊区为粘连性角膜白斑（adherent leucoma）。如果虹膜与角膜粘连的面积较大，可能导致房角堵塞和眼压升高。在高眼压的作用下，混杂有虹膜组织的角膜瘢痕向外膨出形成紫黑色隆起，称为角膜葡萄肿（corneal staphyloma）。

内因性角膜炎常发生在角膜基质层内，很少引起角膜溃疡。角膜基质炎修复后瘢痕亦位于角膜深层，但在角膜基质炎症修复过程中，会有新生血管长入角膜。

严重的角膜炎可引起，多为毒素所致的反应性、无菌性炎症，也可以为病原体直接感染引起。值得注意的是，真菌性角膜炎即使未发生角膜穿孔，其病原体也可侵入眼内，发生真菌性眼内感染。

角膜炎最常见的症状为眼痛、畏光、流泪和眼睑痉挛等，可持续到炎症消退。由于角膜水肿和溃疡的形成，绝大多数患者还伴有不同程度的视力下降。

一、细菌性角膜炎

细菌性角膜炎（bacterial keratitis）是由于细菌感染而引起的化脓性角膜炎，如得不到有效救治，可发生角膜溃疡、穿孔，甚至发生眼内感染和眼球萎缩。细菌性角膜炎在治愈后，常留下角膜瘢痕、角膜血管、角膜葡萄肿及角膜变性等，严重影响视力，是常见的致盲眼病。

常见症状有眼痛、畏光、流泪、眼睑痉挛和视力障碍，可伴有脓性分泌物、眼睑水肿、球结膜水肿、睫状或混合充血。角膜病灶早期为一界线清晰的上皮溃疡，溃疡下有边界模糊、致密的灰黄色浸润灶，周围组织水肿。革兰阳性球菌感染者，常表现为圆形或椭圆形局灶性溃疡；革兰阴性细菌所致角膜炎，发展迅猛，常表现为角膜液化坏死。

病例一　患者曹某某，男，61岁，左眼擦伤后疼痛、畏光、流泪、视力下降2天就诊。查体：左眼角膜上皮缺损，角膜基质层浸润水肿，球结膜轻微充血，荧光素染色阳性。诊断为：左眼角膜溃疡，左眼角膜擦伤。（图4-3，4-4）

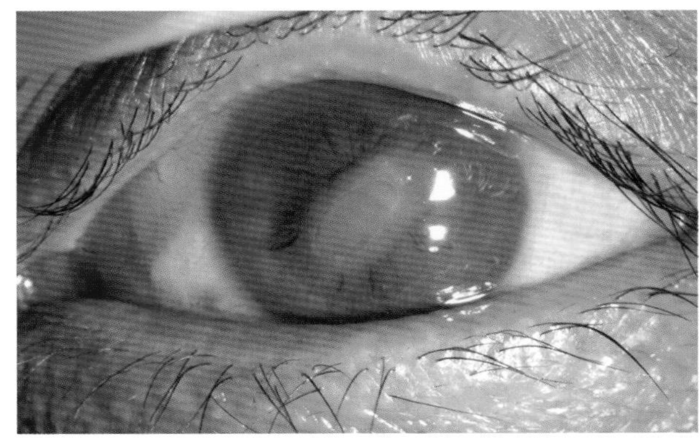

图4-3　左眼前节中倍照：左眼角膜中央斜椭圆形角膜上皮缺损和灰白色基质浸润区，球结膜轻微充血（×10）

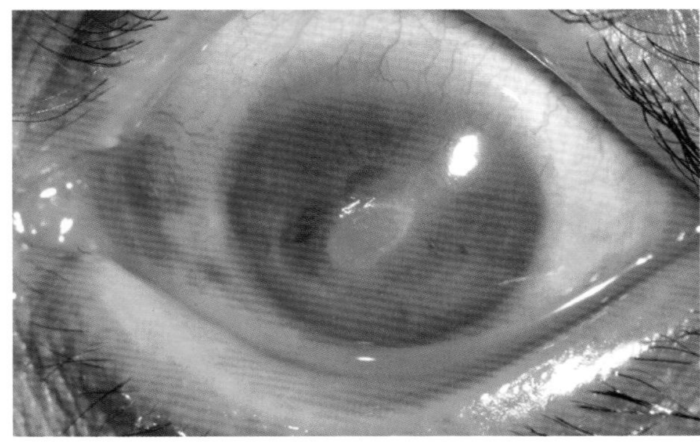

图4-4　左眼荧光素染色图：溃疡区荧光素染色（×10）

病例二　患者齐某某，男，21岁，因右眼从小视物模糊不能矫正就诊。查体：右眼下方虹膜前粘连、角膜白斑，眼压正常。诊断为：右眼粘连性角膜白斑。（图4-5，4-6）

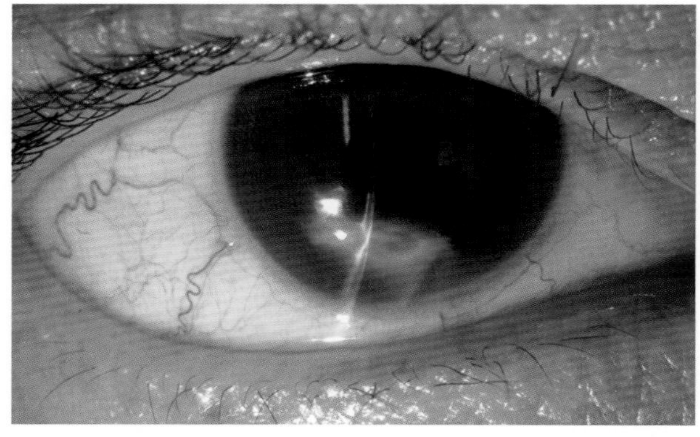

图4-5　右眼前节照：下方虹膜前粘连和粘连性角膜白斑（×10）

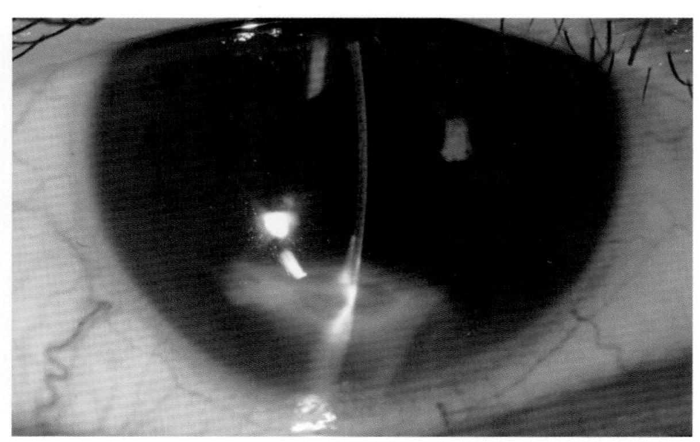

图4-6　右眼前节高倍照：下方虹膜前粘连，粘连区角膜呈灰白色混浊（×16）

病例三　患者蒋某某，男，26岁，左眼碱烧伤后视力下降3年。查体：左眼上睑下垂，角膜白色混浊，有角膜血管翳，球结膜充血。诊断为：左眼角膜白斑，左上睑下垂。（图4-7，4-8）

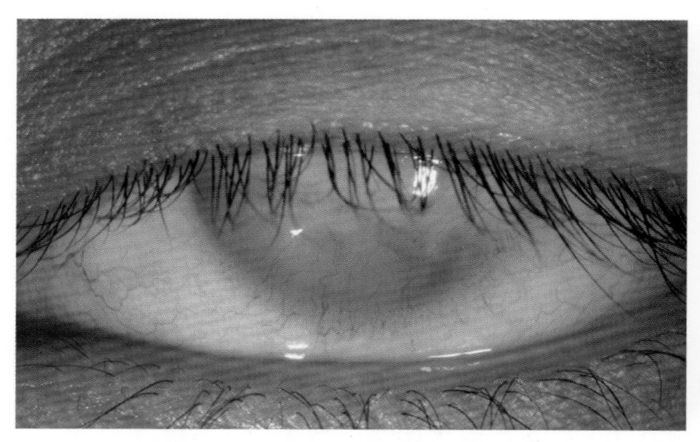

图4-7　左眼前节照：上睑下垂，角膜呈瓷白色混浊，弥漫性新生血管（×10）

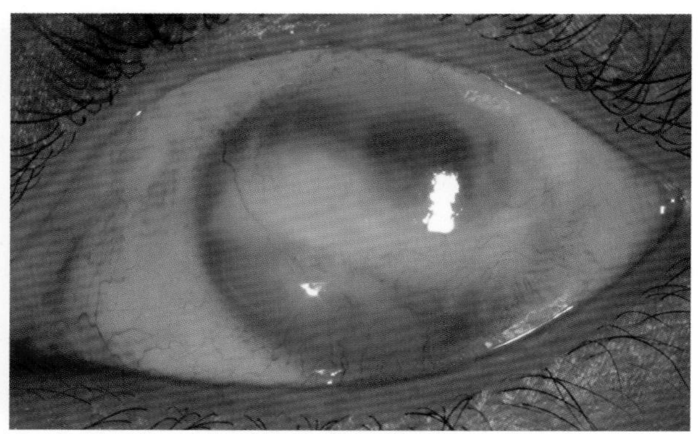

图4-8　左眼前节照：全角膜呈瓷白色混浊（×10）

二、真菌性角膜炎

真菌性角膜炎（fungal keratitis）顾名思义是由真菌感染所致，常见致病真菌包括：镰刀菌属、念珠菌属、曲霉菌属以及酵母菌等，多发生在植物性角膜外伤之后。少数情况下，角膜上皮刮损缺失，如佩戴角膜接触镜或角膜手术后也可发生真菌性角膜感染。

真菌性角膜炎起病、进展相对缓慢，早期可能仅有异物感不适，呈牙膏样或苔垢样外观。抗生素滴眼效果差，逐渐出现眼部疼痛、畏光、流泪等症状。角膜病灶多呈白色或乳白色，欠光泽，表面微隆起，角膜溃疡周围因胶原溶解而出现浅沟，或因真菌抗原抗体反应形成免疫环。有时在感染灶旁可见“伪足”或“卫星灶”。角膜后可出现斑块状沉着物，有时伴有黏稠的前房积脓，真菌可进入前房，导致真菌性眼内炎。

可依据角膜植物损伤后感染史，以及结合角膜病灶的特征做出初步诊断。确诊需要实验室检查，角膜病灶刮片 Gram 和 Giemsa 染色，是早期诊断真菌感染的常用方法。真菌培养可提供确凿证据。当刮片和培养均为阴性，而高度怀疑真菌感染时，可考虑通过角膜组织活检来确诊。共聚焦显微镜检查角膜感染灶，可直接发现真菌病原体。免疫荧光染色、电子显微镜检查和 PCR 技术也常用于真菌的诊断。PCR 技术通过对样品中真菌 DNA 进行扩增后筛查阳性结果，敏感性高于真菌培养，但特异性有待提高。

病例一　患者曹某某，男，56 岁，因左眼疼痛、畏光、视力下降 7 天就诊，有植物（玉米叶）外伤史。查体：左眼角膜圆形溃疡，牙膏状，周边角膜浸润，角膜缘新生血管，结膜充血，角膜刮片染色和真菌培养结果均为阳性。诊断为：左眼真菌性角膜炎。（图 4-9，4-10）

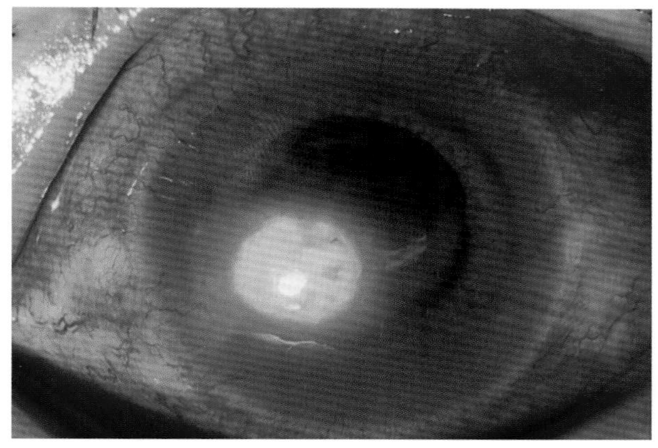

图 4-9　左眼前节照：7 ~ 8 点方位旁中央角膜圆形角膜溃疡，溃疡面为白色牙膏状，球结膜混合充血（×10）

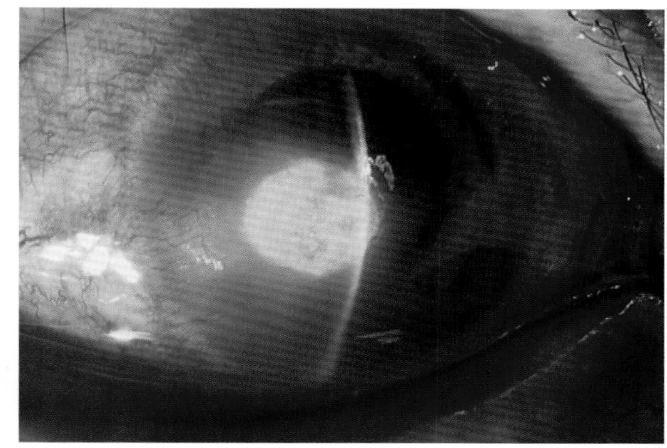

图 4-10　左眼前节裂隙照（×10）

病例二　患者胡某，女，48 岁，左眼植物外伤后疼痛、畏光、视力下降 1 个月就诊。查体：左眼视力光感，角膜圆形瓷白色水肿、混浊，前房变浅，球结膜混合充血，周边角膜血管翳。角膜刮片和真菌培养均为阳性。诊断为：真菌性角膜炎。（图 4-11）

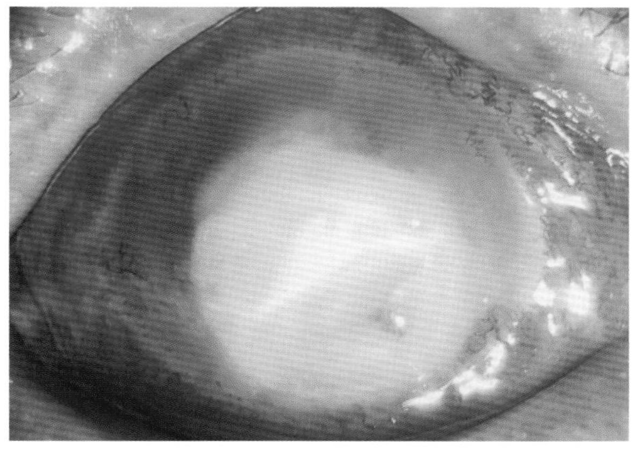

图 4-11　左眼前节照：角膜中央圆形瓷白色混浊，边界不清，球结膜混合充血，周边角膜血管翳，前房浅（×10）

三、单纯疱疹病毒性角膜炎

单纯疱疹病毒性角膜炎（herpes simplex keratitis，HSK）是由单纯疱疹病毒（Herpes simplex virus，HSV）感染所致，由于缺乏有效控制复发的药物，病情常反复发作。角膜病灶在多次发作之后逐渐混浊，多数患者最终致盲。

HSV 是一种感染人的 DNA 病毒，分Ⅰ型和Ⅱ型，眼部感染多数由 HSV－Ⅰ型感染所致，HSV－Ⅱ主要感染部位为生殖器，极少引起眼部感染。

HSV－Ⅰ原发感染常发生在幼儿三叉神经支配的体表部位（头、面部皮肤和黏膜），全身症状包括：发热、耳前淋巴结肿大、乏力等，唇部和头面皮肤可出现疱疹。眼部受累时表现为：急性滤泡性结膜炎、膜性结膜炎、眼睑皮肤疱疹，大约 2/3 患者出现点状或树枝状角膜炎，少数患者发生角膜基质炎和葡萄膜炎。初次感染后，HSV 由感染部位进入感染组织的感觉神经末梢，沿神经轴突进入感觉神经节细胞体内，并在细胞核内潜伏。当机体抵抗力下降或受刺激时，神经节内的病毒活化，沿神经轴突逆行到感觉神经末梢，引起复发感染，表现为树枝状或地图状角膜炎、非坏死性和坏死性角膜基质炎。传统的分类方法仍未能完全体现和概括单纯疱疹病毒性角膜炎不同亚型及临床特征，近年来，根据角膜病变部位及病理生理特点形成了新的分类方法。

1. 上皮型角膜炎

上皮型角膜炎占单纯疱疹病毒性角膜炎的 2/3 以上，角膜感觉减退是其典型体征，感觉减退的分布取决于角膜病变的位置、范围、严重程度及病程。病变部位的角膜感觉减退甚至消失，由于其周围的敏感性却相对增加，患者主观感觉有显著疼痛、异物摩擦感和流泪症状。上皮型角膜炎初期角膜上皮层可见灰白色、近乎透明、微隆起的针尖样小疱，呈点状或排列成行或聚集成簇，仅持续数小时至十余小时，此期短而易逝，容易被忽略。此时角膜上皮荧光素染色阴性，但虎红染色阳性。此期内及时发现和治疗，可痊愈并不留痕迹。

感染的上皮细胞坏死后形成树枝状角膜溃疡，同时向周围组织释放大量的 HSV。荧光素染色可见中央部溃疡呈深绿色，病灶边缘染色较淡。树枝状溃疡的边界角膜上皮含有活化的病毒，荧光素染色阴性，但虎红或丽丝胺绿染色为阳性。树枝状角膜溃疡可以治愈，但病情继续进展则发展为地图状角膜溃疡，多数病例病变仅位于浅层，少数病例病变向深部发展，导致角膜实质层形成溃疡。

上皮型角膜炎若能获得有效治疗，常在数周内愈合，较少影响视力，但若累及浅层基质或并发细菌感染，治疗后留下瘢痕，并不同程度地影响视力。

2. 神经营养性角膜病变

多发生在 HSK 恢复期或静止期，病灶可局限于角膜上皮表面及基质浅层，溃疡一般为圆形或椭圆形，多位于睑裂区，边缘光滑、浸润轻微。若处理不当，病变向深层基质发展，严重时导致穿孔。

3. 基质型角膜炎

几乎所有的基质型角膜炎同时合并或以前有过上皮型角膜炎病史，依据临床表现不同分为：免疫性和坏死性两种。免疫性基质型角膜炎多表现为盘状角膜炎，角膜中央基质盘状水肿，不伴炎症细胞浸润和新生血管，后弹性层可有皱褶，伴发前葡萄膜炎时，在水肿区域角膜内皮面出现沉积物。盘状角膜炎是基质和内皮对病毒抗原的反应所致，免疫功能正常患者病情有自限性，持续数周至数月后消退。慢性或复发性盘状角膜炎可致角膜内皮失代偿出现大泡性角膜病变。坏死性基质型角膜炎表现为角膜基质内单个或数个黄白色坏死浸润灶、胶原溶解坏死以及上皮广泛缺损。严重者形成灰白色脓肿病灶、角膜后沉着物（KP）、虹膜睫状体炎和继发性青光眼。基质内坏死病灶常诱发新生血管。少数病例可引起角膜迅速变薄、穿孔，合并细菌感染时，病情加重。

4. 角膜内皮炎

角膜内皮炎可分为盘状、线状和弥漫性三种亚型。盘状角膜内皮炎是最常见类型，通常表现为角膜中央或旁中央角膜基质水肿，病变部位呈毛玻璃样外观，在水肿区的内皮面有角膜沉积物，常伴有轻或中度虹膜睫状体炎。线状角膜内皮炎通常表现为从角膜缘开始的内皮沉积物，伴有周边角膜基质和上皮水肿，可引发小梁网炎而致眼压升高。弥漫性角膜内皮炎较盘状和线状累及范围更广，角膜后弥漫性沉积物和基质水肿。角膜内皮功能在炎症消退数月后恢复，严重时导致角膜内皮失代偿，发生大泡性角膜病变。

单纯疱疹病毒性角膜炎的诊断可依据反复发作病史、树枝状或地图状角膜溃疡、盘状角膜基质炎等做出。病变区角膜上皮刮片发现多核巨细胞、角膜病灶分离到 HSV、单克隆抗体组织化学染色发现病毒抗原有助明确诊断。PCR 技术可检测角膜、房水、玻璃体及泪液中的病毒 DNA，是目前印证临床诊断快速或又敏感的检测方法。

四、棘阿米巴角膜炎

棘阿米巴角膜炎（acanthamoeba keratitis）系由棘阿米巴原虫感染引起的角膜感染，严重损害视力，常表现为慢性、进行性角膜溃疡，病程可持续数月。

棘阿米巴主要存在于土壤、淡水、海水、游泳池、空气、谷物和家畜中，能抵抗冷冻、干燥及常规浓度氯的杀灭。临床常见于角膜接触棘阿米巴污染的水源，或者佩戴污染了的接触镜，或者清洗镜片的药液被污染。临床表现类似细菌性角膜炎、单纯疱疹病毒性角膜炎和真菌性角膜炎，常单眼发病，双眼罕见。

角膜病灶取材后涂片，找到棘阿米巴原虫或培养出棘阿米巴可确诊。角膜共聚焦显微镜可发现棘阿米巴滋养体或包囊，必要时可做角膜活检。对接触镜保存液、清洗液进行病原体检查，可协助诊断。

病例 患者胡某某，男，29岁，因右眼红、痛、畏光、视力下降一个月就诊，有隐形眼镜佩戴史。查体：右眼睫状充血，瞳孔缘颞下方圆形角膜溃疡，边界清晰，无前房闪辉现象。左眼无异常。右眼溃疡区角膜刮片找到棘阿米巴原虫，诊断为：右眼棘阿米巴角膜炎。（图 4-12 ～ 4-14）

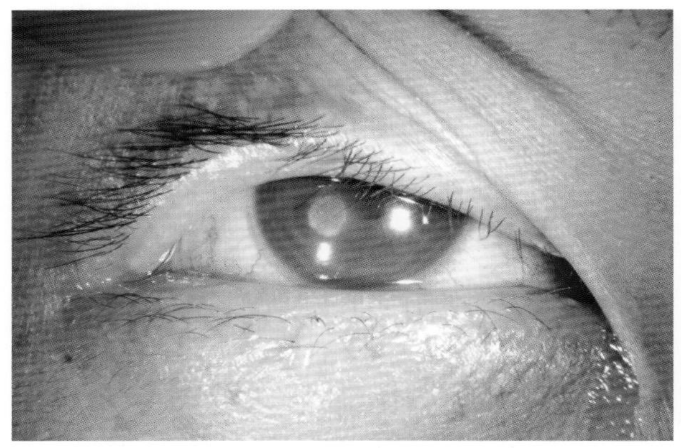

图 4-12　右眼前节照：结膜睫状充血，瞳孔缘颞下方圆形角膜溃疡，边界清晰（×6.3）

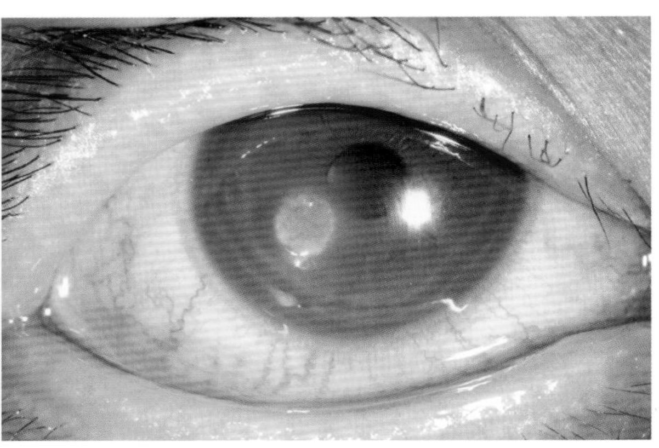

图 4-13　右眼前节中倍照：颞下方旁中央角膜圆形溃疡，呈灰白色（×10）

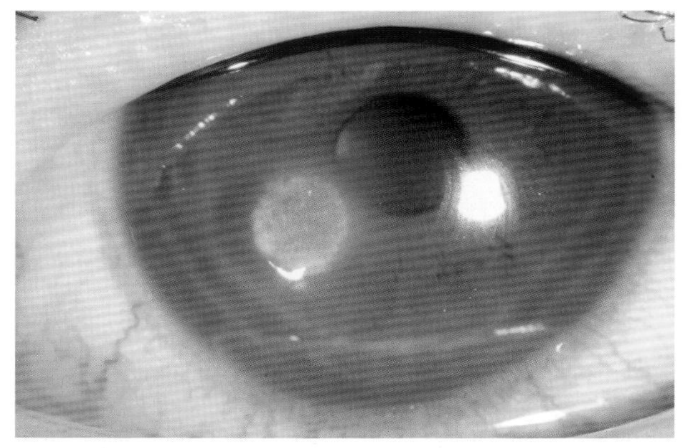

图 4-14　右眼角膜溃疡高倍照（×16）

五、角膜基质炎

角膜基质炎（interstitial keratitis）是以角膜基质层细胞浸润和血管化为特点的非化脓性炎症，通常不累及角膜上皮和内皮层。血循环抗体与抗原在角膜基质内发生严重免疫反应与发病有关。先天性梅毒为最常见的原因，结核、单纯疱疹、带状疱疹、麻风、腮腺炎等可以引起本病。

先天性梅毒性角膜基质炎是先天性梅毒最常见的迟发表现，多发生在 5 ～ 20 岁青少年时期。发病时多为单侧，数周至数月后常累及对侧眼，女性多于男性。发病时常有眼痛、畏光、流泪等刺激症状，视力明显下降。裂隙灯检查可见典型角膜炎症浸润和 KP，随着病情进展，出现角膜基质深层新生血管，呈红色毛刷状。最终炎症扩展至角膜中央，角膜混浊、水肿。待炎症消退后，少数患者遗留厚薄不同的瘢痕，基质层新生血管萎缩成白色纤细丝状物，称幻影血管。此外，先天性梅毒还常合并 Hutchinson 齿、马鞍鼻、口角皲裂、马刀胫骨等先天性梅毒体征，梅毒血清学检查、荧光螺旋体抗体吸附试验（FTA-ABS）和梅毒螺旋体抗体微量血凝试验（MHA-TP）有助于诊断。

后天性梅毒也可致角膜基质炎，较少见，多为单眼，炎症反应比先天性梅毒轻，常侵犯角膜某一象限，伴有前葡萄膜炎。

角膜基质炎还可见于结核、Cogan 综合征（眩晕、耳鸣、听力丧失和角膜基质炎）、水痘－带状疱疹病毒感染、EB 病毒感染、腮腺炎、风疹、莱姆病、性病性淋巴肉芽肿等。

角膜基质炎的治疗以治疗原发病为主，抗梅毒或结核治疗。局部给予睫状肌麻痹剂和糖皮质激素，减轻基质炎症、防止并发症。

病例一　患者刘某某，男，16 岁，因左眼视物模糊 2 周就诊，有先天梅毒感染病史，梅毒抗体阳性。查体：右眼视力 0.8，左眼视力 0.3，左眼颞上方中周部角膜圆形局限性角膜基质层水肿，边界清晰。诊断为：梅毒性角膜基质炎。（图 4–15 ～ 4–17）

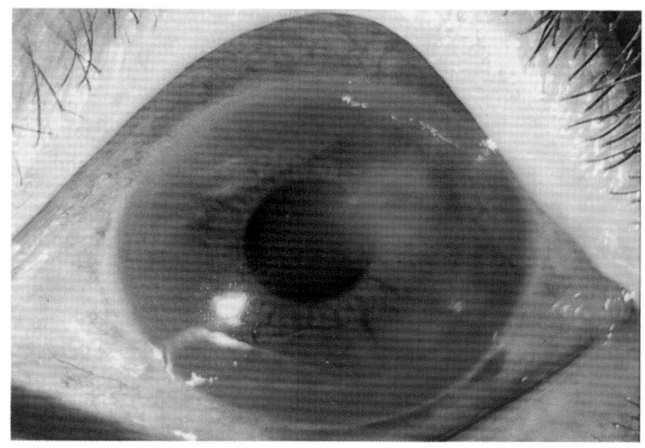

图 4–15　左眼前节照：颞上方中周部角膜灰白色圆形角膜基质水肿，球结膜混合充血（×10）

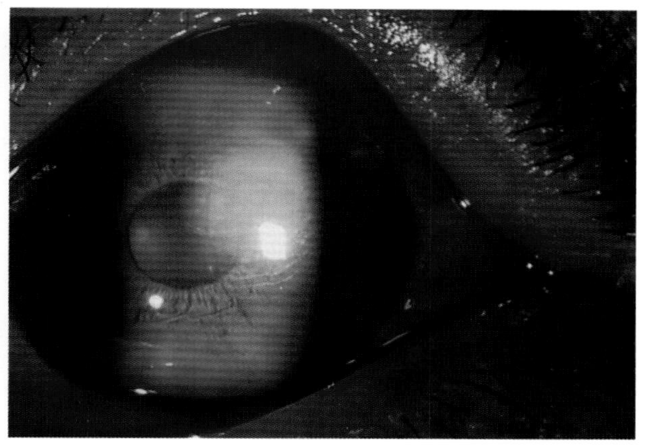

图 4–16　左眼角膜水肿局部照明照：角膜水肿区域呈圆形，基质层水肿，后弹性层皱褶（×10）

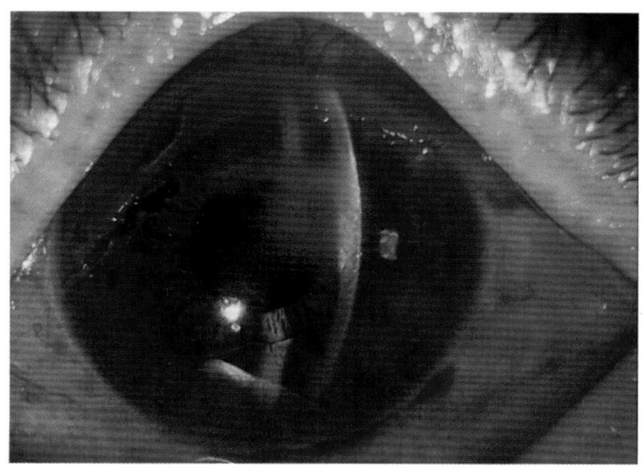

图 4–17　角膜基质水肿部位裂隙照：角膜基质层水肿、增厚、混浊（×10）

病例二 患者寇某某，女，31 岁，因右眼视物模糊数年就诊。查体：右眼角膜下方扇形基质层新生血管影，相应区域角膜基质层混浊。诊断为：角膜基质炎。（图 4-18 ～ 4-20）

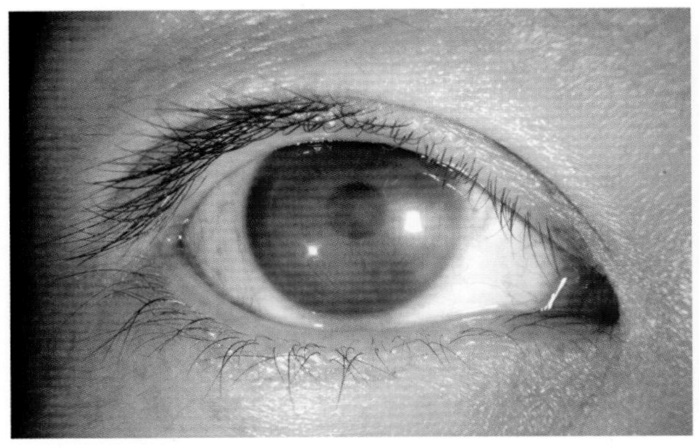

图 4-18 右眼前节低倍照：角膜基质层内可见血管影，角膜斑翳（×6.3）

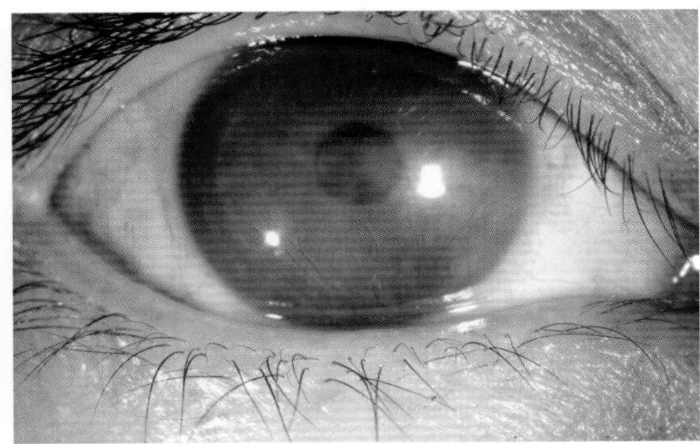

图 4-19 右眼前节中倍照：角膜基质内血管影（×10）

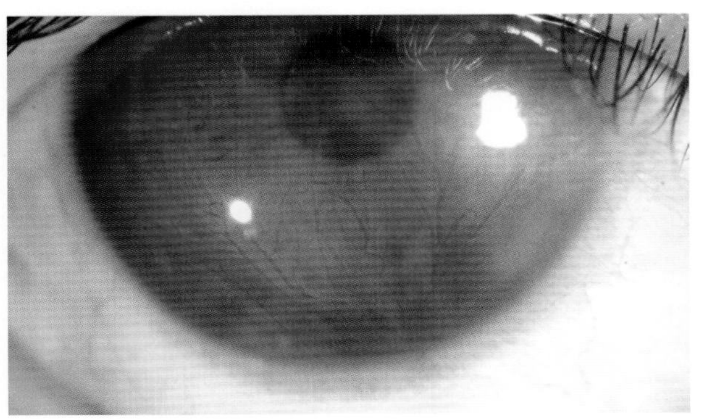

图 4-20 角膜血管影高倍照（×16）

病例三 患者张某某，男，9 岁，因左眼视物模糊 1 年就诊。查体：左眼视力 0.1，矫正视力 0.3，左眼中央角膜基质层内混浊，呈圆盘状。梅毒血清学检查、FTA-ABS 和 MHA-TP 阳性。诊断为：左眼盘状角膜基质炎，角膜斑翳，先天性梅毒。（图 4-21，4-22）

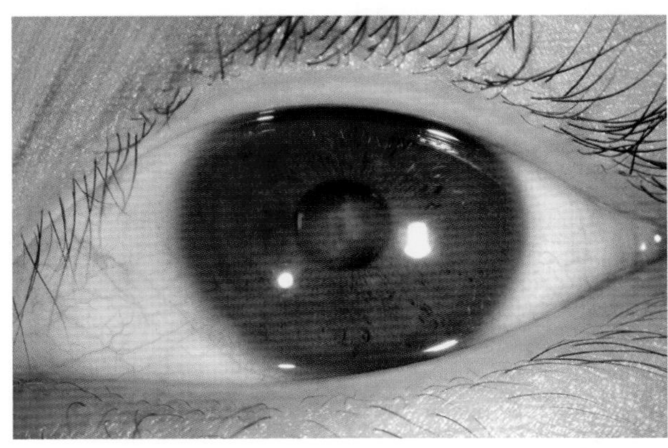

图 4-21 左眼前节照：左眼角膜中央基质层盘状角膜斑翳（×10）

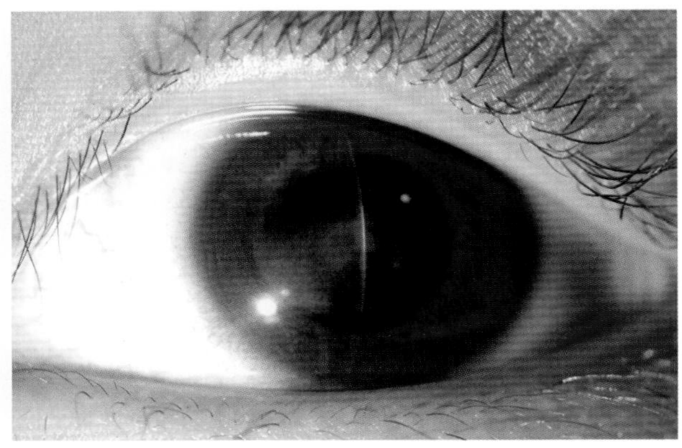

图 4-22 左眼前节裂隙照：盘状角膜斑翳区角膜变薄、混浊（×10）

六、神经麻痹性角膜炎

神经麻痹性角膜炎（neuroparalytic keratitis）为三叉神经遭受外伤、手术、炎症或肿瘤等破坏时，角膜的感觉敏感性减低同时伴有营养障碍，对内外有害因素的防御能力下降，常导致角膜上皮干燥、机械性损害和感染。

由于敏感性下降，患者主观症状轻微，多以眼红、分泌物多和视力下降等不适就诊。病变通常发生在角膜中央或中央下方区角膜，初起为浅点状角膜上皮着色、继而上皮呈片状缺损，反射性瞬目减少，若继发感染易演变为化脓性角膜溃疡和穿孔。

病例　患者张某某，男，57 岁，因左眼红、视力下降 1 个月就诊。有糖尿病史，血糖控制欠佳，空腹血糖 13.7mmol/L。查体：左眼视力一尺指数，角膜反应迟钝，无明显畏光，角膜中下方溃疡、水肿，周边角膜血管翳。结膜睫状充血，晶状体轻混。诊断：左眼神经麻痹性角膜炎，左眼白内障，糖尿病。（图 4–23，4–24）

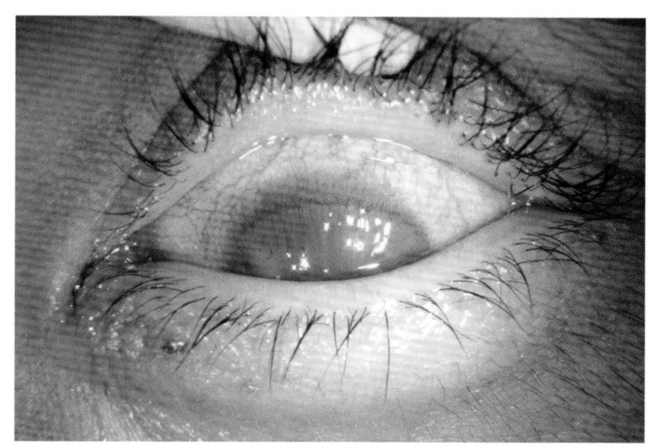

图 4–23　左眼前节低倍照：左眼睫状充血，角膜水肿，周边角膜血管翳（×6.3）

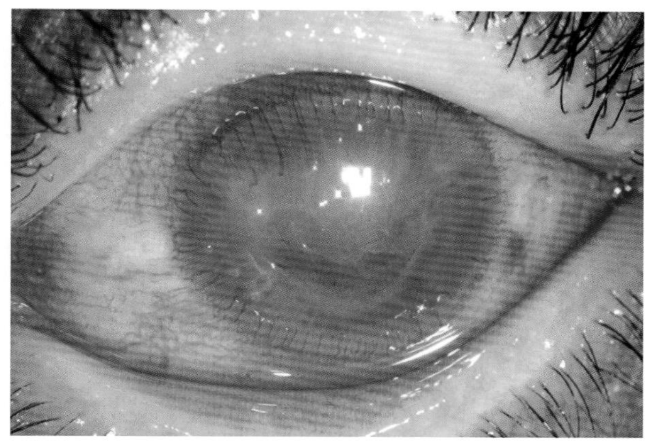

图 4–24　左眼前节中倍照：睫状结膜充血，周边角膜环形新生血管翳，角膜中下方溃疡，全角膜水肿，角膜、晶状体混浊（×10）

七、暴露性角膜炎

暴露性角膜炎（exposure keratitis）是指角膜失去眼睑的保护而过度暴露，引起角膜表面干燥、上皮脱落进而继发感染的角膜炎症。病变多位于下方角膜，初期可见角膜结膜上皮干燥、粗糙，角膜上皮逐渐由点状糜烂融合成片状缺损，有新生血管形成。继发感染时出现化脓性角膜溃疡症状和体征。

明确诊断后立即行抗感染、促进角膜上皮修复等对症治疗。快速去除暴露因素，保护和维护角膜的湿润状态。根据角膜暴露的原因做眼睑缺损修复术、睑植皮术等。上睑下垂矫正术所造成的严重眼睑闭合不全，应立即手术处理恢复闭睑功能。

八、蚕蚀性角膜溃疡

蚕蚀性角膜溃疡（mooren’s ulcer）发病原因未明，是一种自发性、慢性、进行性、边缘性角膜溃疡。病理学研究提示为体液免疫为主、细胞免疫为辅的自身免疫性疾病。

多发于成年人，老年患者少见，且常为单眼。主要症状有剧烈眼痛、畏光、流泪及视力下降。病变初期周边部角膜浅基质层浸润，数周内浸润区出现上皮缺损，并形成溃疡。病变区域角膜缘之间没有正常角膜分隔。溃疡沿角膜缘环形发展是其特点，浸润缘呈潜掘状、略微隆起，多数患者最终累及全角膜。

诊断时需排除其他引起周边角膜溃疡、角膜溶解性病变的胶原血管性疾病，如类风湿关节炎、Wegener 肉芽肿等疾病。

治疗棘手，可局部滴用糖皮质激素或胶原酶抑制剂，免疫抑制剂如环孢素 A 油剂或他克莫司（FK506）滴眼液滴眼有助治疗。为防止混合感染，局部应使用抗生素滴眼液或眼膏。病情严重时，需考虑辅以全身免疫抑制剂如环鳞酰胺、甲氨蝶呤、环孢素等治疗。病灶局限角膜周边且表浅者，可手术清除；如累及瞳孔区且有穿孔危险，可行板层或全层角膜移植。

九、浅层点状角膜炎

浅层点状角膜炎（superficial punctuate keratitis，SPK）是一种病因未明的上皮型角膜病变，表现为粗糙的点状上皮型角膜炎，可不伴结膜充血。发病与感染无关，是角膜的活动性炎症，但不诱发角膜新生血管。

本病以中青年多见，患者有异物感、畏光和轻度视力下降。角膜上皮内出现散在分布的圆形或椭圆形、细小的结节状或灰色点状混浊，好发于角膜中央或视轴区。点状病变中央隆起，突出于角膜表面，可伴有上皮或上皮下水肿，但无浸润。有时病灶附近角膜上皮呈放射状或树枝状外观，易被误诊为单纯疱疹病毒性角膜炎。

浅层点状角膜炎可自行愈合，但经过一段时间后（6 ～ 8 周不等）可复发。急性期症状严重时可局部短时使用低浓度糖皮质激素，有较好的效果，也可使用治疗性角膜接触镜。

十、丝状角膜炎

丝状角膜炎（filamentary keratitis）以角膜表面出现由变性的上皮及黏液组成的丝状物为特征。

自觉症状包括异物感、畏光、流泪等，在瞬目时加重，闭眼时缓解。裂隙灯下可见角膜上卷曲的丝状物，一端附着于角膜表面，另一端游离，长度不等，可被孟加拉红染色。

治疗措施包括去除病因，患者有接触镜戴用时间过长、用药不当、包眼时间过长等因素时，应予以纠正。因丝状物引起异物感明显时，可在表面麻醉下拭去丝状物，然后涂抹抗生素眼膏，包眼

12 ～ 24 小时，适当使用抗生素滴眼液及眼膏，防止继发感染。

第二节 角膜变性与营养不良

Corneal Degeneration and Dystrophy

角膜变性是指其他眼部或非眼部疾病引起角膜组织退行性变、功能减退。角膜营养不良指角膜组织受某种异常基因决定，结构或功能出现进行性损害，发生具有病理组织学特征的组织改变。

一、角膜老年环

角膜老年环（cornea arcus senilis）是角膜周边部基质内的类脂质沉着，主要沉着在靠近前后弹性层的部位。常双眼发病，多从上下方开始，逐渐发展为环形。该环呈白色，通常 1mm 宽，外侧边界清楚，内侧边界稍模糊，与角膜缘之间有透明角膜带相隔。角膜老年环通常是一种有遗传倾向的退行性改变，但有时也可能是高脂蛋白血症或血胆固醇增高的表现。本病无须治疗。

二、带状角膜病变

带状角膜病变（band-shaped keratopathy）是主要累及前弹性层的表浅角膜钙化变性，常继发于各种眼部或系统性疾病。多见于慢性葡萄膜炎、各种原因引起的高钙血症（如甲状旁腺功能亢进）、血磷增高而血钙正常如慢性肾衰竭等。长时间接触汞剂或含汞液体，也可导致本病。

早期常无症状，当混浊带越过瞳孔时，视力开始下降，同时可能有刺激症状和异物感。病变起始于睑裂区角膜缘部位，在前弹性层出现细点状灰白色钙质沉着。病变外侧与角膜缘之间有透明的角膜分隔，内侧呈火焰状逐渐向中央发展，汇合成一条带状混浊横过角膜的睑裂区，沉着的钙盐最终变成白色斑片状，常高出上皮表面，可引起角膜上皮缺损，有时伴有新生血管。

积极治疗原发病可以有效延缓病程进展。早期局部滴用依地酸二钠滴眼液，重症者表面麻醉后刮除角膜上皮，用 2.5% 依地酸二钠溶液浸洗创面，通过螯合作用去除残余角膜表面的钙质。佩戴浸泡有依地酸二钠溶液的接触镜和胶原盾，也有较好的疗效。角膜混浊严重者需行板层角膜移植术或准分子激光治疗。

病例 患者张某，女，80 岁，因为双眼视物模糊 2 年、加重 1 个月就诊，既往有甲状旁腺功能亢进。查体：双眼角膜中央带状变性，上下方角膜缘呈白色混浊，晶状体混浊。诊断为：带状角膜病变，角膜老年环，老年性白内障。（图 4–25 ～ 4–27）

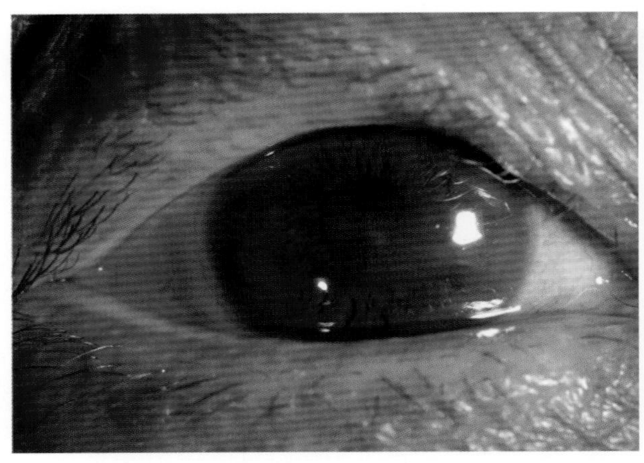
图 4-25　右眼前节低倍照：睑裂区中央角膜横形带状角膜变性区呈不均匀灰白色混浊，晶状体混浊（×6.3）

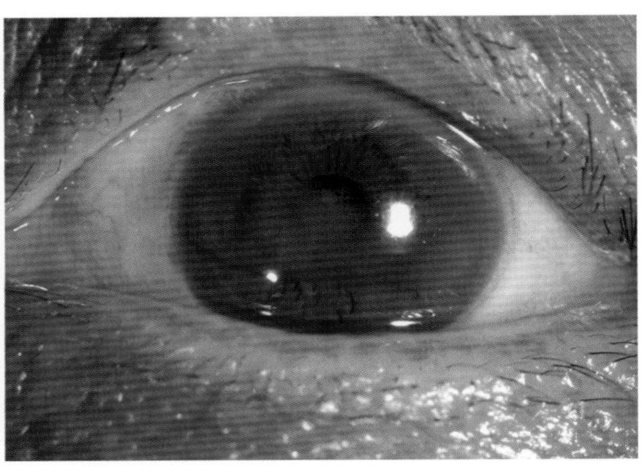
图 4-26　左眼前节低倍照：中央角膜带状变性区，上方角膜缘呈灰白色带状混浊，晶状体混浊（×6.3）

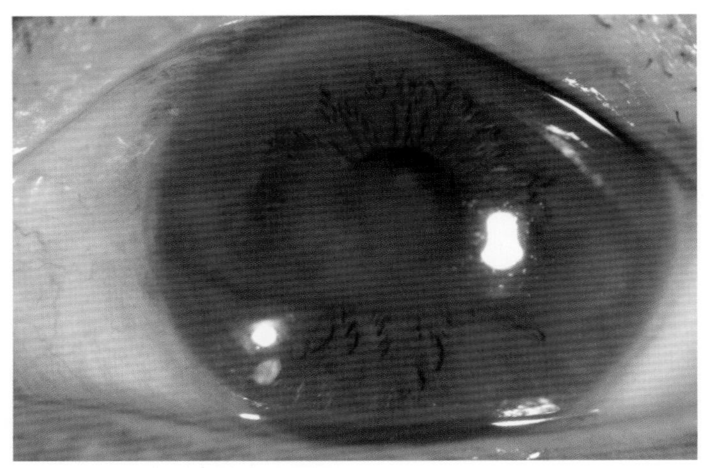
图 4-27　左眼角膜带状变性中倍照（×10）

三、边缘性角膜变性

边缘性角膜变性（marginal degeneration）又称 Terrien 边缘变性（Terrien Marginal Degeneration），是一种对称性周边部角膜扩张病，病因未明。主要表现为 Bowen 膜缺损或不完整，基质层有大量酸性黏多糖沉着。患眼角膜上皮、后弹性层及内皮层正常。好发于青壮年（20 ～ 30 岁），男女发病比为 3 ∶ 1，常双眼先后发病，进展缓慢，病程长。

一般无疼痛、畏光症状，视力慢性、进行性下降。单眼或双眼对称性角膜缘部位变薄扩张，多出现在鼻上象限，部分患者下方角膜周边部亦变薄扩张，随着病程进展，上下变薄区在 3 点和 9 点方位汇合，形成全周边缘性角膜变薄、扩张区，厚度仅为正常的 1/4 ～ 1/2，最薄部位仅存上皮及膨隆的后弹性层，可因轻微创伤而穿孔。

早期视力下降多因周边角膜变薄、扩张导致不规则散光所致，部分患者验光配镜后视力提高。角膜极度变薄有穿孔的危险，可行板层角膜移植术。角膜穿孔大时需行穿透性角膜移植。药物治疗常无效。

四、大泡性角膜病变

大泡性角膜病变（bullous keratopathy）是因为各种原因导致角膜内皮细胞数量下降，和（或）角膜内皮细胞功能失代偿，角膜内皮细胞液体屏障和主动液泵功能部分或全部丧失，导致角膜全层持续性水肿。眼前节手术和感染是常见诱因，如：白内障摘除加人工晶状体植入、玻璃体疝长期接触角膜内皮、慢性长期高眼压如绝对期青光眼，单纯疱疹病毒或带状疱疹病毒感染，严重的角膜内皮营养不良等，均可导致本病。

患眼有雾视，轻症者晨起最重，午后有改善。重症者常有角膜刺激症状，出现疼痛、流泪、畏光等症状，尤其在角膜上皮水泡破裂时最明显。

最根本的治疗措施是去除病因，病症轻者可以使用高渗剂和角膜营养剂。上皮有破损时应加用上皮营养药和抗生素眼药预防感染。病情较重者需考虑穿透性角膜移植术或深板层角膜内皮移植术。

病例一　患者马某某，女，31 岁，左眼视网膜脱离复位及眼内硅油充填术后 3 年，角膜畏光、流泪、发白及视力下降 7 个月就诊。查体：左眼角膜弥漫性水肿，角膜缘新生血管，结膜充血，眼内硅油乳化，可见结晶样反光。诊断为：左眼大泡性角膜病变，眼内硅油乳化，视网膜脱离复位术后。（图 4-28）

病例二　患者蒋某某，女，73 岁，因右眼白内障手术后眼痛、视物模糊、畏光就诊。查体：右眼角膜弥漫性水肿混浊，后弹性层脱离。诊断为：右眼大泡性角膜病变，后弹性层脱离，人工晶状体植入术后。（图 4-29 ～ 4-33）

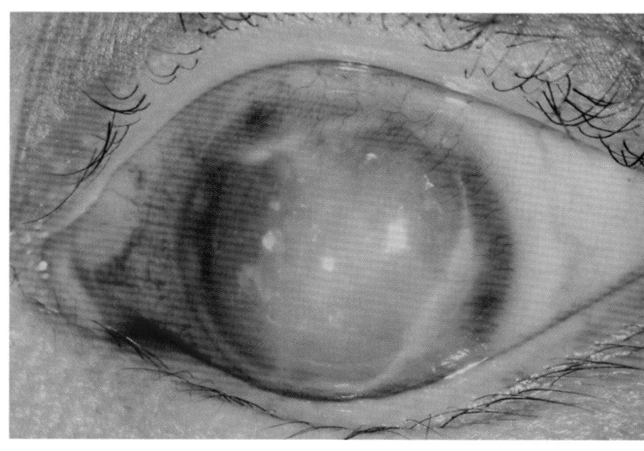

图 4-28　左眼前节低倍照：角膜弥漫性水肿、混浊，前房内硅油乳化、结晶，周边角膜新生血管翳，结膜充血

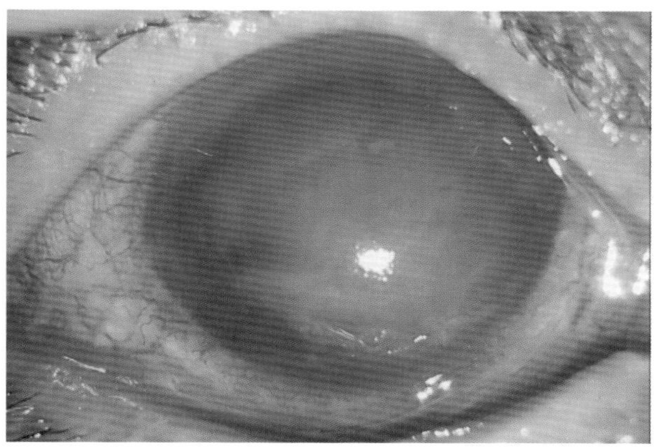

图 4-29　右眼前节照：角膜弥漫性水肿、混浊，球结膜充血（×10）

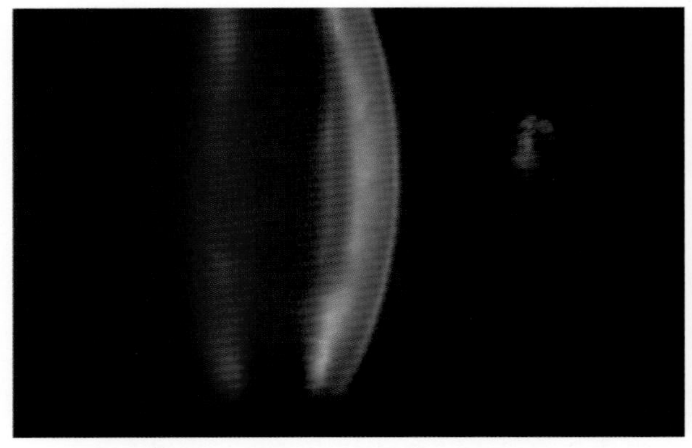

图 4-30　右眼前节裂隙照：全层角膜水肿、增厚，中央角膜后弹性层脱离（×16）

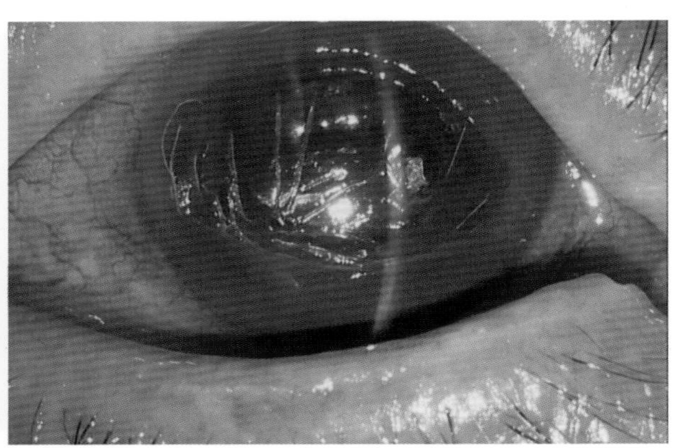

图 4-31　右眼前房内注气后弹性层复位术后第 5 天，右眼角膜水肿、混浊减轻，后弹性层不规则皱褶（×10）

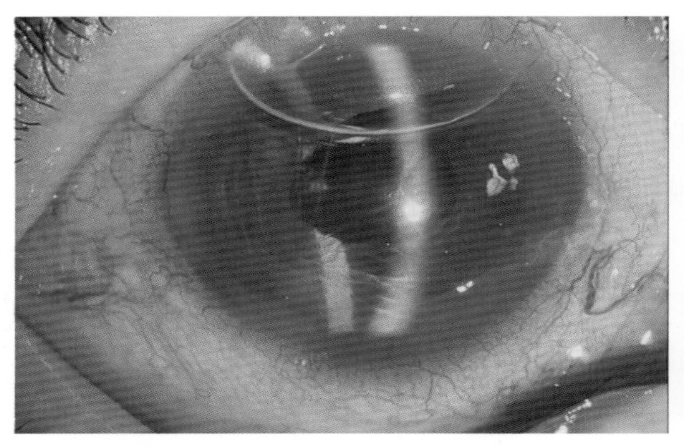

图 4-32　右眼前房注气后第 7 天，角膜水肿、混浊进一步好转，仍有后弹性层皱褶，前房内气泡残留。（×10）

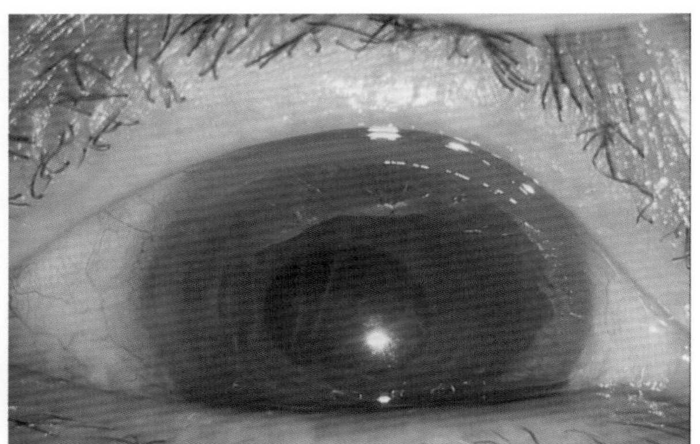

图 4-33　右眼前房注气术后 11 天：角膜恢复透明，后弹性层皱褶变少，前房内气体吸收（×10）

五、角膜脂质变性

角膜脂质变性（corneal lipid degeneration）有原发性和继发性两种，前者罕见，病因未明，可能与角膜缘血管通透性增加相关；后者常有角膜基质炎、外伤、角膜水肿及角膜溃疡，常发生在有新生血管的角膜。临床上多表现为突然发生的视力急剧下降，裂隙灯检查可见灰色或黄白色角膜病灶，脂质变性区呈扇形，有羽毛状边缘，病灶边缘有时可见胆固醇结晶。急性炎症的区域则多为致密的圆盘状病灶。

脂质沉着可位于角膜中央或周边部，在周边部时外观上像扩大的老年环，当引起严重视力减退时需考虑行穿透性角膜移植术。

六、角膜营养不良

角膜营养不良（corneal dystrophy）是一组少见的遗传性、双眼同时发病带有特定组织病理特征的角膜病变。患者在出生后或青春期确诊，病程进展缓慢或者静止不变。

角膜营养不良可按多种方式分类，目前多采用解剖部位和病理特征相结合的分类方式。

1. 上皮基底膜营养不良（epithelial basement membrane dystrophy）

是最常见的角膜前部营养不良，有遗传性，双侧发病，也称地图－点状－指纹状营养不良（map-dot-finger print dystrophy），组织病理学特点为基底膜增厚，并向上皮内延伸，基底膜下可见微小囊肿，内含细胞和细胞核碎屑。

女性常见，主要症状为反复发作的眼痛、刺激症状和视物模糊，裂隙灯下可见中央角膜上皮及基底膜灰白色小点或斑片、地图样和指纹状细小线条，有时上皮层反复剥脱。

发作时使用 5% 氯化钠滴眼液和眼膏、人工泪液等黏性润滑剂。有上皮剥脱时可佩戴软性角膜接触镜，也可在刮除上皮后，压迫绷带包扎。部分患者采用准分子激光去除角膜上皮，可促进新上皮愈合，治疗效果较满意。

2. 颗粒状角膜营养不良（granular dystrophy）

是常见的角膜基质层营养不良，为常染色体显性遗传。已证实颗粒状角膜营养不良系由 *5q31* 位点上的角膜上皮素基因发生改变所致。组织病理特征：在前弹性层下浅层角膜基质层内有颗粒状玻璃样物质，用 Masson 三重染色呈鲜红色，用 PAS 染色法呈弱染色，沉淀物的周围部位被刚果红着色，但无典型淀粉特征。基质层内颗粒状物的性质和来源尚不清楚。

患者多在 10 ～ 20 岁发病，可多年无症状。双眼对称，青春期后明显，初期视力有不同程度降低。极少情况下，角膜上皮糜烂，可出现疼痛、畏光症状。角膜中央前弹性层下灰白色混浊，大小不等，形状各异，颗粒状混浊病灶之间角膜完全透明。

初期无须治疗，当视力下降明显影响工作与生活时，考虑进行角膜移植术或准分子激光治疗性角膜切削术（PTK）。

病例一　患者王某某，女，38 岁，因发现双眼角膜白色斑点就诊。查体：双眼角膜中央前弹性层下见不规则形状白色斑点 10 余个，斑点之间角膜透明，双眼对称。诊断为：颗粒状角膜营养不良。（图 4–34 ～ 4–37）

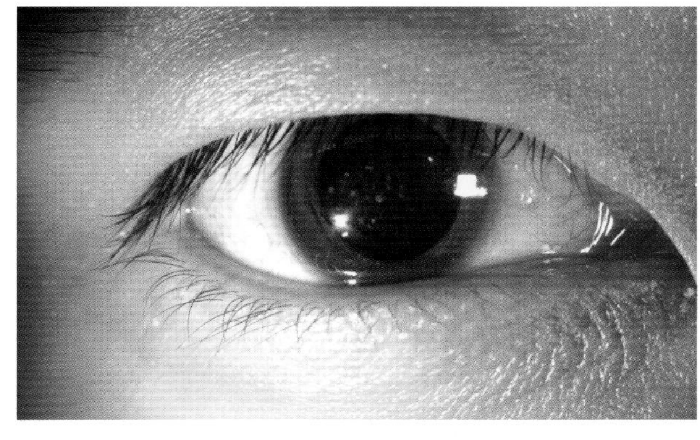

图 4–34　右眼前节低倍照：角膜中央灰白色颗粒状角膜混浊（×6.3）

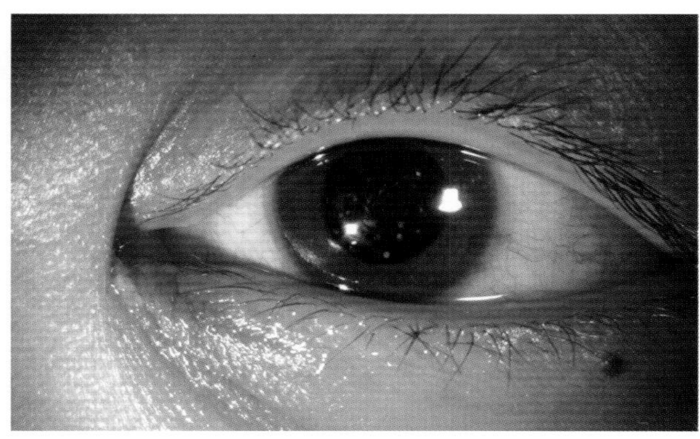

图 4–35　左眼前节低倍照：角膜中央区灰白色颗粒状混浊（×6.3）

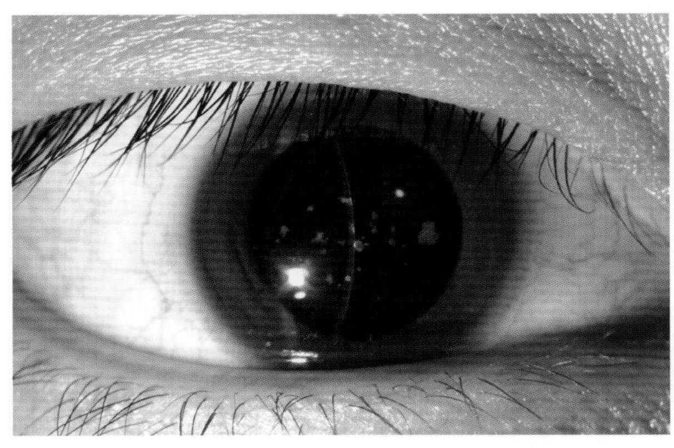

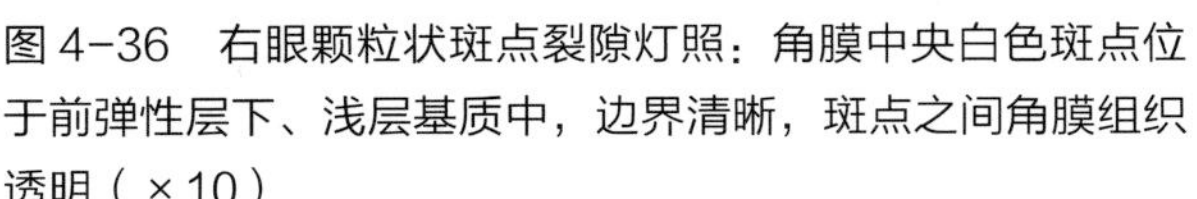

图 4-36　右眼颗粒状斑点裂隙灯照：角膜中央白色斑点位于前弹性层下、浅层基质中，边界清晰，斑点之间角膜组织透明（×10）

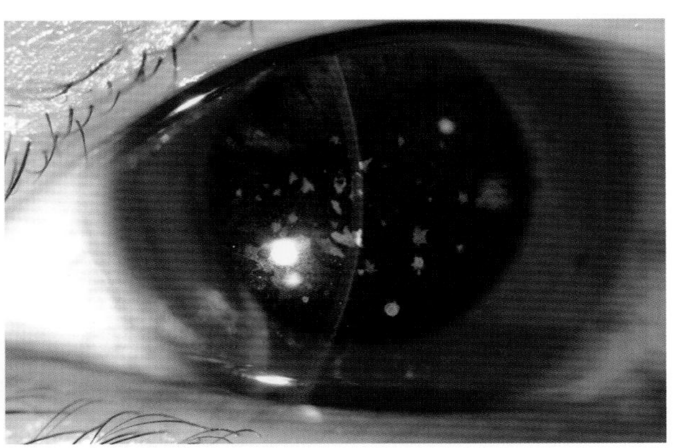

图 4-37　左眼颗粒状角膜营养不良高倍照（×16）

病例二　患者李某某，女，56 岁，因双眼角膜中央发现白色斑点就诊。查体：双眼角膜中央灰白色颗粒状角膜混浊，混浊区域之间角膜透明。诊断为：颗粒状角膜营养不良。（图 4-38 ～ 4-40）

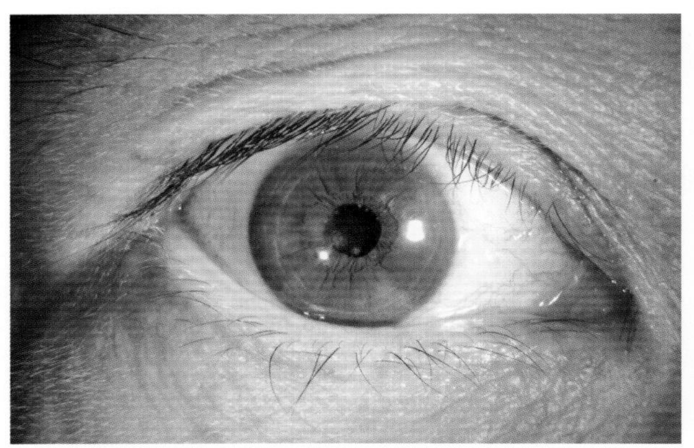

图 4-38　右眼前节低倍照：角膜中央发现数个灰白色颗粒状混浊区，其余角膜透明（×6.3）

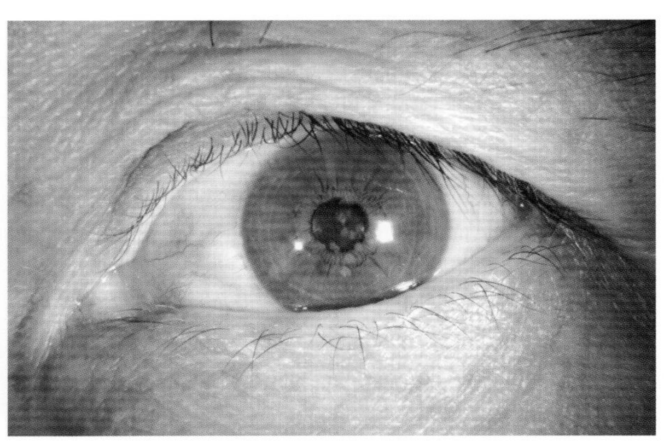

图 4-39　左眼角膜发现类似颗粒状灰白色混浊斑点（×6.3）

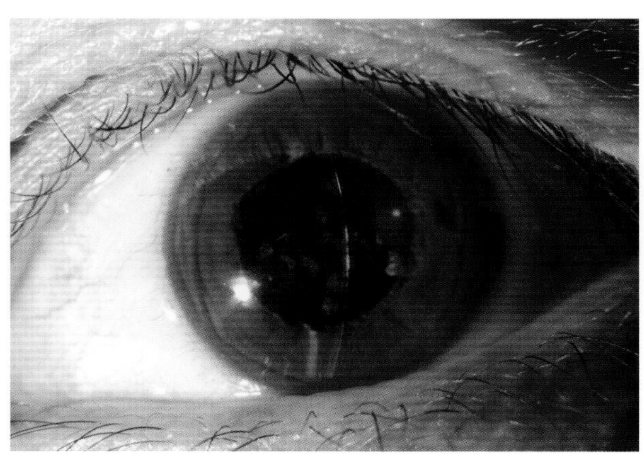

图 4-40　左眼颗粒状角膜营养不良裂隙照（×10）

病例三 患者王某某，女，31 岁，因双眼发现白色斑点就诊。查体：双眼角膜中央数个灰白色前弹性层下混浊区，呈斑点状，各斑点之间角膜透明，无其他异常。诊断为：颗粒状角膜营养不良。（图 4–41，4–42）

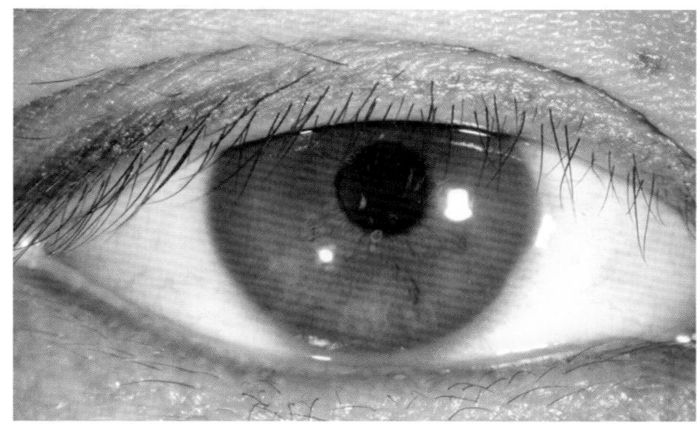
图 4–41 右眼前节照：右眼角膜中央数个斑点状斑翳，边界清晰（×10）

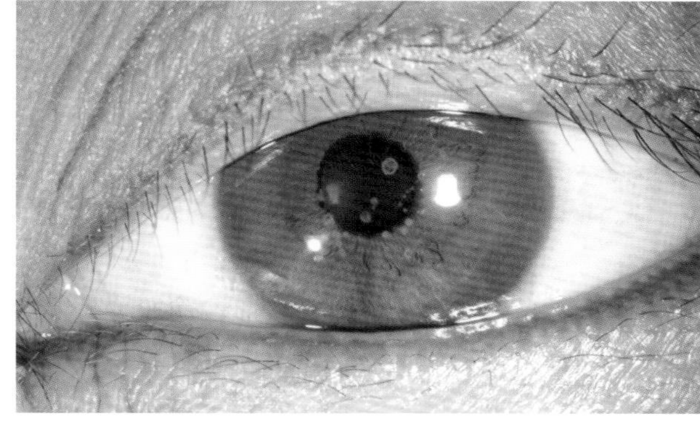
图 4–42 左眼前节照：角膜中央颗粒状斑翳（×10）

3. 富克斯角膜内皮营养不良（Fuchs endothelial dystrophy）

是角膜后部营养不良典型代表，以角膜内皮进行性损害、最后发展为角膜内皮失代偿为特征的营养不良性疾病。可能是常染色体显性遗传。病理显示角膜后弹性层散在灶性增厚，逐渐形成角膜小滴、凸向前房，其尖端处角膜内皮变薄，细胞数量减少。

多见于绝经期女性，50 岁前后出现症状并加重，双眼发病。早期病变局限于后弹性层和内皮层，可无症状。病情发展，后弹性层弥漫性增厚，有时内皮面有色素沉着。当角膜内皮细胞失代偿，基质和上皮出现水肿，出现视力下降、虹视和雾视。最后阶段为大泡性角膜病变，在视力下降的同时出现疼痛、畏光和流泪。

病例 患者时某某，女，30 岁，因双眼视物模糊 3 年、加重 4 个月就诊。查体：双眼角膜弥漫性水肿、增厚，可见角膜后弹性层角膜小滴，顶端凸向前房，上皮层水肿、混浊。诊断为：富克斯角膜内皮营养不良，拟行角膜内皮移植手术。（图 4–43 ～ 4–46）

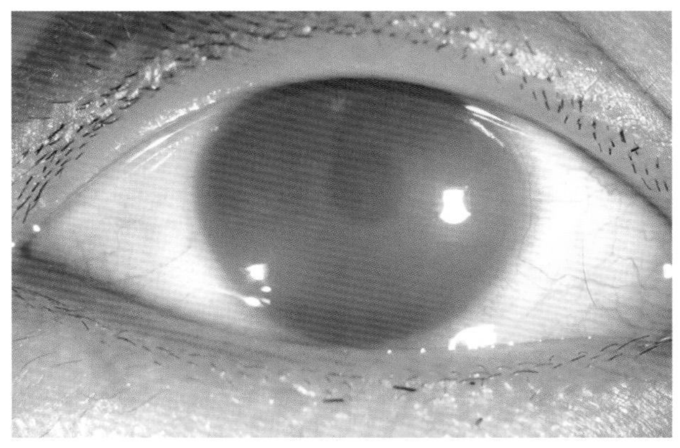
图 4–43 右眼前节照：角膜弥漫性水肿（×10）

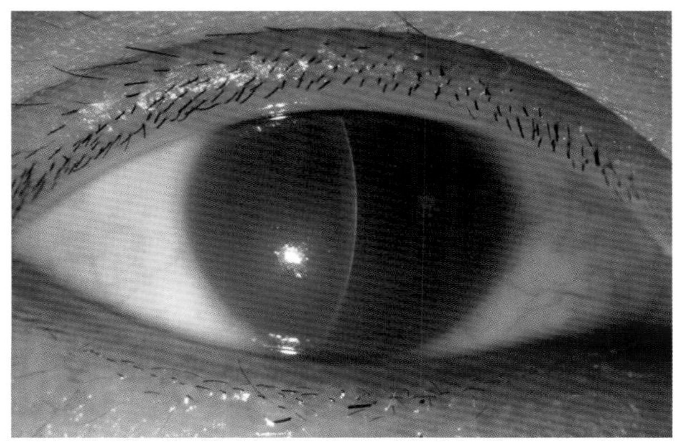
图 4–44 右眼前节裂隙照（×10）

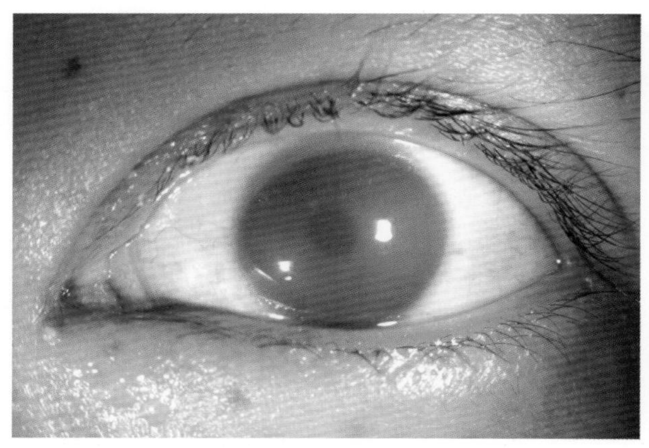

图 4-45　左眼前节低倍照：角膜水肿（×6.3）

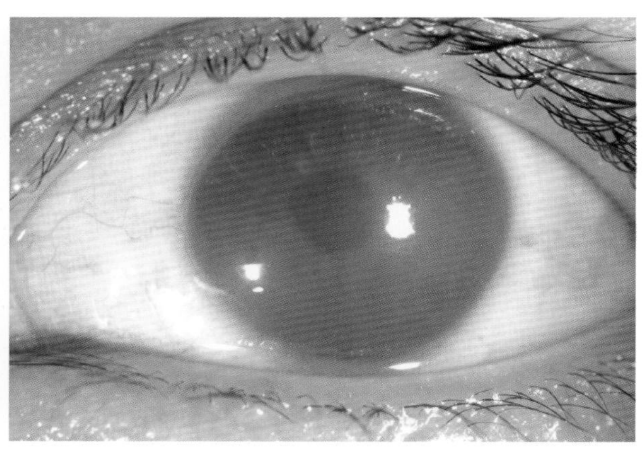

图 4-46　左眼前节中倍照：弥漫性角膜水肿（×10）

第三节　角膜软化症

Keratomalacia

角膜软化症是由维生素 A 缺乏引起，导致角膜干燥、软化，甚至坏死和穿孔。维生素 A 缺乏所导致的角膜软化症每年使得全球 2 万～ 10 万名婴幼儿致盲，发生原因为消化不良、消化道脂类吸收障碍、维生素 A 摄入不足等，部分患儿由肺炎、麻疹、中毒性消化不良、慢性消耗性疾病病程中未能及时补充维生素 A 所致。

角膜软化症为双眼发病，早期以夜盲和暗适应功能下降为主要表现，查体可见泪液少，结膜失去正常光泽和弹性，色泽污暗，眼球转动时球结膜产生许多与角膜缘平行的皱褶。睑裂区内外侧结膜上可见基底朝向角膜缘的三角形泡沫状上皮角化斑，称 Bitot 斑。角膜上皮干燥、无光泽，感觉迟钝，出现灰白色混浊，随后上皮脱落，基质层迅速变薄、坏死，合并感染和前房积脓。如不及时处理，整个角膜软化、坏死、穿孔，甚至眼内容物脱出。世界卫生组织将眼表改变分为 3 个阶段：①结膜干燥，无或有 Bitot 斑；②角膜干燥，点状上皮脱失，角膜干、凹斑；③角膜溃疡，伴有不同程度角膜软化。

除眼部表现，维生素 A 缺乏还导致全身多处黏膜上皮角质化，皮肤呈棘皮状，消化道及呼吸道的上皮角化，可导致患儿伴有腹泻或咳嗽。此外，患儿还伴有骨骼发育异常。

角膜软化症的治疗原则为：补充维生素 A，改善营养，防止严重并发症。由于部分患儿营养缺乏由全身疾病所致，治疗过程需儿科或内科会诊，治疗内科原发病的同时，快速大量补充维生素 A，每日肌内注射 2.5 万～ 5 万 U，治疗 7 ～ 10 天。同时补充维生素 B_1 或复合维生素。

第四节　角膜先天异常

Congenital Abnormalities of the Cornea

一、圆锥角膜

圆锥角膜（keratoconus）是一种表现为局限性角膜圆锥样突起，伴突起区角膜基质变薄的先天性发育异常。常染色体显性或隐性遗传，可伴有其他先天性疾病如先天性白内障、马方综合征、无虹膜、视网膜色素变性等。

患者在青春期前后出现视力下降，初期能以近视镜片矫正，后因不规则散光需要佩戴接触镜提高视力。典型的圆锥角膜特征为角膜中央或旁中心锥形扩张，圆锥可大可小，为圆形或椭圆形，角膜基质变薄区在圆锥的顶端。由于导致不规则散光和高度近视，患者视力严重下降。裂隙灯钴蓝光照明时，约半数病例在圆锥底部可见泪液浸渍后铁质沉着形成的褐色 Fleischer 环。角膜深层见基质板层皱褶增多而引起的垂直 Vogot 条纹，与圆锥较陡的散光轴平行。患眼向下方转动时，圆锥角膜压迫下睑缘形成角状皱褶即 Munson 征。少数情况下，后弹性层破裂引发角膜急性水肿，视力下降，称为急性圆锥角膜。急性圆锥角膜发作后 6 ～ 8 周，角膜水肿消退，遗留中心区瘢痕。

早期轻症患者可通过配镜或佩戴角膜接触镜提高视力，不能满意矫正，或者圆锥角膜发展较快，应考虑角膜移植术。

病例　患者郑某某，男，21 岁，因左眼视物模糊 1 年就诊，1 年前有急性圆锥角膜病史。查体：左眼角膜中央瓷白色混浊，角膜弧形不规则。诊断为：圆锥角膜，角膜白斑，拟行角膜移植术。（图 4-47 ～ 4-49）

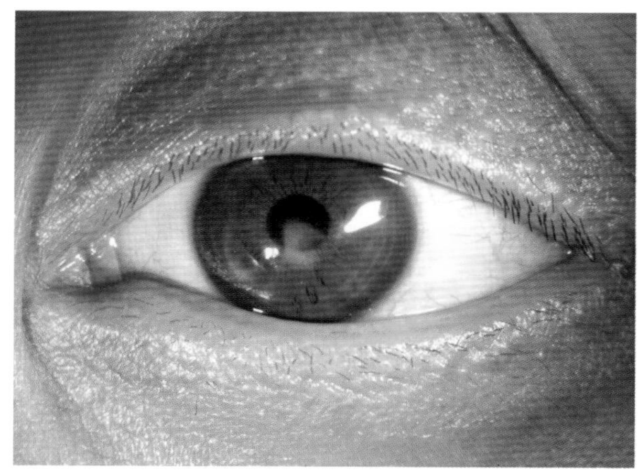

图 4-47　左眼前节低倍照：角膜中央浅层斑翳（×6.3）

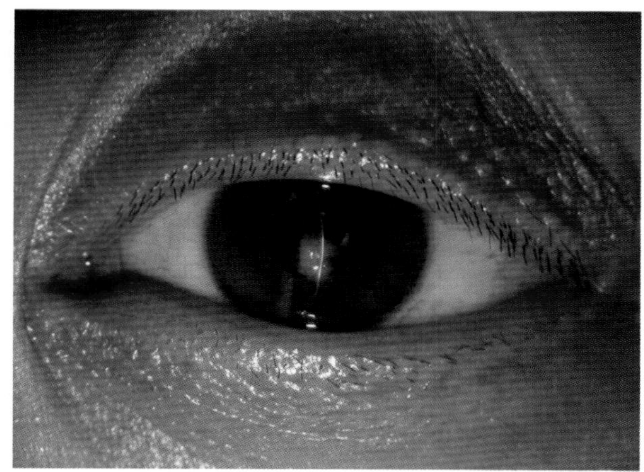

图 4-48　左眼前节裂隙照：左眼角膜中央角膜斑翳，角膜变薄（×6.3）

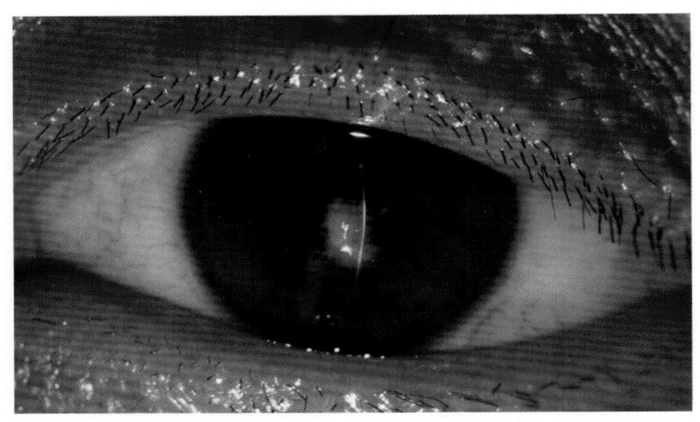

图 4-49　左眼圆锥角膜斑翳中倍照（×10）

二、大角膜

大角膜（megalocornea）是一种少见的先天性角膜异常，表现为角膜直径大于正常，但角膜透明、边界清晰，且不伴有眼压、眼底和视功能异常，偶可伴有瞳孔和虹膜异常。诊断时需排除先天性青光眼。

男性多见，多为双侧性，无进展。角膜横径大于 13mm，垂直径小于 12mm，眼前段不成比例扩大。诊断时需与先天性青光眼鉴别，后者具有角膜大而混浊、角膜缘扩张而界限不清、伴眼压升高等特点。

三、小角膜

小角膜（microcornea）是一种角膜直径小于正常，同时常伴有其他眼部异常的先天性角膜异常，为常染色体显性或隐性遗传。单眼或双眼发病，角膜直径小于 10mm，角膜扁平、曲率半径增大，常伴有虹膜缺损、脉络膜缺损、先天性白内障等先天异常。由于前房浅，易发生闭角型青光眼。少数患者因为前房发育异常，出现开角型青光眼。

病例　患者叶某某，男，38 岁，自幼双眼视力不好，眼球小。查体：双眼小睑裂，角膜水平直径小于 5mm，鼻下方虹膜缺失，瞳孔向鼻下方移位，晶状体混浊，眼底窥不清。诊断为：先天性小睑裂，小角膜，小眼球，先天性虹膜缺损，白内障。（图 4-50，4-51）

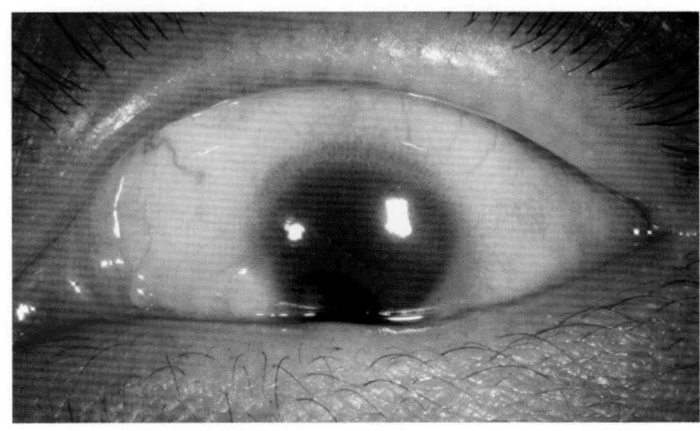

图 4-50　左眼前节照：左眼角膜直径 4.1mm，鼻下方虹膜缺损，晶状体混浊（×10）

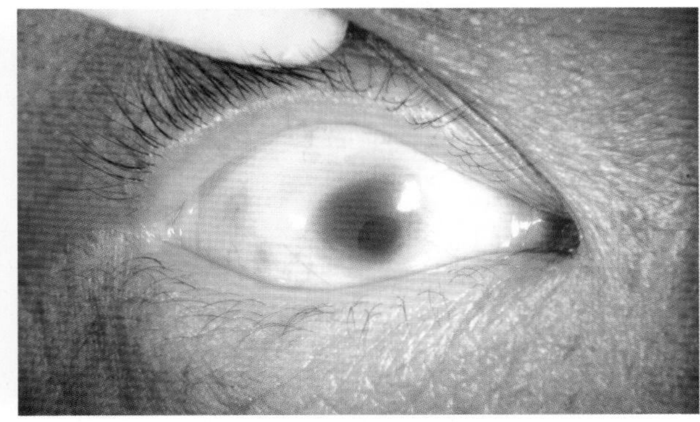

图 4-51　右眼前节照：右眼角膜直径约 3.6mm，角膜扁平，瞳孔向鼻下方移位，晶状体混浊（×6.3）

第五节　角膜肿瘤

Tumors of the Cornea

一、角膜皮样瘤

角膜皮样瘤（corneal dermoid）是一种类似肿瘤的先天性异常，肿物由纤维组织和脂肪组织构成，来自胚胎性皮肤，属于典型的迷芽瘤。

角膜皮样瘤在出生时即存在，随年龄增大和眼球的发育有所增大。肿物多位于颞下方，少数侵犯全角膜。外表似皮肤，边界清晰，可有纤细的毛发。部分角膜皮样瘤造成角膜散光和视力下降，位于角膜中央的皮样瘤可引起弱视。

治疗以手术切除为主，肿物切除联合板层角膜移植是最理想的手术方式。术后及时验光配镜矫治散光，有弱视者进行相应治疗。

病例一　患者张某某，男，12 岁，因左眼角膜边先天性灰白色肿物生长而就诊。查体：左眼下方角膜灰白色圆锥状新生物生长，不透明，有角化物，无其他角膜和结膜异常。诊断为：角膜皮样瘤，拟行手术切除并行板层角膜移植术。（图 4–52）

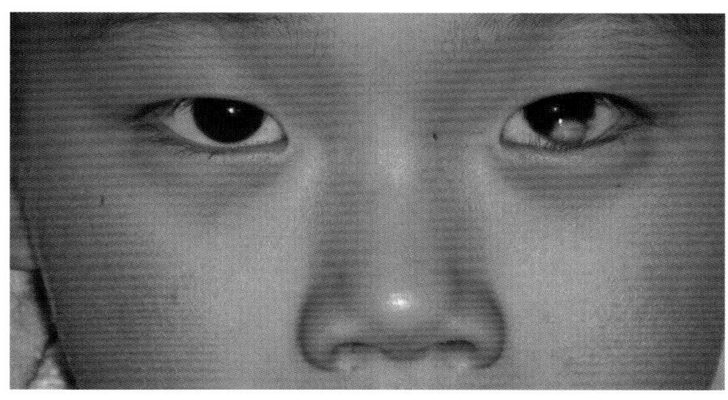

图 4–52　左眼角膜下方黄豆大小肉色肿物

病例二　患者朱某，女，15 岁，因左眼角膜皮样瘤行板层角膜移植术后 1 个月复诊。查体：左眼颞下方板层角膜植片透明，缝线在位，周围结膜覆盖，轻微充血。（图 4–53，4–54）

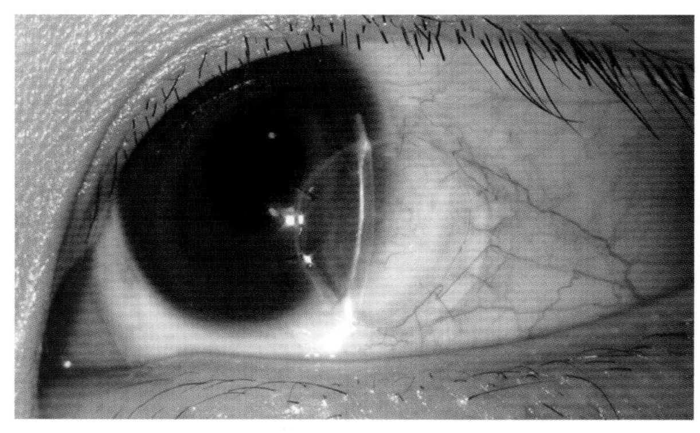

图 4–53　左眼术后裂隙照：颞下方板层角膜植片透明，缝线在位（×10）

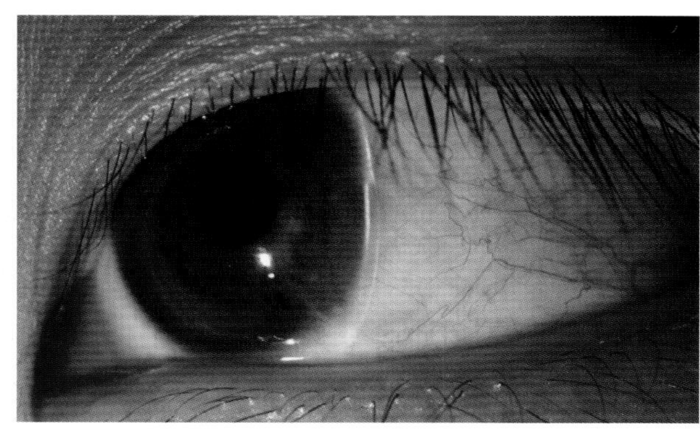

图 4–54　缝线拆除后裂隙照（×10）

二、上皮内上皮癌

上皮内上皮癌（intraepithelial neoplasia）又称为角膜原位癌或 Bowen 病、是一种单眼发病，进展缓慢的上皮样肿瘤。

多见于老年人，单眼发病。好发于角膜结膜交界处，为缓慢生长的半透明或胶冻样新生物，瘤体为粉红色或霜白色，有新生血管，边界清晰，可局限生长。通过活检及组织病理学检查可确诊。

治疗可行肿瘤切除联合板层角膜移植术。

病例　患者平某，男，67 岁，因右眼内眦部肿物生长数月就诊。查体：右眼内眦部角膜缘、角膜表面粉红色新生物生长，血管增生。诊断为：上皮内上皮癌，手术切除后病理学检查证实。（图 4−55，4−56）

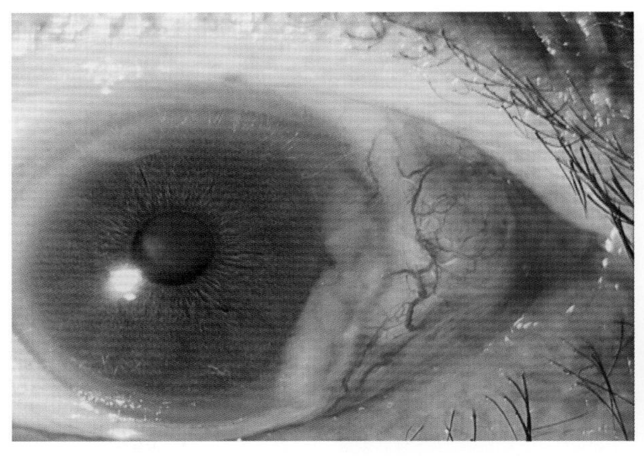

图 4−55　右眼前节照：内眦部球结膜局限性隆起，呈粉红色，表面血管充盈，肿物横跨角膜缘，并覆盖鼻侧周边角膜，边界清晰（×10）

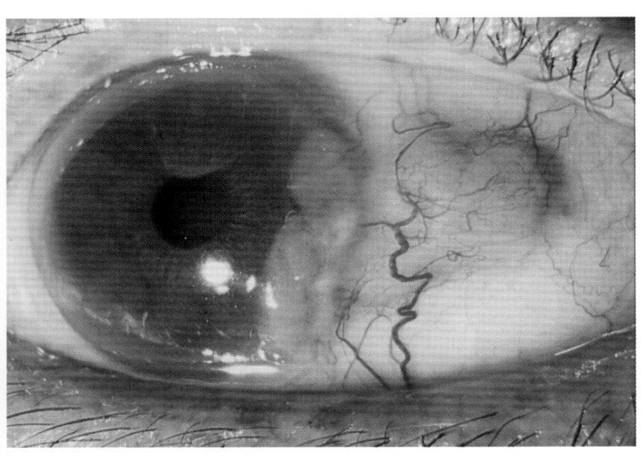

图 4−56　肿物在角膜表面呈胶冻状，向球结膜表面延伸（×10）

三、角膜鳞状细胞癌

角膜鳞状细胞癌（corneal squamous cell carcinoma）为原发性角膜上皮恶性肿瘤，也可由上皮内上皮癌迁延而来。

中老年男性好发，通常位于睑裂区角膜缘，颞侧常见。瘤体呈胶样隆起、基底宽、富有血管。瘤体向周围组织蔓延，可侵入眼内甚至眼眶组织。淋巴引流区淋巴结肿大、压痛。确诊需做组织病理学检查。

病变未突破前弹性层时，行广泛的结膜和角膜板层切除。为达到根治目的，切除瘤体时连同肿瘤边界外 1 ～ 2mm 正常结膜及角膜组织一同切除，肿瘤完全游离后去除。眼内组织或眼眶组织被侵犯时，需行眼球摘除或眶内容物剜除术。

第五章

虹膜睫状体疾病

Disorders of the Iris and Ciliary Body

葡萄膜是眼球壁的中层组织，富含色素，以助玻璃体腔内形成暗室效应。葡萄膜内同时富含黑色素相关抗原，附近的视网膜及晶状体也含有可致葡萄膜炎症的抗原，加之脉络膜内血流丰富且缓慢，使葡萄膜极易受到自身免疫、感染、代谢、血源性、肿瘤等因素的影响，成为炎症的好发部位。葡萄膜炎是常见致盲眼病，好发于青壮年，病情迁延反复，治疗棘手。

虹膜（iris）位于葡萄膜的最前端，是眼前段环形色素带的组织结构，它可以通过瞳孔反射来调节进入眼内的光线，同时调节视网膜成像质量；睫状体（ciliary body）位于虹膜后方，含有丰富的血管组织、上皮细胞和肌肉。睫状突位于睫状体的内前突起结构，是房水分泌的部位，也是晶状体悬韧带附着部位，其中的睫状肌收缩、松弛可以对晶状体起到调节作用。虹膜和睫状体是葡萄膜的前端，其结构异常和病理变化容易在裂隙灯下被发现并成像。（图 5–1，5–2）

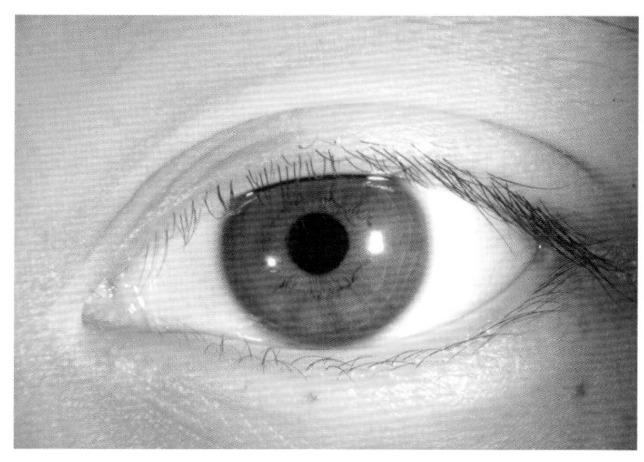

图 5–1　眼前节低倍照：虹膜呈中空的圆盘状，中空部位即为瞳孔（×6.3）

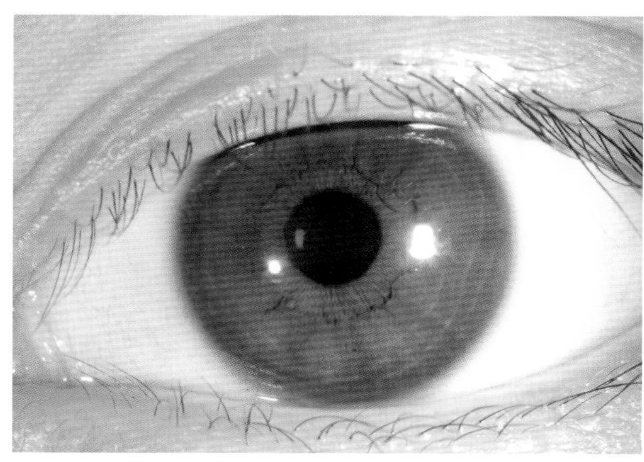

图 5–2　眼前节中倍照（×10）

第一节　葡萄膜炎

Uveitis

葡萄膜炎症是葡萄膜最常见的疾病，多见于青壮年，常合并全身性自身免疫性疾病，病情迁延，反复发作，可引起严重并发症，是常见的致盲眼病。

一、病因和发病机制

葡萄膜炎可由多种原因导致，常见原因包括：微生物感染、自身免疫异常、眼部创伤和遗传等。

1. 感染

细菌、真菌、病毒、寄生虫、立克次体等可直接侵犯葡萄膜、视网膜、视网膜血管或眼内容物引起炎症，也可通过诱发抗原抗体及补体复合物反应引起葡萄膜炎，还可通过病原体与人体或眼组织的交叉反应引起免疫反应和炎症。感染可分为内源性和外源性两大类。

2. 自身免疫异常

正常眼组织中含有多种致葡萄膜炎的抗原，如视网膜 S 抗原、光感受器间维生素 A 类结合蛋白、黑素相关抗原等，在机体免疫功能出现紊乱时，可出现对这些抗原的免疫应答，从而引起葡萄膜炎。

3. 创伤及理化损伤

眼部的创伤或理化损伤主要通过激活花生四烯酸代谢产物而引起葡萄膜炎。花生四烯酸在环氧酶的作用下形成前列腺素和血栓烷 A_2，然后在脂氧酶作用下形成白三烯等炎症介质。这些炎症介质可引起葡萄膜炎，炎症发生后又可通过导致抗原暴露引起自身免疫性炎症。

4. 免疫遗传

已发现多种类型的葡萄膜炎与特定的人白细胞抗原（HLA）相关。如强直性脊柱炎伴发的葡萄膜炎与 HLA-B27 密切相关；福格特 - 小柳 - 原田综合征与 HLA-DR4、HLA-DRw53 抗原密切相关；白塞综合征与 HLA-B5、HLA-B51 等相关。

二、分类

葡萄膜炎有多种分类方法，但至今尚无满意的方法。常用的分类方法如下。

1. 按病因分类

依据病因，可分为感染性和非感染性两大类。感染性葡萄膜炎包括：细菌、真菌、螺旋体、病毒、寄生虫、立克次体等感染所致的葡萄膜炎；非感染性葡萄膜炎包括：特发性、创伤性、自身免疫性以及风湿性疾病伴发的葡萄膜炎。

2. 按临床及病理分类

依据葡萄膜炎的临床及病理组织学改变，可分为肉芽肿性和非肉芽肿性。

3. 按解剖部位分类

按葡萄膜炎发生的部位将其分为前葡萄膜炎、中间葡萄膜炎、后葡萄膜炎和全葡萄膜炎。此分类方法还对病程进行了规定，小于 3 个月为急性，大于 3 个月为慢性。

三、前葡萄膜炎

前葡萄膜炎（anterior uveitis）包括：虹膜炎、虹膜睫状体炎和前部睫状体炎三类，是葡萄膜炎中最常见类型。

1. 前葡萄膜炎的临床表现

（1）症状。有眼痛、畏光、流泪和不同程度的视力下降。

（2）体征。

1）结膜充血：为睫状充血或混合性充血。

2）角膜后沉着物（keratic precipitates，KP）：由炎症细胞和脱落的色素颗粒沉积在角膜后表面形成。依据单个 KP 的形状和大小，可将其分为 3 种类型：尘状、中等大小和羊脂状。前两类主要由中性粒细胞、淋巴细胞和浆细胞组成，后者则主要由单核巨噬细胞和类上皮细胞构成。尘状 KP 主要见于非肉芽肿性前葡萄膜炎，也可见于肉芽肿性葡萄膜炎的某一个阶段。中等大小 KP 常见于异色性虹膜睫状体炎和单纯疱疹病毒性角膜炎伴发的葡萄膜炎。羊脂状 KP 主要见于肉芽肿性葡萄膜炎。

3）前房闪辉（anterior chamber flare）：发生前葡萄膜炎时，血 – 房水屏障功能破坏，蛋白质进入房水造成前房闪辉，表现为裂隙灯光在前房内呈一白色的光束，中高倍镜下可见细小微尘在光束内漂浮、移动。前房闪辉现象可在前葡萄膜炎消退之后一段时间内继续存在，此外，急性闭角型青光眼、眼钝挫伤也可导致血 – 房水屏障功能破坏而引起前房闪辉，因此，前房闪辉并不一定代表有活动性炎症，也不是局部使用糖皮质激素的指征。

4）前房细胞（anterior chamber cell）：病理状态下，前房内可出现炎症细胞、红细胞、肿瘤细胞和色素细胞。前葡萄膜炎发生时，前房内可出现炎症细胞，裂隙灯下可见大小一致的灰白色尘状颗粒，在虹膜面向上运动，近角膜面则向下运动。前房内炎症细胞是反映眼前段炎症的可靠指标。当前房内出现大量的炎症细胞，如沉积在下方前房，称为前房积脓（hypopyon）。在炎症严重时，还可出现大量纤维蛋白性渗出，使房水处于相对凝固状态。

5）虹膜改变和异常：前房内纤维蛋白性渗出可导致虹膜与周围组织结构粘连，虹膜与晶状体粘连为虹膜后粘连（posterior synechia of the iris）。广泛后粘连可导致房水从后房进入前房的阻力增加，后房压力增加，推挤虹膜向前膨隆，称为虹膜膨隆（iris bombe）；周边虹膜与房角隐窝前壁、周边角膜内表面粘连为周边虹膜前粘连（peripheral anterior synechia，PAS），也称房角粘连（goniosynechia）。虹膜前、后粘连均可引起房水引流功能障碍，导致继发性青光眼。虹膜炎症可导致虹膜脱色素、萎缩和异色等改变。炎症还可引起虹膜表面结节形成：① Koeppe 结节，是出现在瞳孔缘的灰白色半透明结节，见于肉芽肿或非肉芽肿性炎症；② Busacca 结节，是发生在虹膜实质中白色或灰白色半透明结节，主要见于肉芽肿性炎症；③虹膜肉芽肿，是发生在虹膜实质中的单个粉红色不透明结节，主要见于结节病所致的前葡萄膜炎。

6）瞳孔异常：前葡萄膜炎时，睫状肌痉挛和瞳孔括约肌持续性收缩，导致瞳孔缩小，并与晶状体前表面接触。加之纤维蛋白性渗出，虹膜后粘连或部分后粘连时，瞳孔在散瞳时出现梅花状、梨状或不规则状；360° 后粘连为瞳孔闭锁（seclusion of pupil）；如纤维膜覆盖整个瞳孔区，则为瞳孔膜闭（occlusion of pupil）。

7）晶状体改变：前葡萄膜炎时，脱落的色素可沉积在晶状体前表面；新鲜的虹膜后粘连被拉开时，晶状体前表面可遗留下环形的色素。

8）玻璃体及眼底改变：在虹膜睫状体炎和前部睫状体炎时，前部玻璃体可出现炎症细胞，单纯虹膜炎患者前部玻璃体内一般无炎症细胞。少数情况下，前葡萄膜炎可引起反应性黄斑水肿和视盘水肿。

9）前葡萄膜炎的并发症：前葡萄膜炎可导致房水成分和循环改变，影响到晶状体的代谢，引起白内障，多表现为后囊下混浊；前房内炎症细胞、纤维蛋白性渗出以及组织碎片阻塞小梁网、房角粘连均可导致房水引流障碍，引起继发性青光眼。前葡萄膜炎反复迁延不愈，还可导致睫状体脱离或萎缩，房水分泌减少，引起低眼压甚至眼球萎缩。

2. 急性前葡萄膜炎

（1）临床表现。急性发病，通常有突发眼痛、眼红、畏光和流泪等症状。

（2）常见体征。睫状充血、尘状 KP、明显的前房闪辉、大量的前房细胞，可伴有纤维蛋白性渗出、前房积脓、瞳孔缩小、虹膜前后粘连等。

（3）诊断。根据临床表现即可做出诊断，但由于多种全身性疾病都可引起或伴发急性前葡萄膜炎，明确病因或伴随疾病对于指导治疗、判断预后具有重要的意义。因此，对于急性前葡萄膜炎患者应详细询问病史，有无关节红肿疼痛、有无强直性脊柱炎、有无尿道感染、有无皮肤病、有无结核或梅毒等感染性疾病。实验室检查包括血常规、血沉、HLA-B27 抗原分型，若怀疑感染引起，应进行相应的病原学检查。

（4）治疗。治疗原则是立即散瞳防止虹膜后粘连，迅速抗炎以防止眼组织破坏和并发症的发生，如有伴发的全身疾病或其他异常，应予以积极治疗。除非高度怀疑或已确诊为感染所致，一般无须使用抗生素或其他抗感染药物。对于前葡萄膜炎，局部用药即可达到有效浓度，一般无须全身用药。

病例一 患者马某某，女，51 岁，因右眼红、痛、畏光和视力下降 2 天就诊，用糖皮质激素眼药水治疗 1 天。查体：右眼球结膜轻微充血，角膜透明，尘状 KP，前房内浮游细胞和闪辉，瞳孔区膜状纤维蛋白渗出物，虹膜纹理不清晰。诊断为：右眼急性前葡萄膜炎。（图 5-3 ～ 5-6）

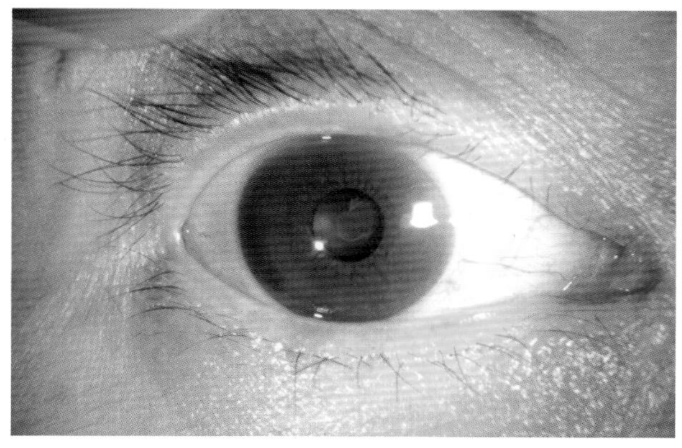

图 5-3 右眼前节低倍照：晶状体前表面膜状纤维蛋白性渗出，球结膜轻微充血（×6.3）

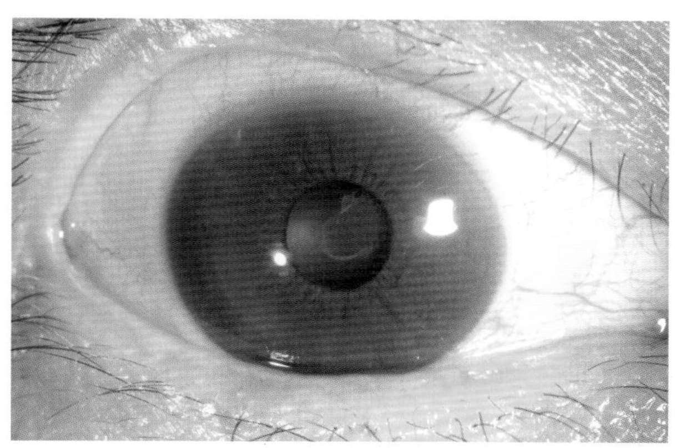

图 5-4 右眼前节中倍照：球结膜轻微充血，晶状体前表面渗出膜，虹膜纹理不清晰，瞳孔圆形，无后粘连（×10）

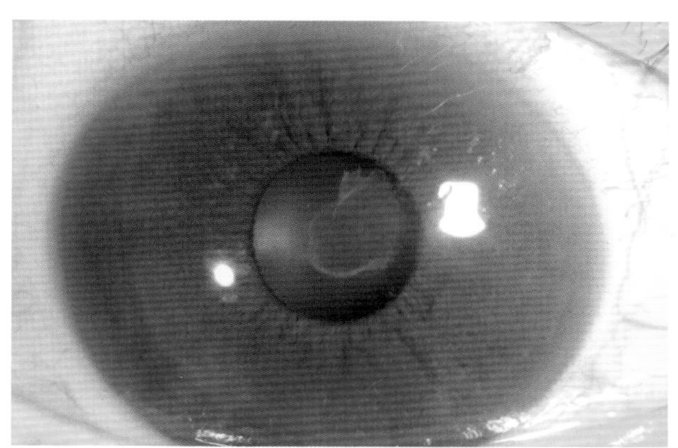

图 5-5 右眼前节高倍照：虹膜纹理不清，未见 Koeppe 结节和 Busacca 结节（×16）

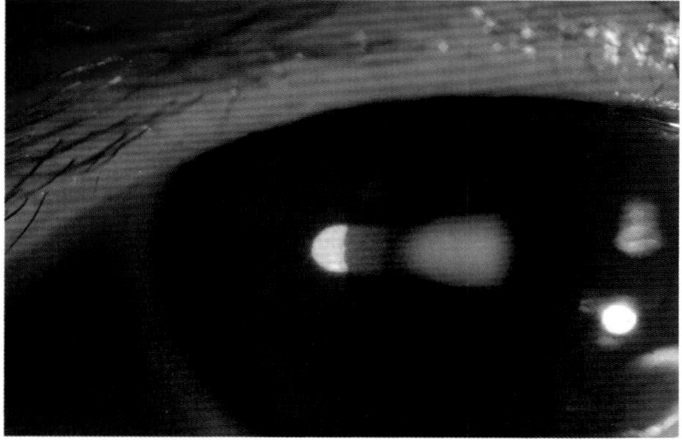

图 5-6 右眼前房闪辉：光束内，大量细小灰白色微尘和细胞漂浮（×16）

病例二 患者侯某某，男，41 岁，因左眼红、痛、畏光、视力下降 2 天就诊。查体：左眼结膜混合充血、少许结膜下出血，角膜轻微水肿、尘状 KP、前房内两处纤维蛋白渗出膜（瞳孔区和下方前房）、瞳孔缩小，前房内浮游细胞、闪辉。诊断为：左眼急性前葡萄膜炎。（图 5-7 ～ 5-9）

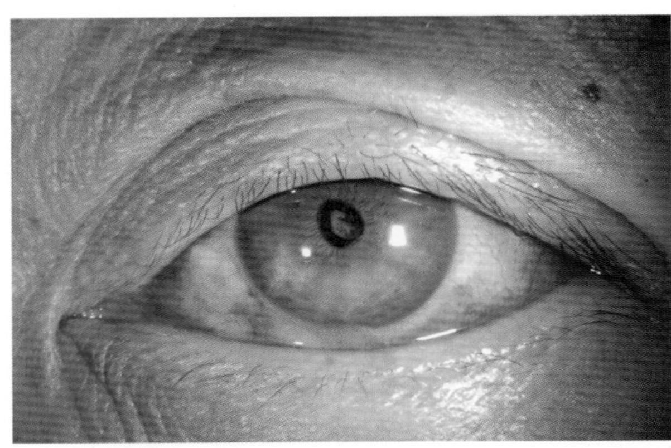
图 5-7　左眼前节低倍照：结膜充血，前房内渗出膜（×6.3）

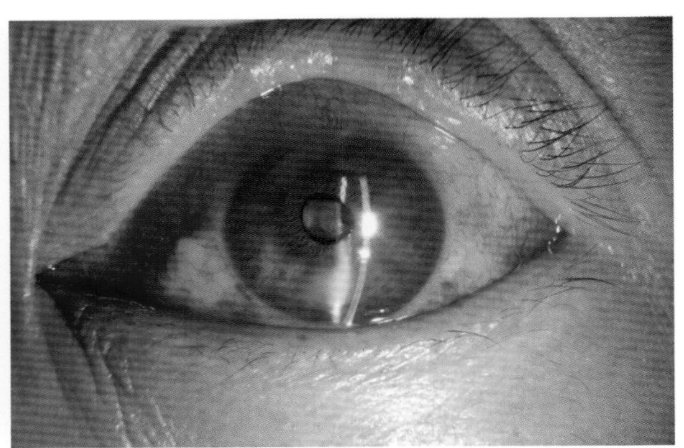
图 5-8　左眼前节裂隙照：瞳孔区和下方前房均有纤维蛋白渗出膜，结膜混合充血，无虹膜前后粘连（×6.3）

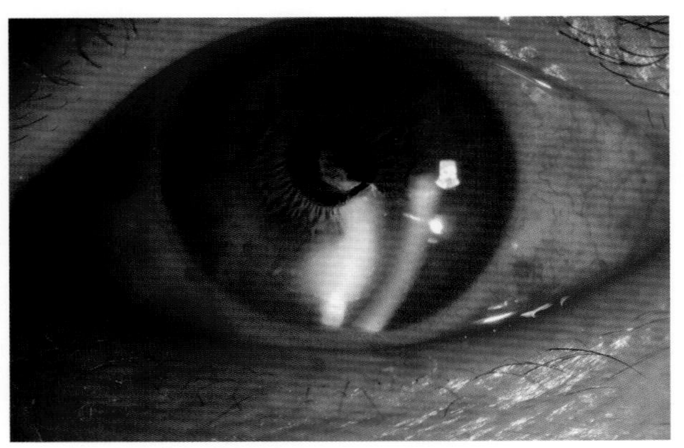
图 5-9　左眼前节暗室内裂隙照：下方前房大片灰白色渗出膜，瞳孔区半月形渗出膜，前房闪辉（×10）

病例三　患者李某，女，26 岁，因左眼红、痛、畏光、视力下降 2 天就诊，有双侧膝关节疼痛病史。查体：左眼睫状充血、角膜水肿、尘状 KP、下方前房积脓、瞳孔区纤维蛋白渗出膜、前房闪辉。诊断为：左眼急性前葡萄膜炎。（图 5-10，5-11）

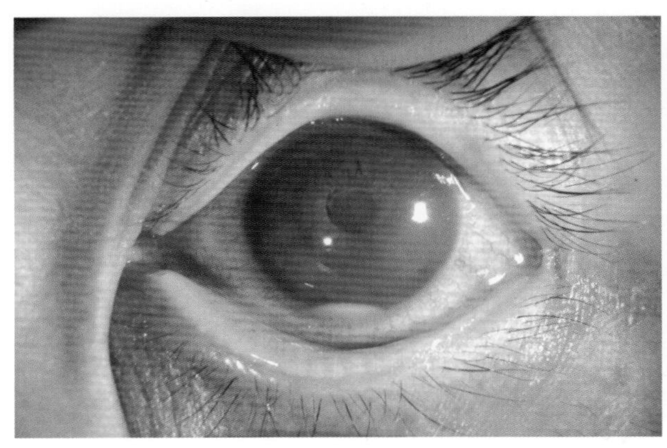
图 5-10　左眼前节低倍照：球结膜混合性充血，下方前房积脓，瞳孔区有渗出膜（×6.3）

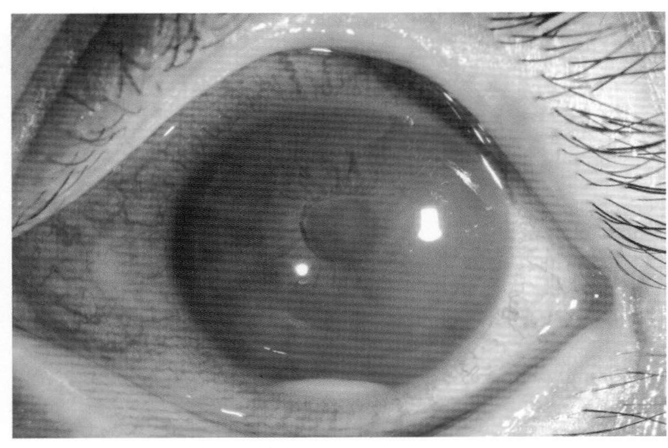
图 5-11　左眼前节中倍照：角膜轻微水肿，前房积脓，瞳孔区膜状渗出物，球结膜混合性充血（×10）

3. 慢性前葡萄膜炎

结膜充血不明显，为轻微睫状充血。KP 可为尘状、中等大小或羊脂状。虹膜可出现 Koeppe 结节或 Busacca 结节、水肿、脱色素、萎缩以及前后粘连等改变。治疗原则与急性前葡萄膜炎相似。

病例一　患者孙某某，男，31 岁，因右眼红、痛、畏光伴视物模糊 5 天就诊，既往有类似病史，病情反复发作 3 次。查体：右眼球结膜混合充血，角膜透明，尘状 KP，前房内有炎症细胞，颞侧和上方瞳孔缘发现 Koeppe 结节。诊断为：右眼慢性前葡萄膜炎。给予糖皮质激素滴眼液抗炎后，症状消失，视力提高，Koeppe 结节消失。（图 5-12 ～ 5-16）

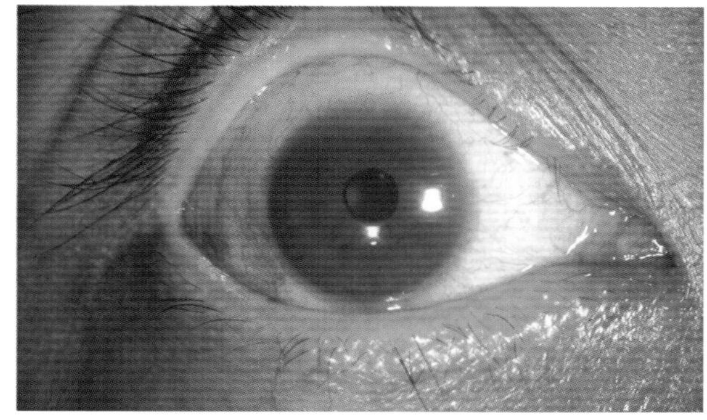

图 5-12　右眼前节低倍照：右眼球结膜混合充血（×6.3）

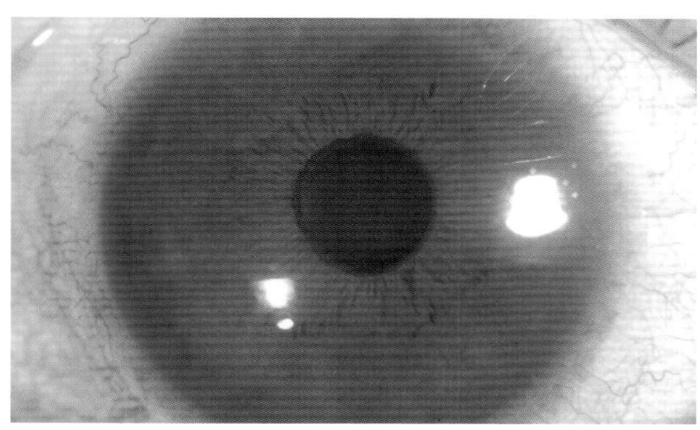

图 5-13　右眼前节高倍照：颞侧和上方瞳孔缘可见细小灰白色 Koeppe 结节（×16）

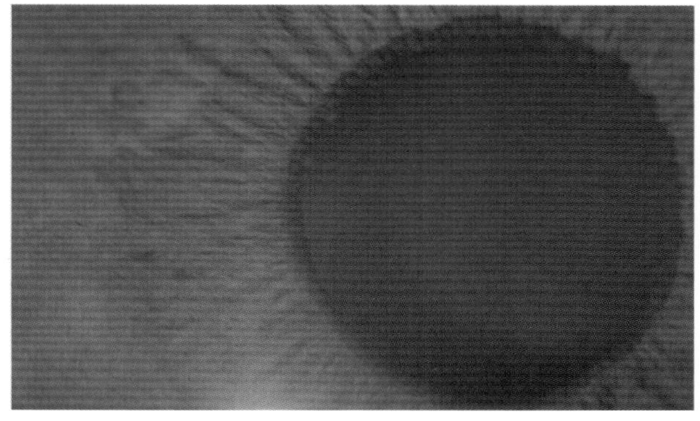

图 5-14　右眼瞳孔缘 Koeppe 结节放大照（×25）

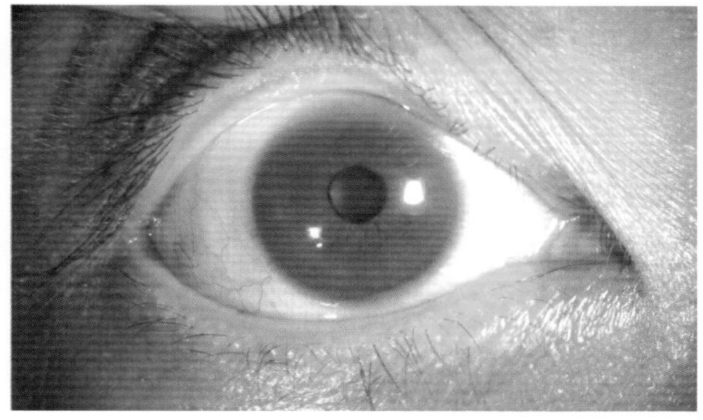

图 5-15　治疗 3 周后眼前节低倍照：结膜充血减轻（×6.3）

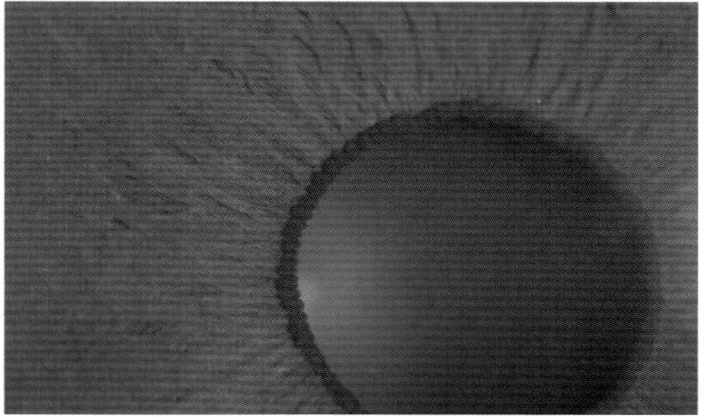

图 5-16　右眼瞳孔缘 Koeppe 结节消失（×25）

病例二 患者郄某某，男，50岁，因右眼视物模糊2周就诊，既往有类似病史5年，右眼反复发作。查体：右眼球结膜轻微充血，角膜后尘状KP，前房内炎症细胞，瞳孔缘可见大量灰白色Koeppe结节。诊断为：右眼慢性前葡萄膜炎。（图5-17 ～ 5-19）

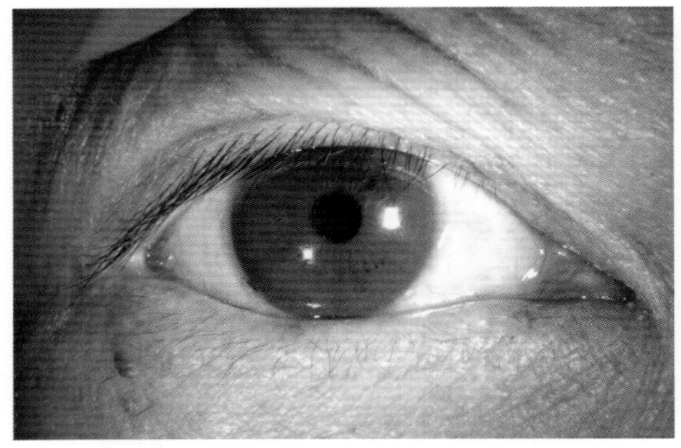

图5-17　右眼前节低倍照：瞳孔缘灰白色结节（×6.3）

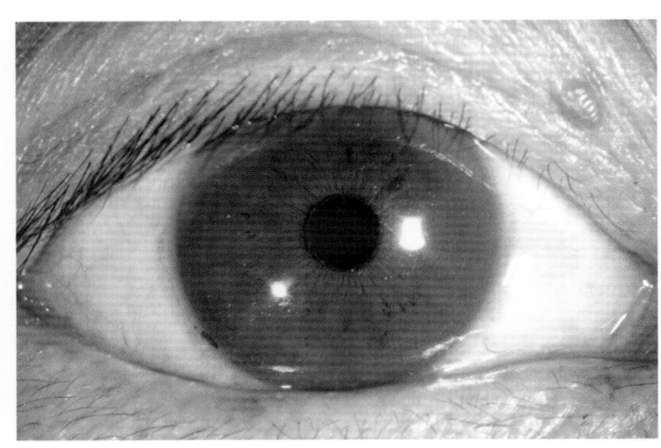

图5-18　右眼前节中倍照：右眼瞳孔缘灰白色Koeppe结节（×10）

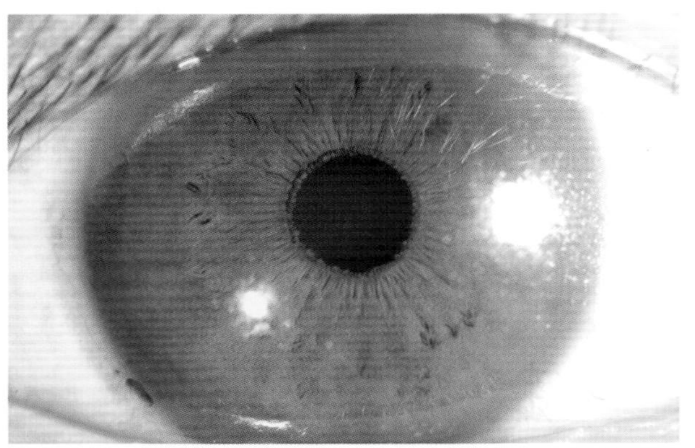

图5-19　右眼前节高倍照：右眼瞳孔缘Koeppe结节，虹膜纹理稀疏（×16）

四、中间葡萄膜炎

中间葡萄膜炎（intermediate uveitis）较少见，是一组累及睫状体扁平部、玻璃体基底部、周边视网膜和脉络膜的炎症性和增殖性疾病。此病在以往文献中有多种名称，如后部睫状体炎、慢性后部睫状体炎、睫状体扁平部炎和周边视网膜炎等。国际葡萄膜炎研究组织将此类疾病统一命名为中间葡萄膜炎。

中间葡萄膜炎好发于40岁以下患者，男女比例相近，常累及双眼，可同时或先后发病，通常表现为慢性炎症过程。

（1）临床表现。起病隐匿，多不能明确起病时间，轻者可无任何症状或仅出现飞蚊症。稍重者有视物模糊、短暂性近视；黄斑受累或出现白内障时，视力有明显下降。

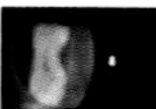

（2）体征。典型的体征包括：玻璃体雪球状混浊、睫状体扁平部雪堤样改变、周边视网膜静脉周围炎以及炎症性病灶，可同时出现前段受累和后极部视网膜改变。眼前段改变：有羊脂状或尘状KP，轻度前房闪辉，少至中量前房细胞，虹膜前后粘连。儿童患者可出现睫状充血、大量房水细胞等急性前葡萄膜炎的体征。视网膜和脉络膜损害易发生在下方，表现为：周边视网膜炎、视网膜血管炎和周边视网膜脉络膜炎。

（3）诊断。有典型玻璃体雪球样混浊、雪堤样改变以及下方周边视网膜血管炎等改变时，可做出诊断。因其病变部位隐匿，难以在裂隙灯下发现，容易被误诊或漏诊。在下列情况出现时，应进行三面镜、双目间接检眼镜及周边眼底检查：出现飞蚊症并有加重趋势、难以解释的晶状体后囊下混浊、不明原因的黄斑囊样水肿。荧光素眼底血管造影（FFA）检查可发现视网膜血管炎、黄斑囊样水肿、视盘水肿等改变。

（4）治疗。轻症患者矫正视力在0.5以上，且无明显眼前段炎症者可不予治疗，定期随访观察；矫正视力低于0.5且有活动性炎症者应予积极治疗。单眼患病时，可予糖皮质激素Tenon囊下注射，双眼受累时给予糖皮质激素口服，用药时间宜在半年以上，炎症仍难控制者考虑使用免疫抑制剂。药物治疗无效者，可考虑睫状体扁平部冷冻、视网膜新生血管光凝术，玻璃体切割术有利于清除混浊玻璃体以及其中的炎症介质、有害毒素和抗原。

五、后葡萄膜炎

后葡萄膜炎（posterior uveitis）是一组累及脉络膜、视网膜、视网膜血管和玻璃体的炎症性疾病，临床上包括脉络膜炎、视网膜炎、脉络膜视网膜炎和视网膜血管炎等。

（1）临床表现。临床表现与炎症类型、受累部位和严重程度有关。常见的症状有眼前黑影或暗点、闪光、视物模糊和视力下降，合并全身性疾病者则有相应的全身疾病。

（2）体征。常见的体征有：①玻璃体内炎症细胞和混浊；②局灶性脉络膜视网膜浸润病灶，晚期形成瘢痕病灶；③弥漫性脉络膜炎或脉络膜视网膜炎；④视网膜血管炎，病变部位血管出现血管鞘、血管闭塞和出血等；⑤视网膜水肿或黄斑水肿，可出现渗出性视网膜脱离、增殖性玻璃体视网膜病变、视网膜或视网膜下新生血管和玻璃体积血。一般没有眼前节改变，偶有前房闪辉和房水炎症细胞。

（3）诊断。典型的临床表现有助于做出诊断。FFA对判断视网膜及其血管炎、脉络膜色素上皮病变有很大帮助；吲哚青绿血管造影（ICGA）检查有助于确定脉络膜及其血管的病变；B型超声、光学相干断层扫描（OCT）、CT和MRI对确定炎症所引起的病变以及追溯病因有一定的帮助。

（4）治疗。

1）对因治疗：确定为感染所致者应予抗感染治疗，由免疫因素引起的应酌情考虑使用免疫抑制剂。

2）单侧受累时，可于Tenon囊下注射糖皮质激素；双侧受累或无法行Tenon囊下注射时，可口服糖皮质激素和免疫抑制剂如苯丁酸氮芥、环磷酰胺和环孢素。

3）部分后葡萄膜炎较为顽固，需长时间使用免疫抑制剂，联合用药通常能够降低用药剂量和毒副反应，治疗过程中需定期监测肝肾功能和血常规。

六、全葡萄膜炎

全葡萄膜炎（panuveitis）是指累及整个葡萄膜的炎症，常伴有视网膜和玻璃体的炎症。国内常见的全葡萄膜炎有福格特－小柳－原田综合征、白塞综合征性全葡萄膜炎。由感染引起的全葡萄膜炎主要局限于玻璃体或房水时，称为眼内炎（endophthalmitis）。

七、几种常见葡萄膜炎症

1. 强直性脊柱炎伴发葡萄膜炎

强直性脊柱炎（ankylosing spondylitis）是一种病因未明、主要累及中轴骨骼的特发性炎症，20% ～ 25% 的患者伴发急性前葡萄膜炎。

（1）临床表现。多发于男性青壮年，常表现为腰骶部疼痛和僵直，晨起最明显，活动后减轻。伴发葡萄膜炎时多表现为急性、非肉芽肿性前葡萄膜炎，多双眼受累，先后发病，易复发。

（2）诊断。诊断依据：腰骶部疼痛、僵硬，骶髂关节、脊柱改变和前葡萄膜炎等临床表现和特点；X 线检查可发现骨病变部位出现软骨板模糊、骨侵蚀、骨硬化，以及关节间隙纤维化、钙化、骨化和骨性强直等改变。HLA-B27 阳性对诊断有一定的帮助。

（3）治疗。以局部使用糖皮质激素、睫状体麻痹剂和非甾体类抗炎药为主。脊柱病变由相关专科治疗。

2. 福格特－小柳－原田综合征（Vogt–Koyanagi–Harada syndrome）

福格特－小柳－原田综合征由自身免疫反应所致，累及多个器官和系统，眼部表现为双眼肉芽肿性全葡萄膜炎，常伴有脑膜刺激征、听力障碍、白癜风、毛发变白及脱发等异常。曾被称为“特发性葡萄膜大脑炎”“福格特－小柳－原田病”，是我国常见的全葡萄膜炎。

（1）临床表现。有典型阶段性表现：①前驱期（葡萄膜炎发病前 1 ～ 2 周），出现颈项强直、头痛、耳鸣、听力下降和头皮过敏等改变；②后葡萄膜炎期，双侧弥漫性脉络膜炎、脉络膜视网膜炎、视盘炎、视网膜神经上皮脱离、视网膜脱离等；③前葡萄膜受累期，除后葡萄膜炎表现外，出现尘状 KP、前房闪辉、前房内炎症细胞等改变；④前葡萄膜炎反复发作期，表现为反复发作的肉芽肿性前葡萄膜炎，眼底呈晚霞状，伴有 Dalen-Fuchs 结节。在非治疗状态下，多数患者遵循上述进展过程和临床表现，但及时治疗可使疾病中止于某一阶段，甚至完全治愈。

（2）诊断。根据典型病史和临床表现诊断并不困难，FFA 造影早期为细小荧光素渗漏，之后扩

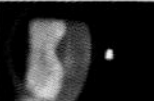

大并融合，可以帮助诊断。

（3）治疗。初发患者主要给予泼尼松口服，开始剂量为 1 ～ 1.2mg/(kg·d)，10 ～ 14 天后开始减量，减至维持量 15 ～ 20mg/d，持续 8 个月以上。复发患者一般需使用免疫抑制剂，联合使用糖皮质激素。并发青光眼或白内障后，需给予相应处理。

3. 白塞综合征（Behcet syndrome）

白塞综合征是一种以复发性葡萄膜炎、口腔溃疡、皮肤损害和生殖器溃疡为特征的多组织器官受累疾病。具体病因不明，可能与细菌、疱疹病毒感染有关。

（1）临床表现。①眼部表现为反复发作的非肉芽肿性全葡萄膜炎，可出现前房积脓，同时伴有视网膜炎、视网膜血管炎，后期可见血管闭塞。并发症包括：并发性白内障、继发性青光眼、增殖性玻璃体视网膜病变、视网膜萎缩和视神经萎缩等。②口腔溃疡，表现为反复发作、疼痛明显的多发性溃疡，一般持续 7 ～ 14 天。③皮肤损害，可表现为结节性红斑、痤疮样皮疹、溃疡性皮炎、脓肿等，针刺处出现结节和脓疱是此病的特征性改变。④生殖器溃疡，为疼痛性，愈合后可遗留瘢痕。⑤白塞综合征还可出现关节红肿、血栓性静脉炎、神经系统损害、消化性溃疡、附睾炎等。

（2）诊断。目前国际白塞综合征研究组制定的诊断标准为：复发性口腔溃疡（一年内复发 3 次或以上），同时具备下列体征中的任意两项即可确诊。①复发性生殖器溃疡或生殖器瘢痕；②眼部损害；③皮肤损害（结节性红斑、假毛囊炎或脓丘疹或发育期后的痤疮样结节）；④皮肤过敏反应试验阳性。

（3）治疗。①免疫抑制剂，常用苯丁酸氮芥 0.1mg/(kg·d) 或环孢素 3 ～ 5 mg/(kg·d)，用至病情稳定后逐渐减量，治疗需维持 1 年以上。治疗过程中，每 2 周检查肝肾功能和血常规，如发现异常，及时减量或停药；②糖皮质激素，根据不同情况采用不同剂型：眼前段受累如前房积脓者，给予糖皮质激素滴眼液滴眼，有严重视网膜炎或视网膜血管炎，在短期内可造成严重视功能破坏，可短期使用大剂量糖皮质激素；需要长时间用药时，可与免疫抑制剂联合使用，一般剂量在 20 ～ 30mg/d；③睫状体麻痹剂；④处理并发症。

4. 交感性眼炎（sympathetic ophthalmia）

交感性眼炎是指一眼发生眼球穿通伤或内眼手术后出现双侧肉芽肿性葡萄膜炎，受伤眼为诱发眼，对侧眼为交感眼，起病原因为外伤或手术造成眼内抗原暴露并诱发自身免疫反应所致。

（1）临床表现。交感性眼炎多发生在外伤或内眼手术后 2 周至 2 个月，慢性隐匿发病，表现为肉芽肿性葡萄膜炎，可累及葡萄膜各个部位，但以全葡萄膜炎为多见。出现全葡萄膜炎时，眼部表现类似福格特 – 小柳 – 原田综合征，眼底呈现晚霞状外观，可见 Dalen-Fuchs 结节，也可同时伴有脑膜刺激征、听力损害、白癜风和脱发。眼球穿通伤或内眼手术病史是其与福格特 – 小柳 – 原田综合征相鉴别的重要依据。

（2）诊断。眼球穿通伤或内眼手术后出现肉芽肿性葡萄膜炎时应考虑本病的可能，典型体征和

FFA 有助于确诊。

（3）治疗。表现为前葡萄膜炎时，仅给予糖皮质激素和睫状体麻痹剂局部点药；有后葡萄膜炎或全葡萄膜炎症时应选择糖皮质激素口服或与免疫抑制剂联合用药；有眼球穿通伤时，及时修复伤口，或摘除修复无望的受伤眼对预防交感性眼炎具有积极意义。

5. 异色性虹膜睫状体炎（heterochromic iridocyclitis）

异色性虹膜睫状体炎是一种以虹膜脱色素为特征的慢性非肉芽肿性葡萄膜炎，90% 为单眼发病。以往也被称为“Fuchs 综合征”“Fuchs 虹膜异色性葡萄膜炎”。

（1）临床表现。起初仅表现为视物模糊和眼前黑影，在并发白内障或继发青光眼后视力明显下降。角膜后可见中等大小或羊脂状 KP，呈三角形分布，部分患者为弥漫性或仅瞳孔区可见 KP；前房内轻度闪辉和少量细胞，虹膜脱色素或萎缩，但中国人虹膜颜色较深，少量脱色素不会引起明显的虹膜异色，是导致漏诊或误诊的原因之一。异色性虹膜睫状体炎的另一特点是很少发生虹膜后粘连，偶有 Koeppe 结节。

（2）诊断。依据典型的临床表现：轻度前葡萄膜炎、特征性 KP、弥漫性虹膜脱色素或萎缩、缺乏虹膜粘连可做出临床诊断。单眼发病、晶状体后囊下混浊、眼压升高有助于诊断。

（3）治疗。一般不需要糖皮质激素点眼，除非前房内炎症明显时可给予短期点药。非甾体类抗炎药可能有助于控制炎症。对青光眼和白内障给予相应处理。

6. 急性视网膜坏死综合征（acute retinal necrosis syndrome，ARN）

急性视网膜坏死综合征确切病因未明，目前多认为与疱疹病毒感染有关，治疗以抗病毒为主。临床表现主要为视网膜坏死、视网膜血管炎（动脉炎为主）、玻璃体混浊和后期的视网膜脱离。单眼受累多见，可见于任何年龄，性别差异不大。

（1）临床表现。起病隐匿，早期可出现视物模糊、眼前黑影、眼红、眼痛或眶周疼痛，部分患者因累及黄斑区出现严重视力下降。眼前段伴有轻度至中度炎症，易发生眼压升高。视网膜坏死灶呈黄白色浸润水肿病灶，边界清晰，早期以中周部为主，呈斑块状，彼此相互融合并向后推进。另一重要体征为视网膜血管炎，动、静脉均可受累，以动脉炎多见，常伴视网膜出血。玻璃体混浊随病情进展不断加重，并逐渐纤维化。在恢复期，坏死区常形成多个视网膜裂孔而致视网膜脱离。

（2）诊断。依据典型临床表现可帮助做出诊断，不典型病例需要做血清学检查、眼内液及玻璃体抗体测定，甚至需要做玻璃体视网膜组织活检。PCR 技术可用于检测眼内液中水痘 – 带状疱疹病毒、单纯疱疹病毒 DNA。

（3）治疗。以抗病毒为主，可用阿昔洛韦 15mg/kg 或丙氧鸟苷 5mg/kg 静脉滴注，辅以糖皮质激素短期使用。激光光凝手术对预防视网膜脱离有一定的作用，但视网膜发生脱离后，应行玻璃体切割术和玻璃体腔内气体或硅油充填术。

7. 伪装综合征（masquerade syndrome）

伪装综合征系指非炎症性全身疾病或眼病引起的葡萄膜炎症，临床上常见于视网膜母细胞瘤、眼内－中枢神经系统淋巴瘤、葡萄膜黑色素瘤、恶性肿瘤眼内转移、孔源性视网膜脱离等。眼部可表现为前房积脓、虹膜结节、玻璃体混浊、视网膜或视网膜下肿块等。伪装综合征对糖皮质激素无反应或不敏感，进行性加重，对可疑患者应进行超声、FFA、CT、MRI 检查，必要时在可疑部位进行眼组织活检以及全身相关检查，以确定或排除诊断。

第二节　葡萄膜先天异常

Congenital Disorders of the Uvea

葡萄膜先天异常多与胚眼发育过程中胚裂闭合不全有关。

1. 无虹膜（aniridia）

先天性无虹膜是一种少见的眼部先天畸形，表现为虹膜全部或大部缺失，双眼受累，常伴有角膜、前房、晶状体、视网膜和视神经异常，属常染色体显性遗传。

由于虹膜缺失，可见到通常难以看见的晶状体赤道部、悬韧带甚至睫状突。失去了虹膜对光线的阻拦和调节作用，患者从小就有畏光症状，长期畏光可引起视力低下、眼球震颤，以及角膜和晶状体进行性混浊，部分患者可继发青光眼而失明。

目前尚无有效救治方法，主要针对减轻症状和并发症，减轻畏光可戴有色眼镜或角膜接触镜。

病例一　患者卢某某，女，25 岁，因双眼从小畏光、视力差就诊，母亲和女儿均有类似病史。查体：双眼球震颤、畏光、双眼无虹膜，角膜、晶状体混浊，双眼体征对称。诊断为：先天性无虹膜，并发性白内障，眼球震颤。（图 5-20 ～ 5-22）

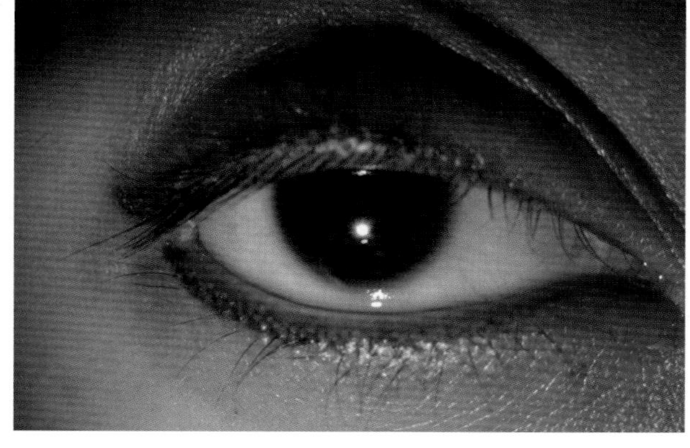

图 5-20　右眼前节低倍照：右眼虹膜缺如，晶状体冠状混浊（×6.3）

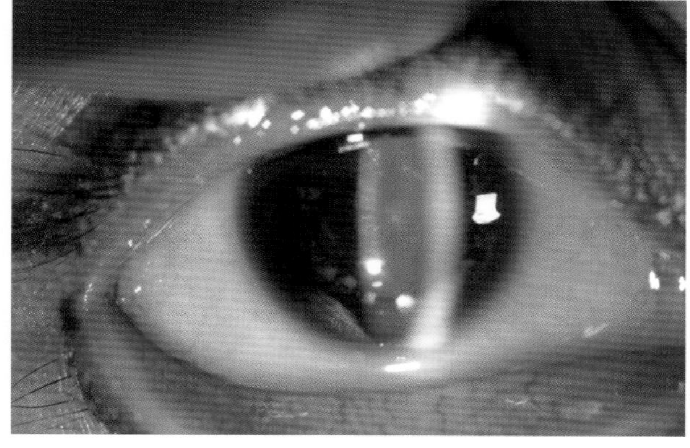

图 5-21　右眼前节裂隙照：无虹膜，角膜、晶状体混浊（×10）

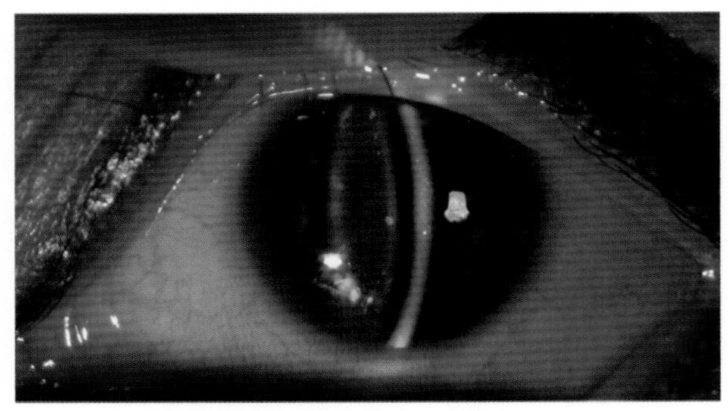

图 5-22　左眼前节裂隙照：无虹膜，晶状体混浊（×10）

病例二　病例一的母亲，53 岁，双眼自幼畏光、眼球震颤、视力低下。查体：双眼球震颤，双眼鼻侧虹膜大部缺失，晶状体白色混浊，眼底不清晰。诊断为：先天性无虹膜，并发性白内障，眼球震颤。（图 5-23，5-24）

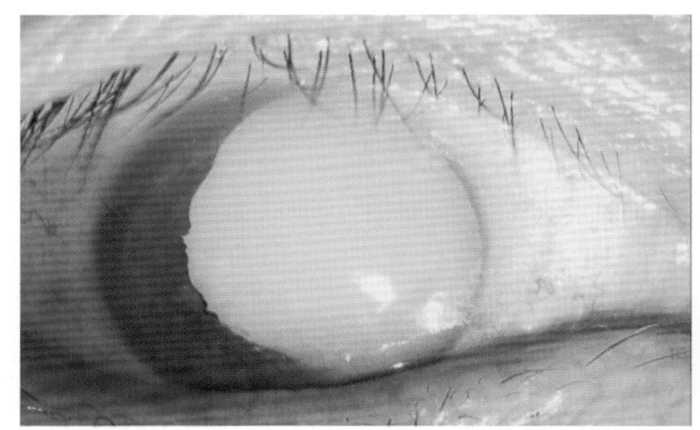

图 5-23　右眼前节照：鼻侧虹膜大部分缺失，晶状体白色混浊，眼球震颤（×10）

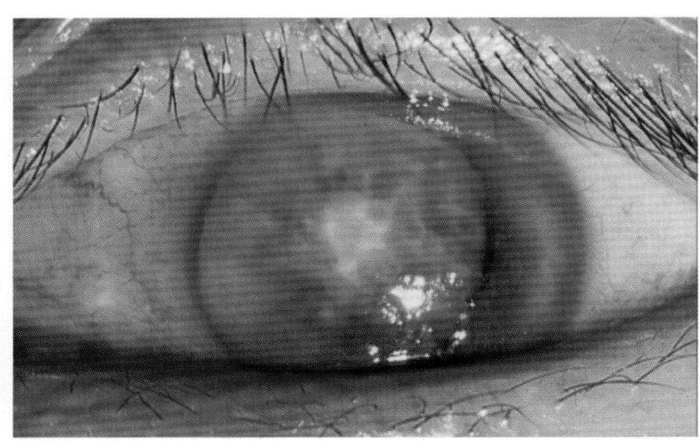

图 5-24　左眼前节照：鼻侧虹膜大部分缺失，晶状体棕色混浊（×10）

病例三　病例一的女儿，5 岁，双眼畏光、震颤和视物模糊。查体：双眼球震颤，双眼无虹膜，晶状体混浊。诊断为：先天性无虹膜，并发性白内障，眼球震颤。（图 5-25 ～ 5-27）

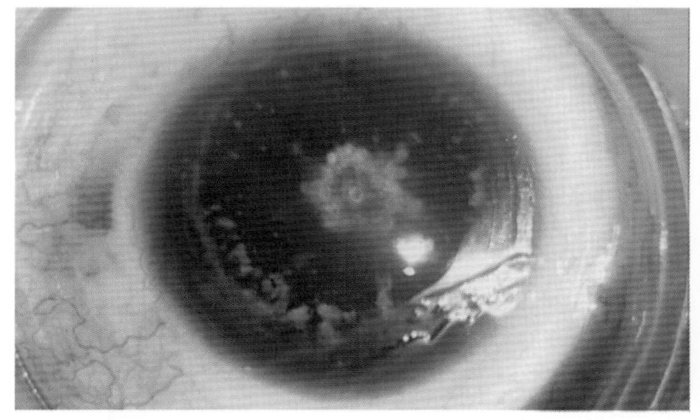

图 5-25　右眼前节照：[由于严重眼球震颤很难照清晰，结膜囊滴用盐酸丙美卡因滴眼液（爱尔凯因）表面麻醉后放置超声显微镜（UBM）检查，用眼杯固定眼球后拍摄，下同] 右眼无虹膜，角膜混浊，晶状体呈花瓣样混浊（×10）

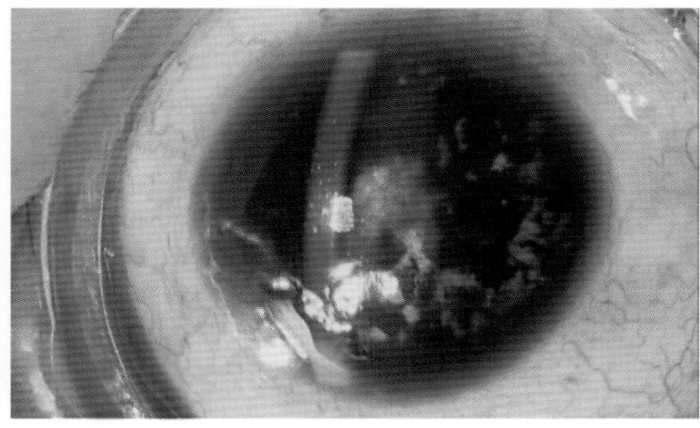

图 5-26　右眼前节裂隙照：虹膜缺如，晶状体混浊（×10）

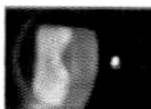

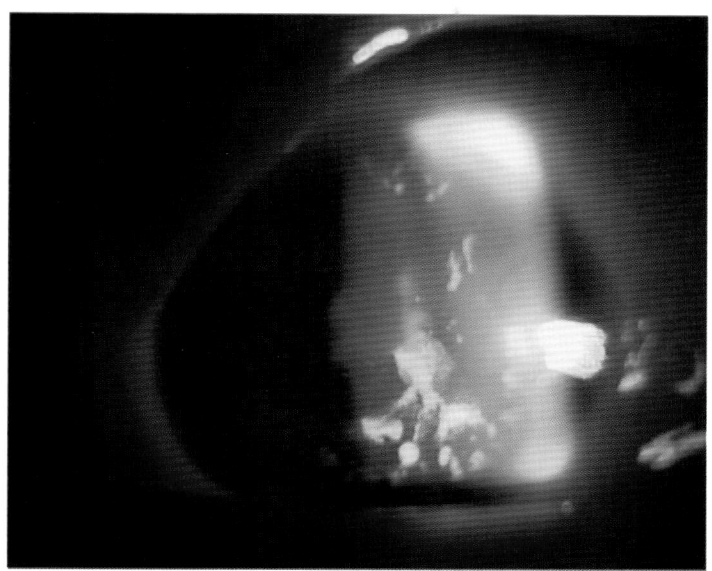

图 5-27　左眼前节裂隙照：虹膜缺如，晶状体混浊（×10）

2. 虹膜缺损（coloboma of the iris）

虹膜缺损可分为典型性和单纯性两种。典型性虹膜缺损表现为下方完全性虹膜缺损，形成梨形瞳孔，尖端向下，常伴有先天畸形如睫状体或脉络膜缺损等，常影响视力。单纯性虹膜缺损为不合并其他葡萄膜异常的虹膜缺损，表现为瞳孔缘切迹、虹膜空洞、虹膜周边缺损、虹膜基质和色素上皮缺损等，大多不影响视力。

病例　患者李某，男，34 岁，因右眼从小视力差、瞳孔变形就诊。查体：右眼下方虹膜缺损，瞳孔呈梨形，右眼下方大片脉络膜缺损，透见白色巩膜和血管，边界清晰，有色素沉积。诊断为：右眼典型性虹膜缺损。（图 5-28，5-29）

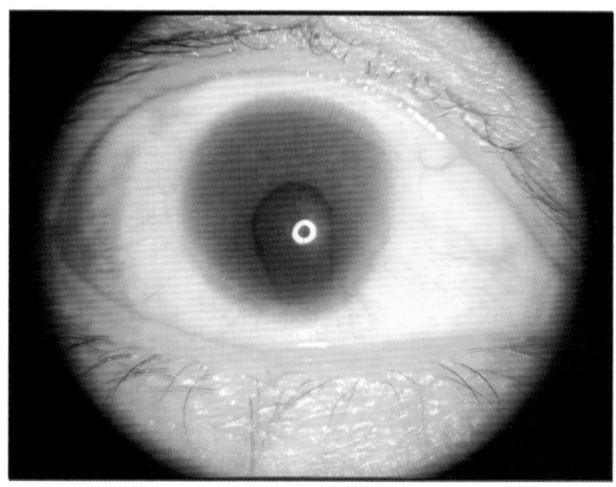

图 5-28　右眼前节照：下方虹膜缺损，瞳孔呈梨形（×10）

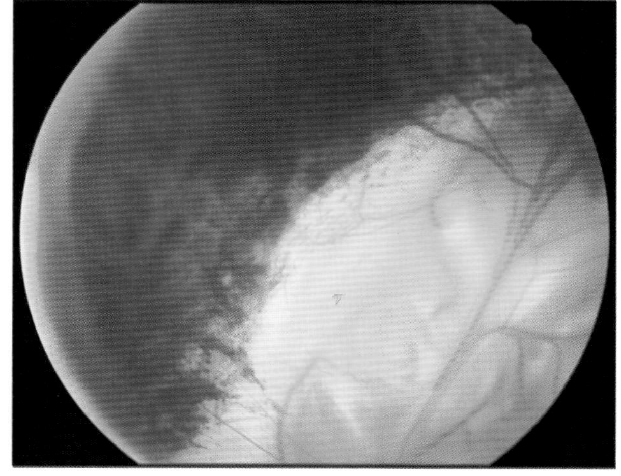

图 5-29　右眼底照：部分视盘和下方脉络膜缺损

3. 永存瞳孔膜（residual membrane of the pupil）

永存瞳孔膜是由于胚胎期晶状体表面的血管膜退化吸收不完全所致，有丝状和膜状两种。一般一端始于虹膜小环，另一端附着在对侧的虹膜小环外或附着于晶状体前囊。通常不影响视力和瞳孔活动。对于影响视力的、较厚的永存瞳孔膜，可行手术切除或激光治疗。

病例　患者王某，女，8 岁，因父母发现其“没有瞳孔”就诊，查体：双眼瞳孔区永存瞳孔膜。诊断为：永存瞳孔膜。（图 5-30 ～ 5-33）

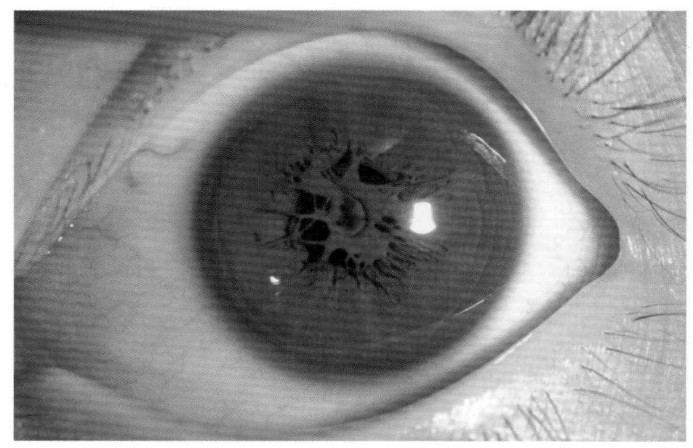
图 5-30　左眼前节照（×10）

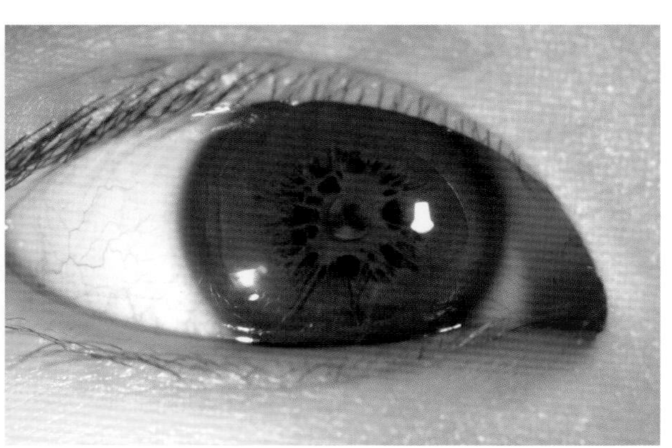
图 5-31　右眼前节照（×10）

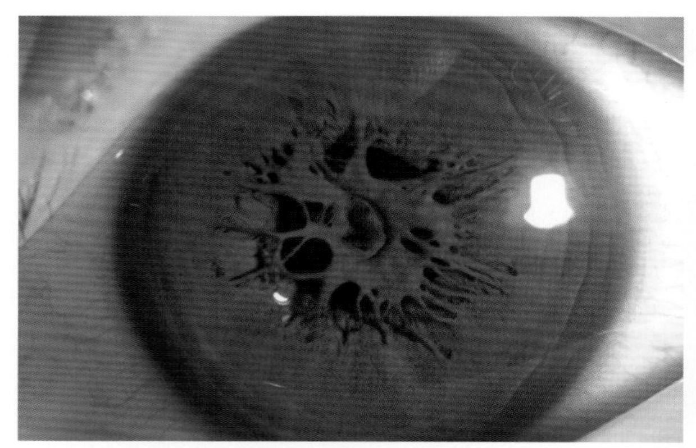
图 5-32　左眼永存瞳孔膜高倍照（×16）

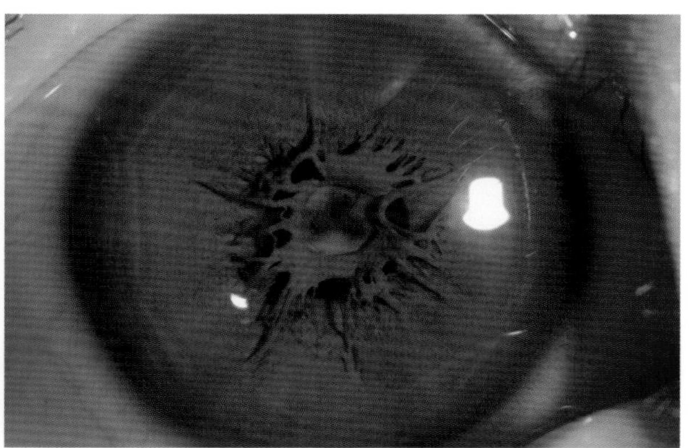
图 5-33　右眼永存瞳孔膜高倍照（×16）

4. 先天性小瞳孔（congenital microcoria）

先天性小瞳孔是一种罕见的发育异常性疾病，表现为双眼发病，瞳孔直径小于 2mm，无对光反射，常合并白内障和（或）青光眼，病理学研究发现该类患者瞳孔开大肌细小甚至缺失，有家族聚集性。

病例一　患者梁某某，男，29 岁，因双眼视力下降 3 年就诊。查体：双眼瞳孔小，直径 1.5mm，对光反射迟钝，晶状体混浊，眼底不易看清，同胞哥哥有类似病史。诊断为：先天性小瞳孔，并发性白内障。（图 5-34，5-35）

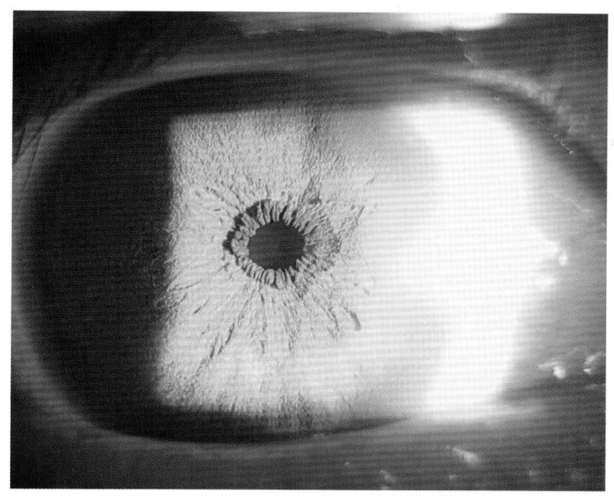

图 5-34　右眼前节照：瞳孔小，瞳孔缘皱褶（×16）

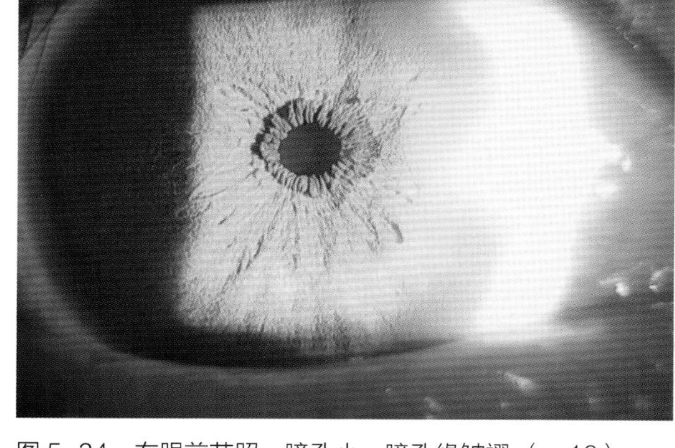

图 5-35　左眼前节照：瞳孔小，晶状体混浊（×16）

病例二　患者梁某某（系病例一的哥哥），男，31 岁，双眼视力差伴夜盲，左眼在当地行白内障手术时因并发症失明。查体：右眼瞳孔小，直径小于 1.5mm，对光反射消失，晶状体混浊，眼底窥不清。诊断为：右眼先天性小瞳孔，并发性白内障。（图 5-36）

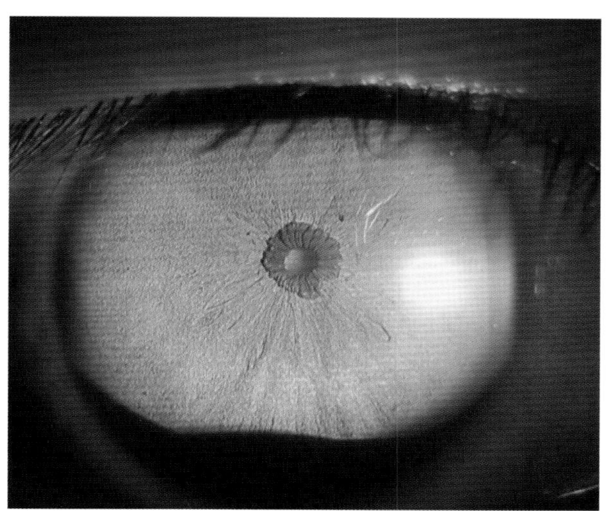

图 5-36　右眼前节照：瞳孔小，瞳孔缘皱褶，晶状体白色混浊（×16）

5. 脉络膜缺损（coloboma of the choroid）

脉络膜缺损可分典型和非典型两种。典型脉络膜缺损多双眼发生，位于视盘下方，有时也包括视盘在内。缺损区表现为无脉络膜，通过半透明视网膜透见白色巩膜，边缘整齐、有色素沉着，常伴有小眼球、虹膜异常、视神经异常、晶状体缺如以及黄斑部发育异常等。非典型缺损者少见，多为单侧，见于眼底任何部位，以黄斑区缺损最多，可导致中心视力丧失。

脉络膜缺失无须特殊治疗，并发视网膜脱离时需手术复位。

第三节　葡萄膜囊肿和肿瘤

Tumor or Cyst of the Uvea

一、虹膜囊肿

虹膜囊肿（iris cyst）根据病因不同可分为先天性、外伤植入性、炎症渗出性和寄生虫性，以外伤植入性最为常见，是由于眼球穿通伤或内眼手术后，结膜或角膜上皮通过伤口进入前房，种植于虹膜并不断增生所致。

虹膜囊肿表现为虹膜局限性隆起，向周围空间延伸，部分虹膜囊肿突出到后房，从瞳孔区可见到虹膜后黑色球形隆起，易被误诊为黑色素瘤。如果在前房内占位大或者堵塞房角时，可引起青光眼。

目前多采用激光或手术治疗。

病例　患者付某某，男，37 岁，右眼外伤后行晶状体摘除术、视物模糊 3 年就诊。查体：右眼上方角膜白色瘢痕，颞上方虹膜球形隆起，与角膜接触，瞳孔变形。诊断为：右眼虹膜囊肿，角膜白斑，外伤性白内障术后。（图 5-37 ～ 5-40）

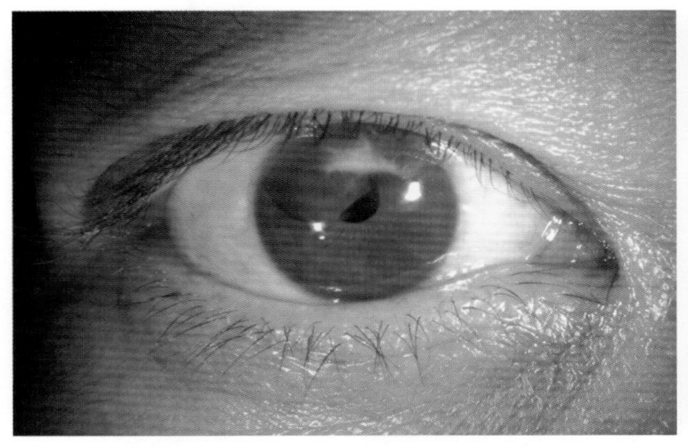

图 5-37　右眼前节照：右眼颞上方角膜白斑、虹膜囊肿，晶状体缺如（×6.3）

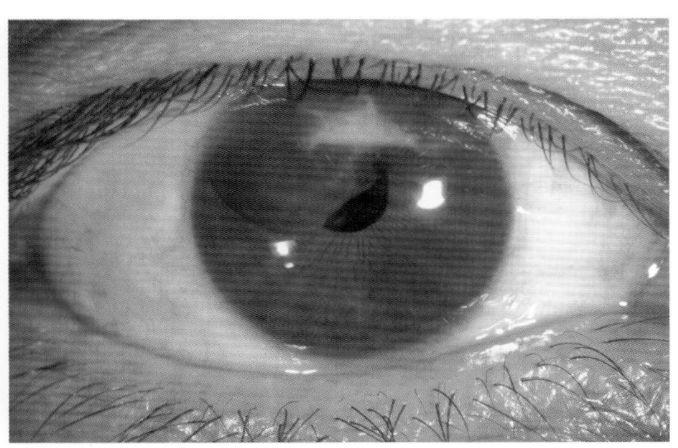

图 5-38　右眼虹膜囊肿中倍照（×10）

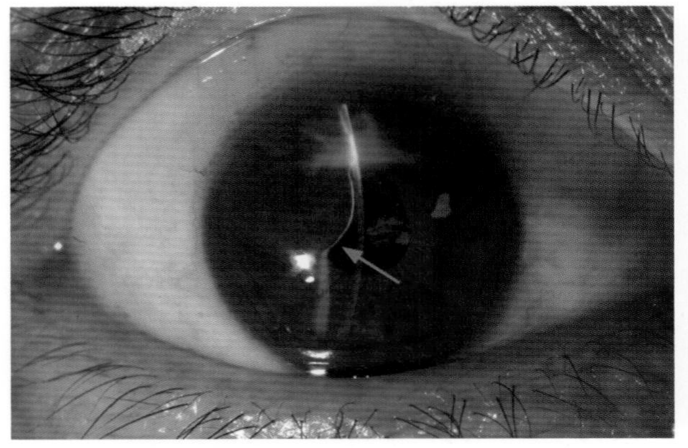

图 5-39　虹膜囊肿裂隙照（红色箭头）（×10）

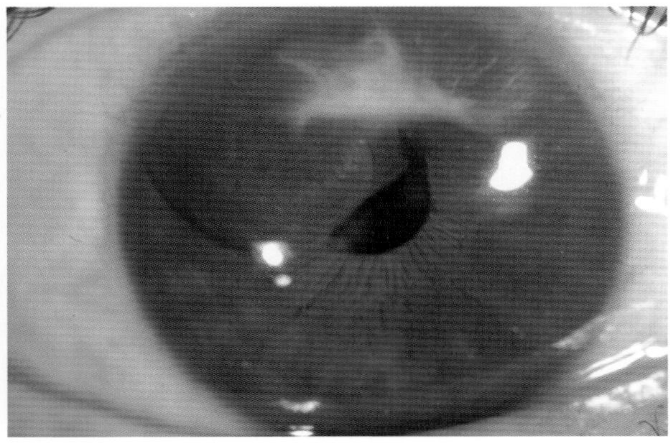

图 5-40　虹膜囊肿高倍照（×16）

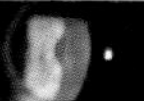

二、脉络膜血管瘤

脉络膜血管瘤（choroidal angioma）属于先天性血管畸形，多发生于青年人，病变常从视盘和黄斑附近开始，可为孤立性，表现为淡红色圆形或球形隆起，也可表现为弥漫性，表现为广泛、弥漫、扁平、边界不清楚的番茄色增厚。易引起视网膜脱离或顽固性青光眼。伴有颜面血管瘤和（或）脑膜血管瘤时称为斯特奇－韦伯综合征，多为单侧，可继发青光眼而失明。

病例　患者查某，女，31 岁，因右眼间歇性眼胀、视力下降 1 年就诊，右侧上睑和额部皮肤从小呈红色。查体：右眼上下睑、额部皮肤血管瘤，呈淡红色，右眼浅层巩膜血管瘤，眼压 29mmHg，眼底杯盘比 0.8，有视野缺损。右眼眼底淡红色球形隆起，未见视网膜脱离。左眼未见明显异常。诊断为：斯特奇－韦伯综合征，脉络膜血管瘤，右眼继发性青光眼。（图 5-41 ～ 5-44）

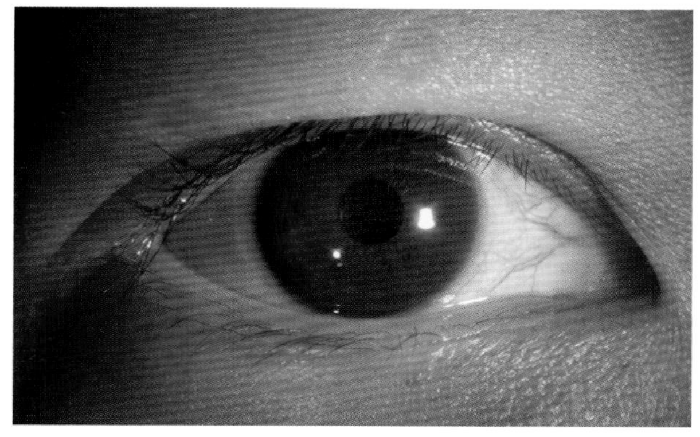

图 5-41　右眼前节照：上睑及下睑皮肤血管瘤，浅层巩膜静脉扩张（×6.3）

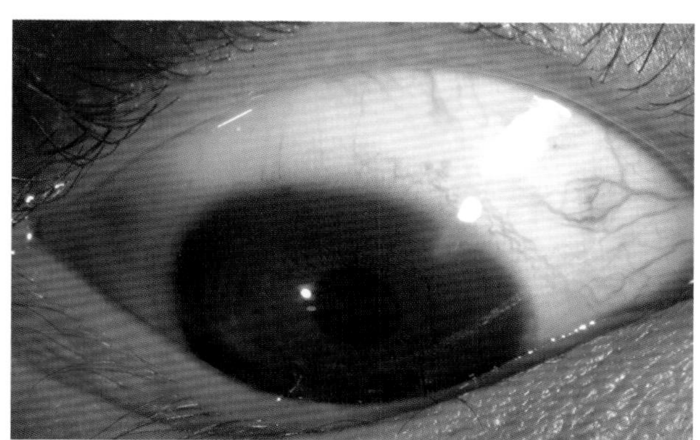

图 5-42　右眼上方浅层巩膜血管瘤（×10）

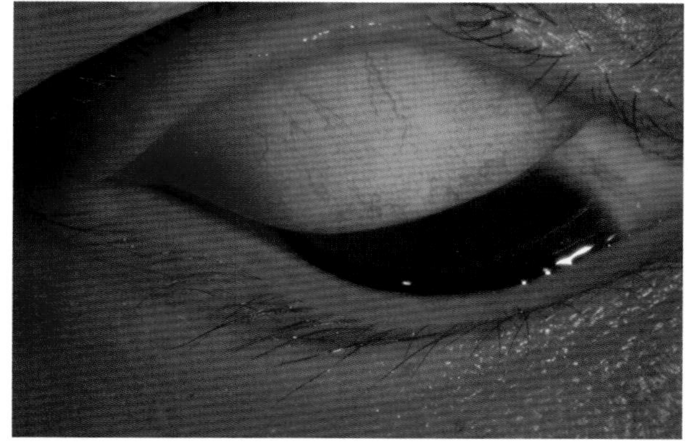

图 5-43　右眼上睑结膜微小血管瘤（×10）

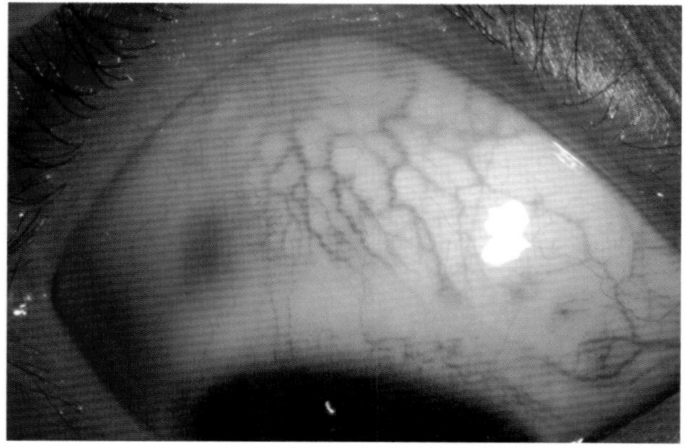

图 5-44　球结膜下及巩膜缘血管瘤，静脉扩张、迂曲（×10）

三、脉络膜恶性黑色素瘤

脉络膜恶性黑色素瘤（malignant melanoma of the choroid）是成年人最常见的眼内恶性肿瘤，多见于 50 ～ 60 岁，单侧，近年来患者有年轻化趋势。肿瘤主要起源于葡萄膜组织内的色素细胞或痣细胞。

（1）临床表现。因病变部位不同症状各异，如肿瘤位于黄斑区，早期即出现视物变形或视力减退；如位于眼底周边则无症状。根据瘤体大小、外形，可分为局限性和弥漫性，以前者居多。局限性表现为半球或球形肿物向玻璃体腔内凸出，周围常有渗出性视网膜脱离；弥漫性者沿脉络膜水平发展，表现为脉络膜普遍性增厚，易被误诊或漏诊。在瘤体生长过程中，肿瘤可因高度坏死引起眼内炎或全眼球炎，是伪装综合征常见的原因之一。前房渗出物、色素及肿瘤细胞阻塞房角，瘤体也可压迫涡静脉以及肿瘤坏死引起大出血等均可引起继发性青光眼。

脉络膜黑色素瘤易发生眼外或全身转移，可转移至巩膜外、肝、肺、肾和脑组织等，肿瘤转移后预后差。

（2）诊断。目前缺乏早期诊断和筛查方法，应详细询问病史、家族史，进行细致的全身和眼部检查，此外，还应行巩膜透照、超声、FFA、CT 及 MRI 等检查，以期做出诊断。必要时，行眼内组织活检以助诊断。

（3）治疗。脉络膜黑色素瘤的治疗近几年来有较大发展，治疗方式各样，有局部光凝、冷凝、温热疗法、放射贴敷疗法以及手术治疗等。眼球摘除不再是首选治疗方法，有希望保留眼球和视功能的患者都应争取保留眼球。放射贴敷疗法安全、有效，是目前最常用的治疗方法。经巩膜局部切除（或称为部分巩膜脉络膜切除术）适用于位置靠前和睫状体部较小的肿瘤。经眼内玻璃体手术联合肿瘤切除术，适用于眼球后部小范围的肿瘤。只有确认肿瘤已向外蔓延或转移者，才考虑眼球摘除或眶内容物剜除术。

病例一　患者王某某，女，37 岁，因左眼上方巩膜黑色肿物生长 1 年、伴视力下降 4 个月就诊，无家族类似病史。查体：左眼上方巩膜黑色圆形肿物，边界清晰，有血管长入，前房内炎症细胞，晶状体前囊环形色素沉积，上方晶状体后表面及晶状体悬韧带色素颗粒沉积。房角镜检查见：下方房角大量色素颗粒沉积，上方虹膜根部被肿物向前挤压并与角膜相接触，肿物表面虹膜及相应巩膜面色素沉积。诊断为：左眼脉络膜黑色素瘤。（图 5-45 ～ 5-55）

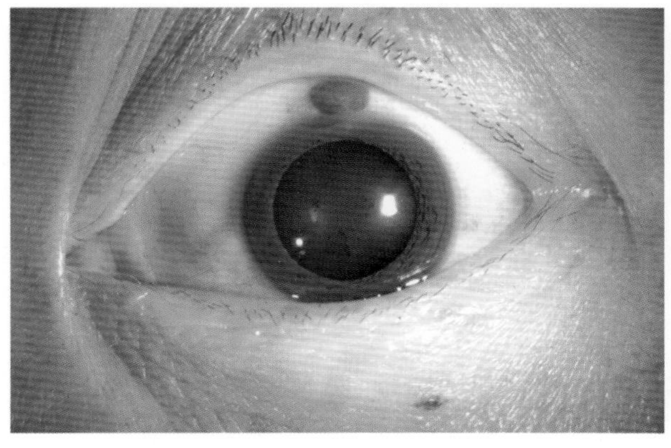

图 5-45　左眼前节照：12 点方位巩膜缘上方黑色肿物，边界清晰，晶状体前囊色素颗粒沉积（×6.3）

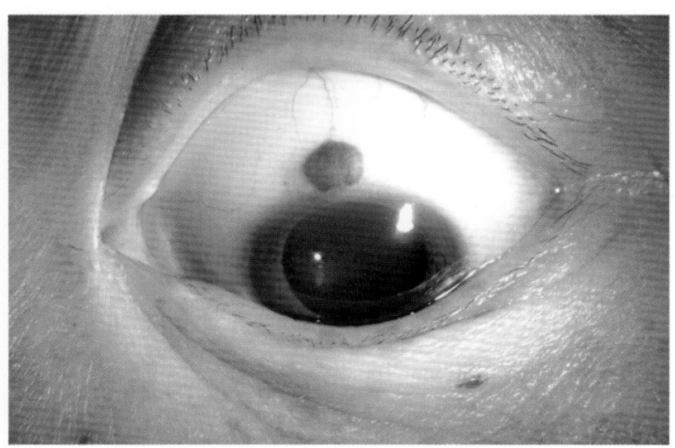

图 5-46　左眼前节照：上方巩膜表面黑色肿物生长，有血管长入（×6.3）

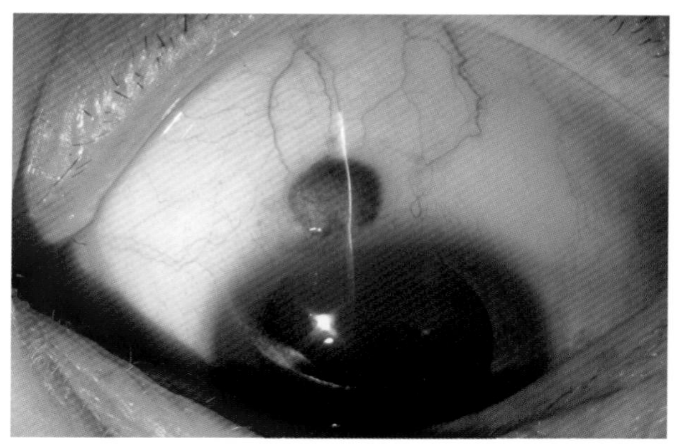

图 5-47　巩膜肿物裂隙照：肿物位于结膜下，周边新生血管长入（×10）

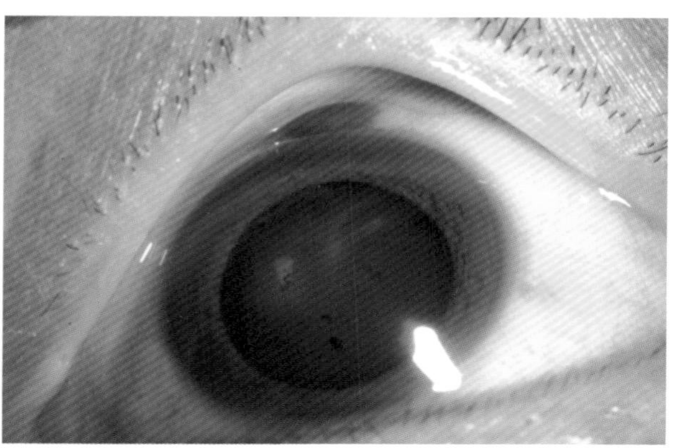

图 5-48　散瞳后眼前节照：晶状体前囊、上方晶状体赤道部和晶状体悬韧带色素颗粒沉积（×10）

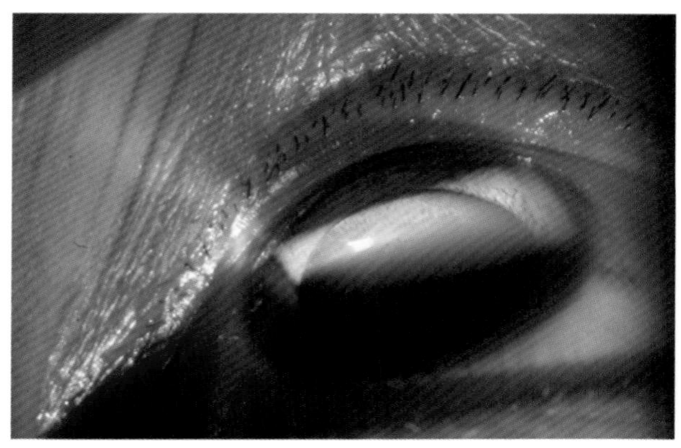

图 5-49　上方晶状体后表面和晶状体悬韧带色素颗粒沉积（×10）

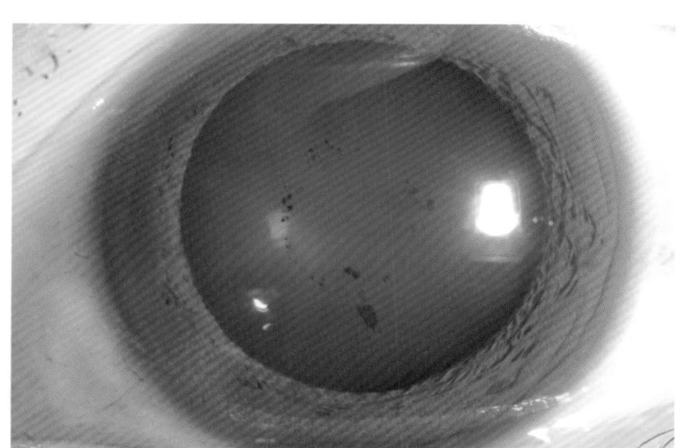

图 5-50　晶状体前囊环形色素颗粒沉积（×16）

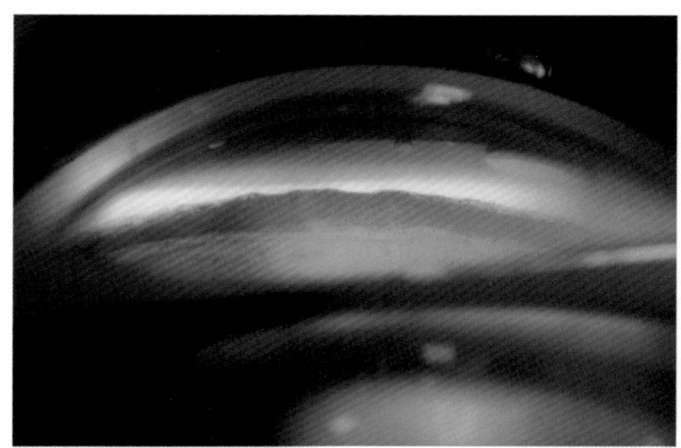

图 5-51　下方房角大量色素颗粒沉积（×16）

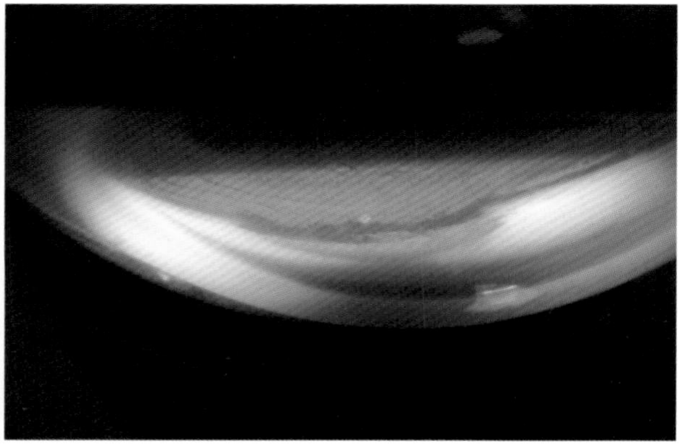

图 5-52　上方房角：肿物挤压虹膜根部导致房角粘连，虹膜根部及相应巩膜内表面色素沉积（×16）

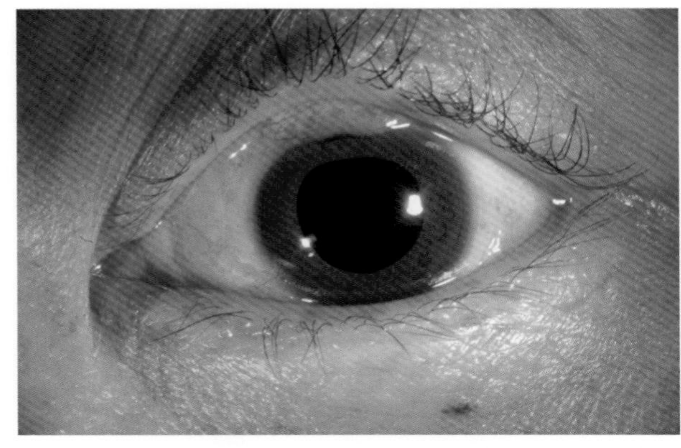
图 5-53　脉络膜黑色素瘤切除＋异体巩膜移植术后 3 个月前节照（×6.3）

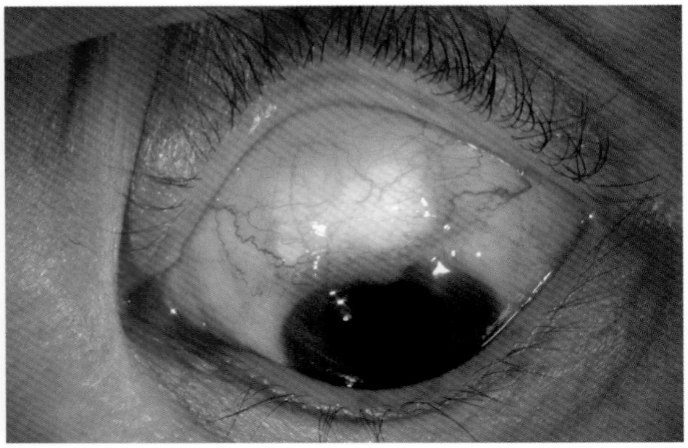

图 5-54　异体巩膜表面结膜充血（×6.3）

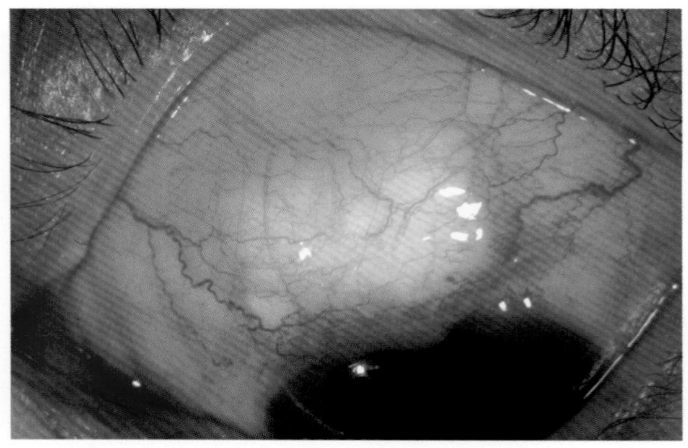
图 5-55　巩膜植片和术后表面结膜中倍照　（×10）

病例二　患者顾某某，女，58 岁，因右眼视力下降 6 个月就诊。查体：右眼颞侧虹膜根部黑色肿物生长，并与前房角粘连，散瞳后见颞侧虹膜后半球形棕色肿物生长。眼部彩超和 MRI 支持脉络膜黑色素瘤诊断。（图 5-56 ～ 5-59）

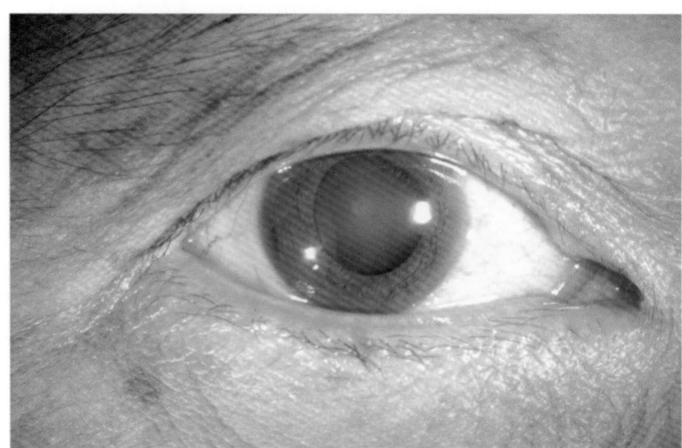
图 5-56　右眼前节照：颞侧虹膜根部黑色肿物、前粘连，虹膜后棕色半球形肿物（×6.3）

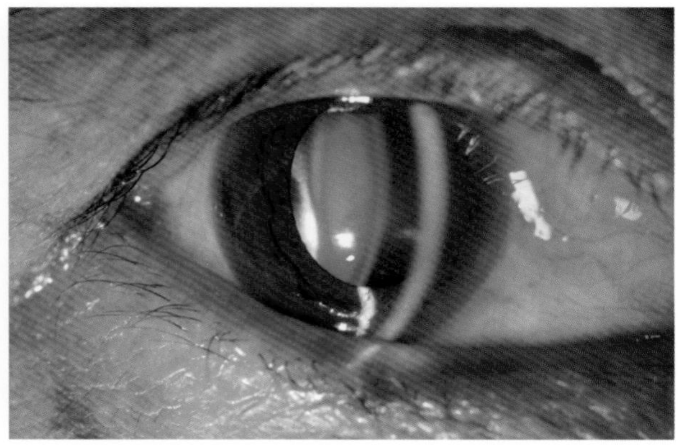
图 5-57　右眼前节裂隙照：虹膜后肿物与晶状体后表面相贴附（×10）

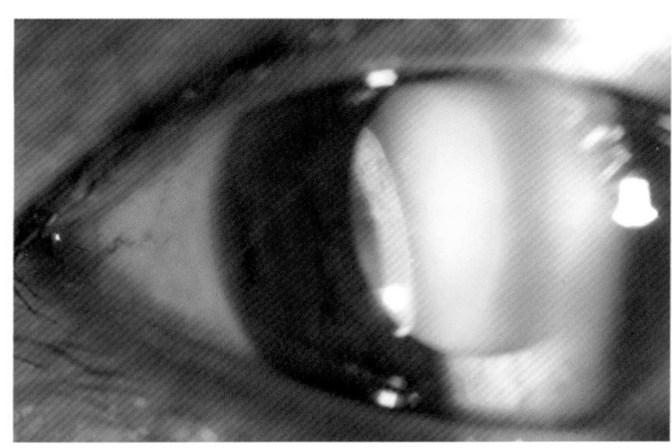
图 5-58　肿物放大照片：表面呈棕色，有色素脱失（×16）

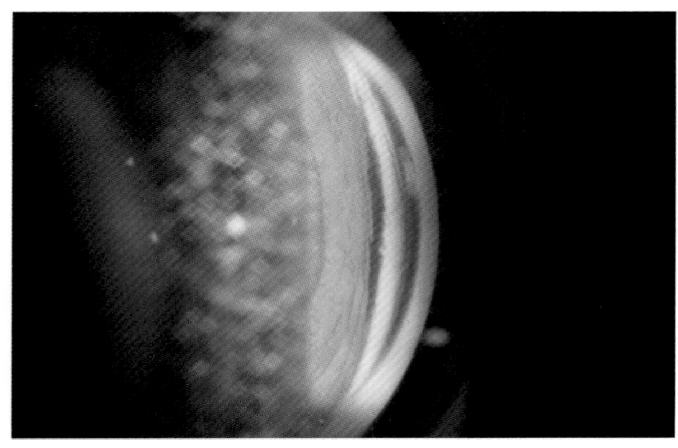
图 5-59　颞侧房角镜检查：颞侧虹膜根部呈黑色，并与角巩膜内表面粘连（×10）

病例三　患者吕某某，女，53 岁，因左眼内发现黑色肿物 3 周就诊。查体：左眼下方虹膜根部黑色肿物，与房角粘连。UBM、眼部超声和眼眶 MRI 检查提示：左眼下方睫状体实性肿物。初步诊断为：左眼脉络膜黑色素瘤。（图 5-60 ～ 5-63）

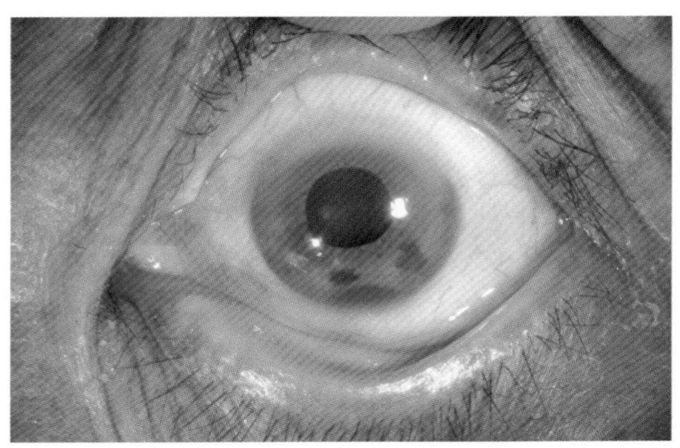
图 5-60　左眼前节照：6 点方位虹膜根部黑色肿物（×6.3）

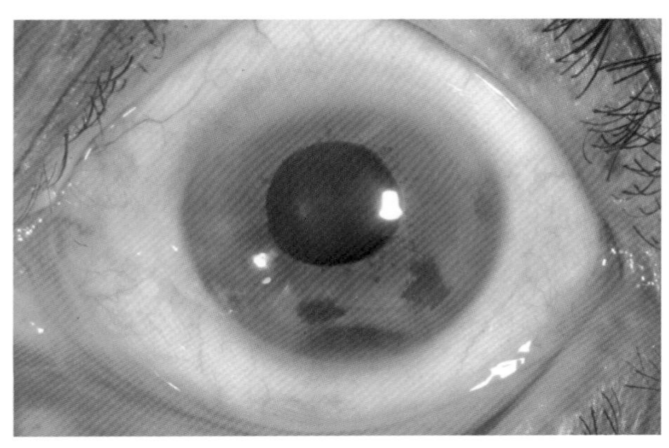
图 5-61　左眼前节中倍照（×10）

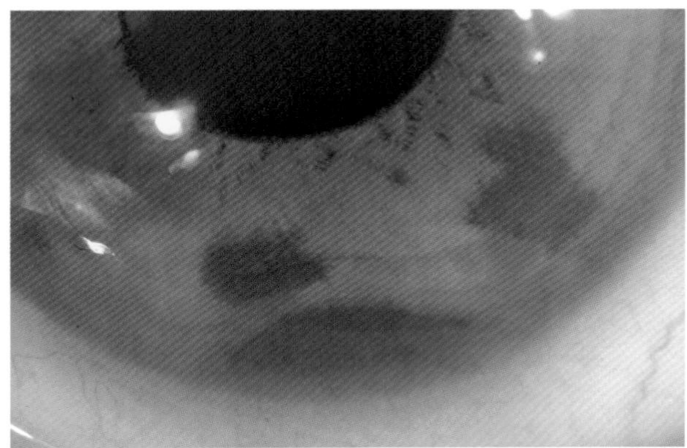
图 5-62　前房角下方虹膜睫状体肿物高倍照（×25）

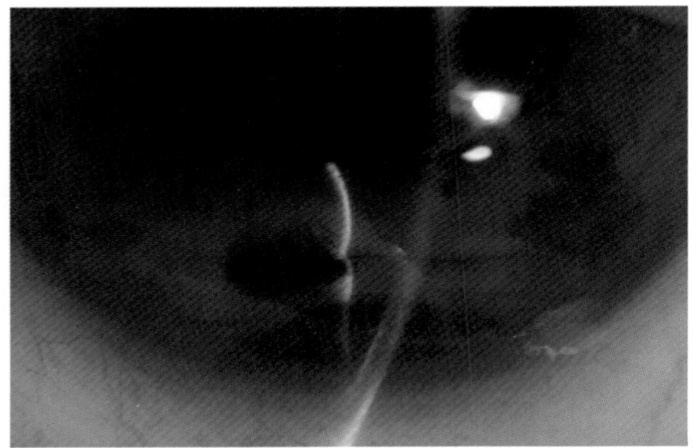
图 5-63　下方虹膜睫状体肿物裂隙照（×25）

病例四　患者程某某，男，47 岁，因左眼视力下降 5 个月就诊。查体：左眼颞下方虹膜根部“黑变”，与周边角膜粘连，通过瞳孔区可见颞下方虹膜后深棕色肿物。诊断为：左眼脉络膜黑色素瘤。（图 5-64 ～ 5-70）

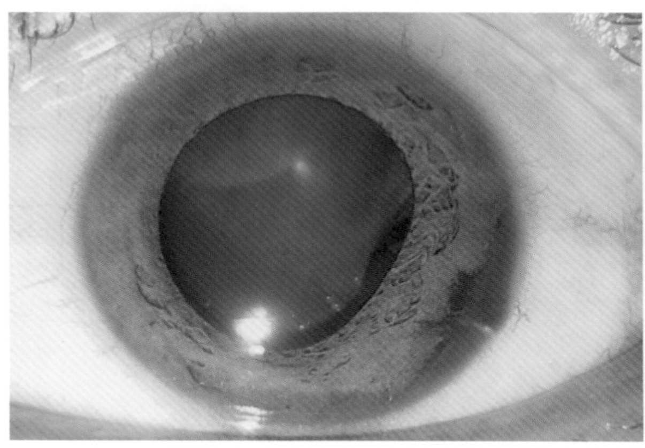

图 5-64　左眼前节照：颞下方虹膜根部深棕色肿物，与房角粘连，瞳孔区颞下方虹膜后深棕色肿物（×10）

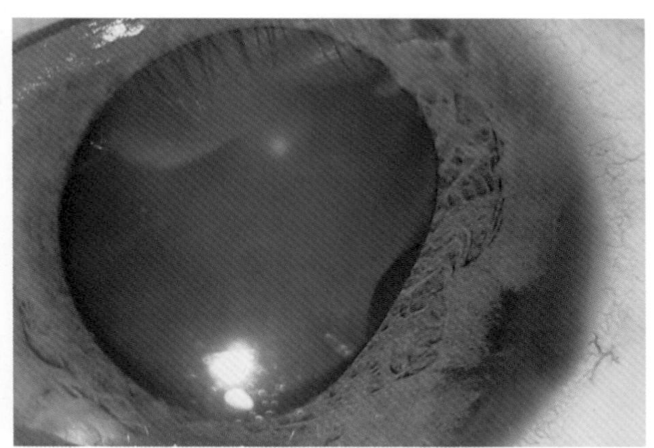

图 5-65　左眼前节高倍照：颞下方虹膜后深棕色肿物（×16）

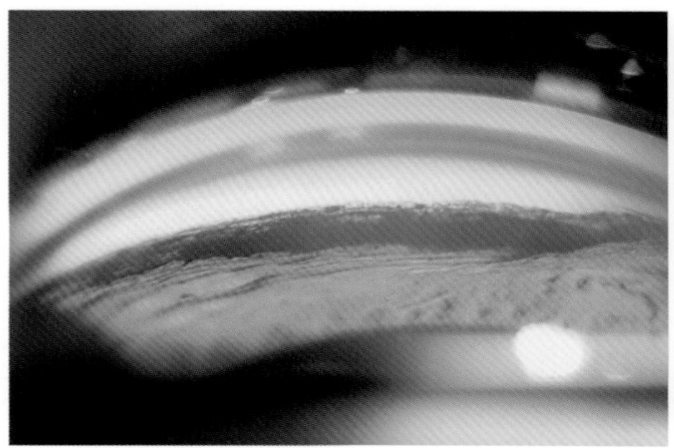

图 5-66　左眼下方房角色素颗粒沉积，覆盖房角结构（×16）

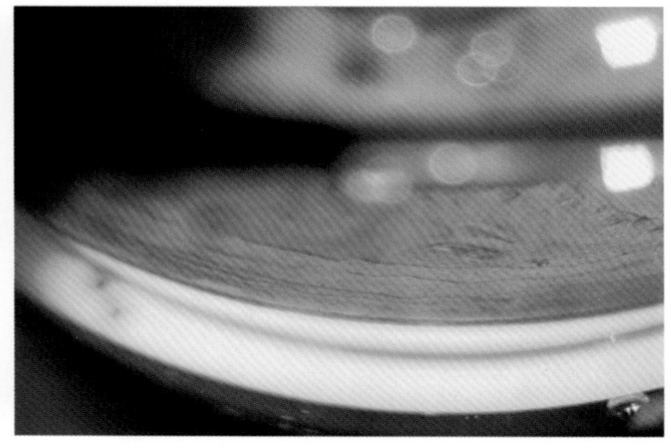

图 5-67　上方房角小梁网色素颗粒沉积（×16）

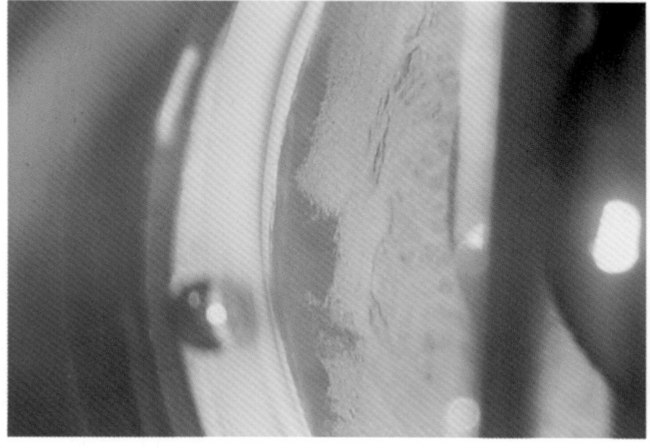

图 5-68　颞侧房角虹膜根部及房角（×16）

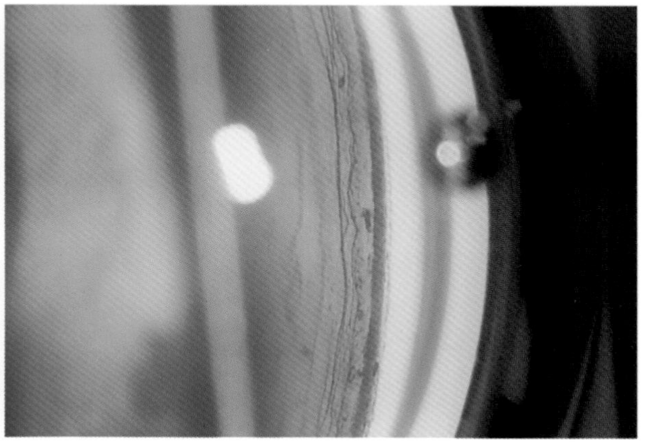

图 5-69　鼻侧房角：小梁网色素颗粒沉积（×16）

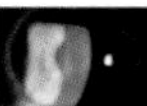

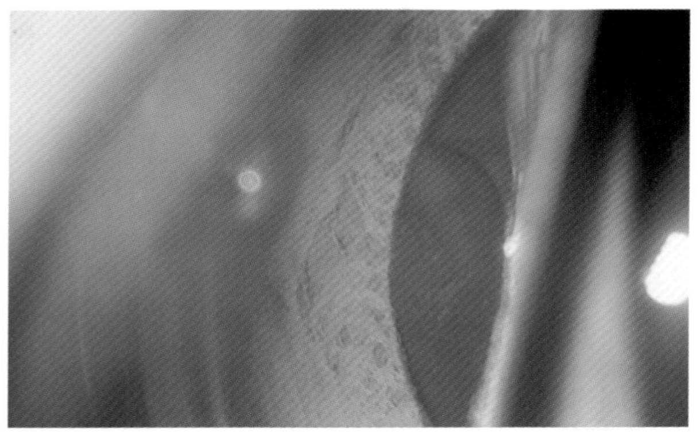

图 5-70　房角镜下看颞下方虹膜后肿瘤（×16）

病例五　患者胡某某，女，31 岁，因左眼视力下降半年就诊。查体：左眼鼻侧虹膜根部实性肿物生长，与周边角膜接触，眼部彩超和 MRI 证实为实性肿物。诊断为：脉络膜黑色素瘤。行手术切除，病检结果证实为脉络膜黑色素瘤。（图 5-71 ～ 5-72）

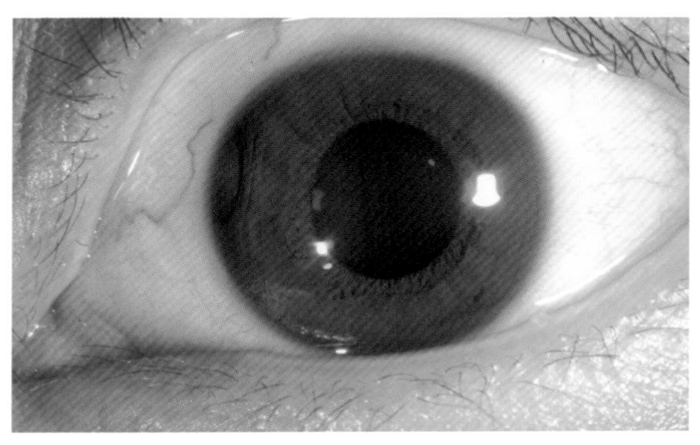

图 5-71　左眼前节照：左眼 9 点方位虹膜根部肿物（×10）

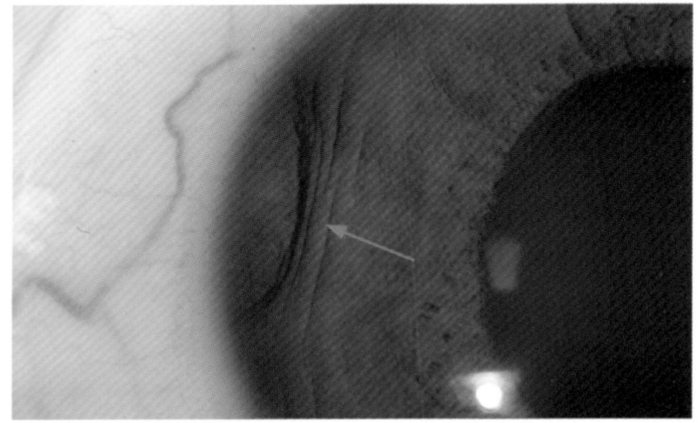

图 5-72　左眼鼻侧虹膜根部肿物高倍照（红色箭头）（×25）

病例六　患者李某某，男，62 岁，因右眼角膜表面黑色肿物生长 5 个月就诊。查体：右眼鼻上方周边角膜表面黑色球形肿物生长，周围角膜变性混浊，眼部彩超及 MRI 显示为脉络膜实性肿物。诊断为：右眼脉络膜黑色素瘤，角膜葡萄肿。（图 5-73，5-74）

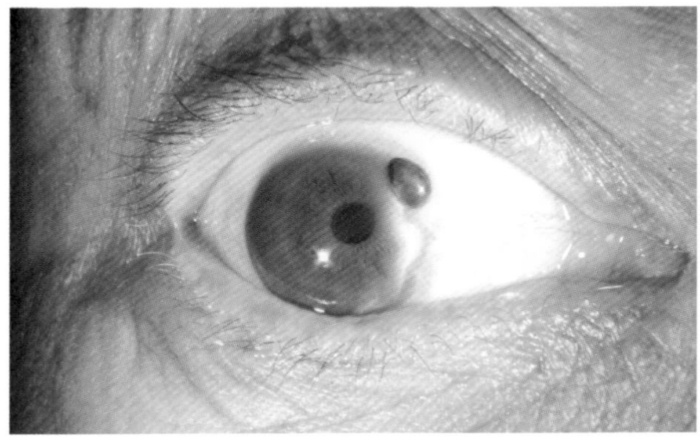

图 5-73　右眼前节照：鼻上方周边角膜表面黑色半球形肿物，边界清晰，周围角膜变性，呈白色混浊（×6.3）

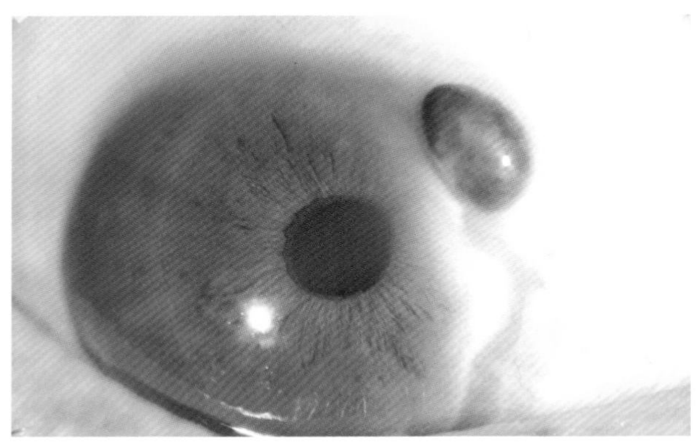

图 5-74　右眼角膜表面肿物中倍照（×10）

病例七　患者彭某某，男，51 岁，因右眼视力下降半年就诊。查体：右眼鼻侧虹膜后球形肿物，眼部彩超和 MRI 证实为实性肿物。诊断为：右眼脉络膜黑色素瘤。（图 5–75，5–76）

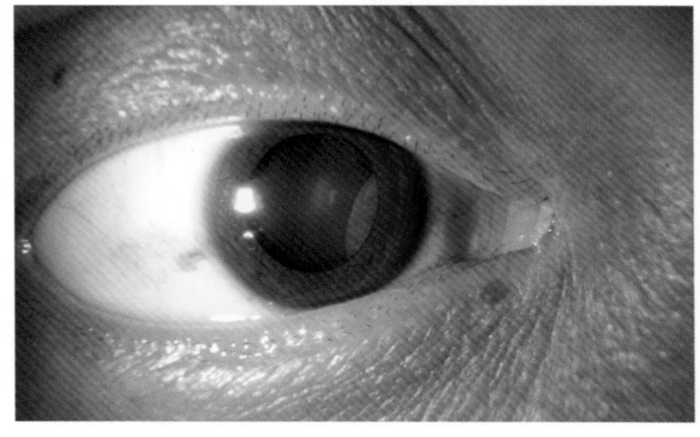

图 5–75　右眼散瞳后前节照：鼻侧虹膜后球形肿物（×6.3）

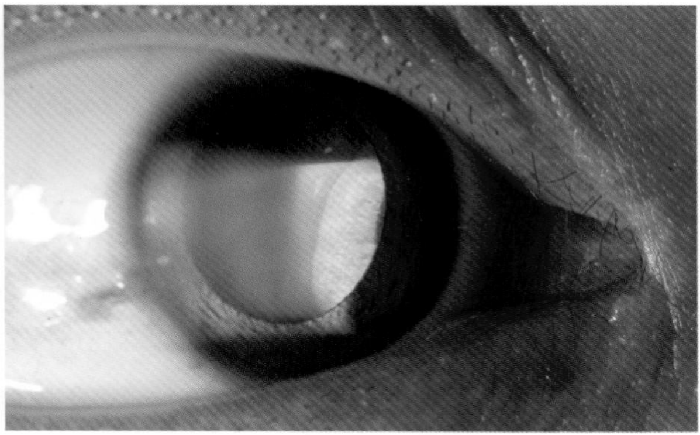

图 5–76　右眼虹膜后肿物裂隙照　（×16）

病例八　患者张某某，女，45 岁，因右眼视力下降 7 个月就诊。查体：右眼颞侧虹膜根部后实性肿物，虹膜向前膨隆，颞侧晶状体局限性混浊。诊断为：右眼脉络膜黑色素瘤，右眼并发性白内障。（图 5–77 ～ 5–80）

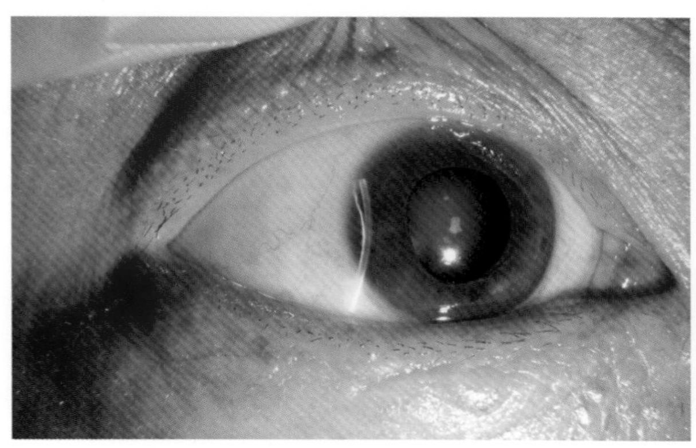

图 5–77　右眼前节低倍照：颞侧虹膜根部隆起，前粘连，色素沉着（×6.3）

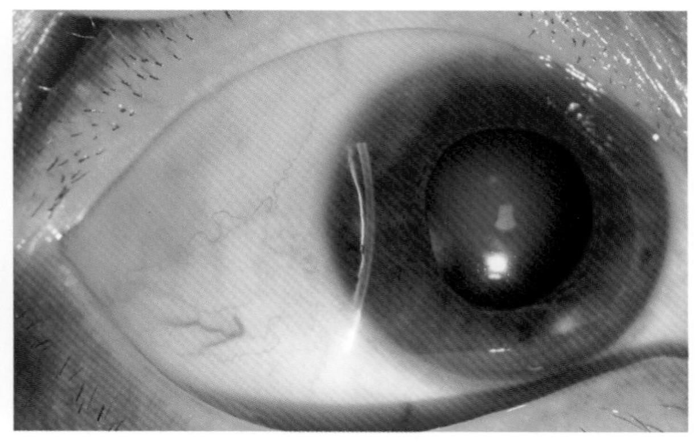

图 5–78　右眼裂隙照：8 ～ 9 点方位周边虹膜黑变，向前膨隆，并与角膜内表面接触；颞下方晶状体混浊（×10）

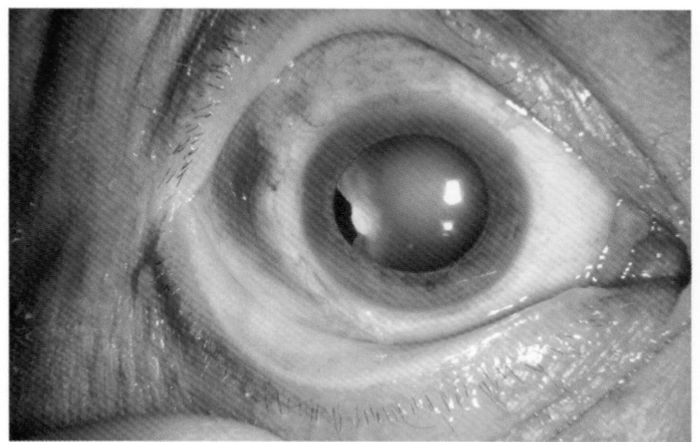

图 5–79　右眼脉络膜黑色素瘤切除术后 1 周（×6.3）

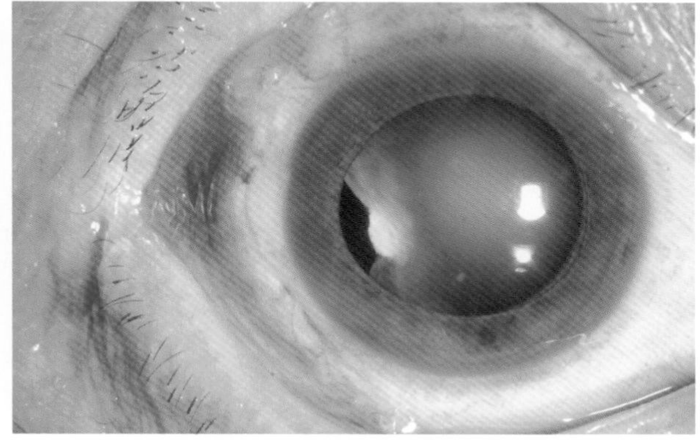

图 5–80　右眼脉络膜黑色素瘤切除术后 1 周眼部中倍照（×10）

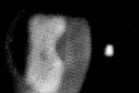

病例九 患者雷某某，女，20 岁，因左眼视力下降 9 个月就诊。查体：左眼上方虹膜后 2 个实性肿物，眼部彩超和 MRI 证实为实性肿物。诊断为：左眼脉络膜黑色素瘤。（图 5-81，5-82）

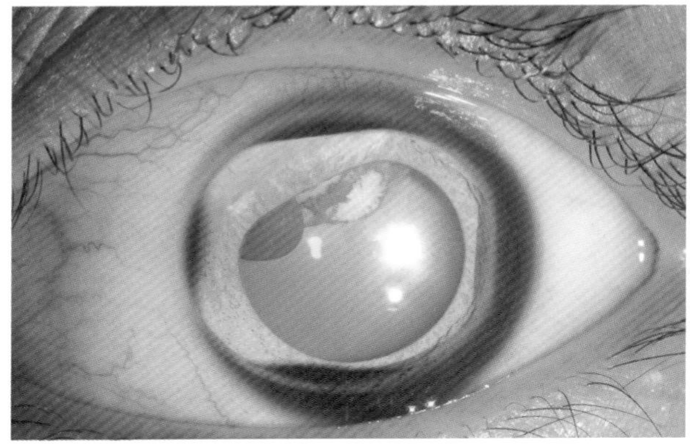

图 5-81 左眼前节中倍照：左眼上方虹膜晶状体后“黑白”相邻 2 个实性肿物（×10）

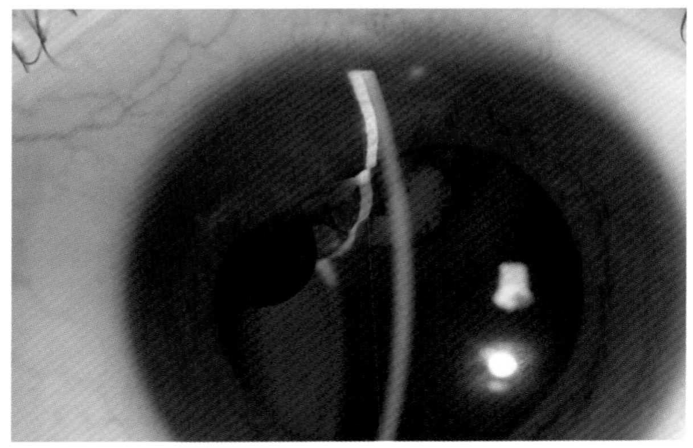

图 5-82 裂隙照显示：上方虹膜被向前推挤，虹膜与角膜相接触（×16）

病例十 患者马某某，女，21 岁，因左眼下方“黑色素痣”生长数年就诊。查体：左眼下方虹膜根部表面深棕色肿物生长，边界清晰。诊断为：脉络膜黑色素瘤。（图 5-83，5-84）

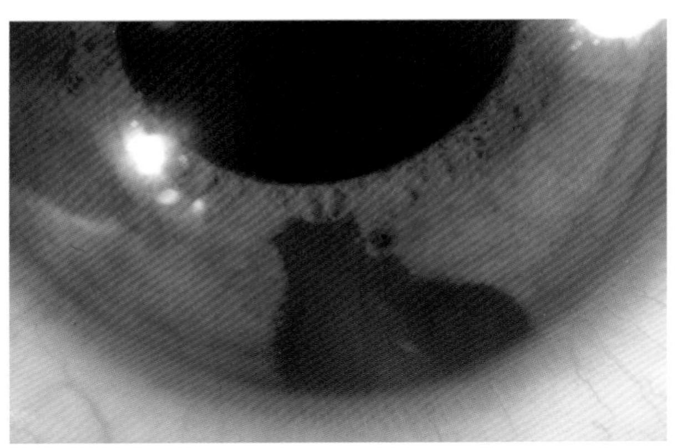

图 5-83 左眼下方虹膜表面深棕色肿物（×25）

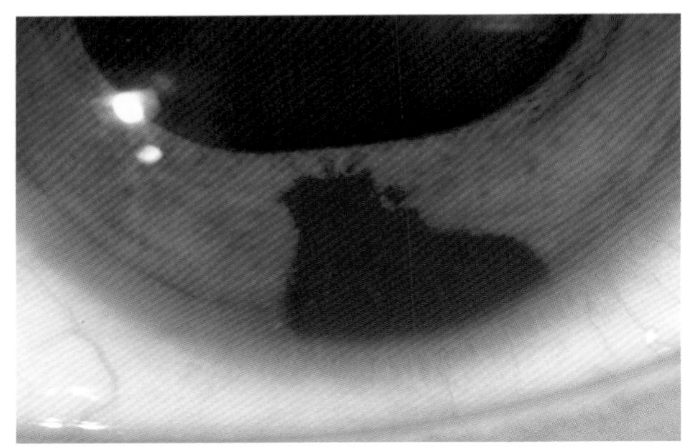

图 5-84 观察 40 天后左眼前节照 （×25）

四、脉络膜转移癌

脉络膜血运丰富且缓慢，易发生癌细胞种植和转移癌。脉络膜转移癌（metastatic carcinoma of the choroid）可双眼或单眼受累，以乳腺癌转移多见，肺癌、肾癌、消化道癌、甲状腺癌及肝癌也是其常见的原位癌。转移癌生长较快，常因压迫睫状神经导致眼痛或头痛。常表现为后极部视网膜下灰黄色或黄白色、结节状扁平隆起，晚期引起广泛视网膜脱离。

诊断时应详细询问病史、查找原发病灶。眼部超声、CT、MRI 和 FFA 检查有助于诊断。

脉络膜转移癌的确诊提示原位癌的晚期，还应考虑其他部位是否存在转移，此时，除非为了解除眼部的剧烈疼痛，眼球摘除已无意义，应以化学治疗、放射治疗和减轻疼痛为主。

五、脉络膜骨瘤

脉络膜骨瘤（choroidal osteoma）病因不确切，多认为是一种骨性迷离瘤，常见于女性，单眼居多。肿瘤多位于视盘附近，呈黄白色或橘红色，局部扁平隆起，可见色素沉着、肿物边缘不规则。可伴有视网膜下新生血管膜、出血或渗出性视网膜脱离。

FFA、ICGA、眼部超声、CT 检查有助于诊断。目前无确切有效的治疗方法，出现视网膜下新生血管者可考虑抑制新生血管或激光光凝治疗。

第六章

晶状体疾病

Disorders of the Crystalline Lens

晶状体（crystalline lens）是眼球重要的光学结构，位于虹膜与玻璃体之间，起到汇聚光线的作用。晶状体为双凸面、有弹性、无血管的透明组织，具有复杂的代谢过程，其营养成分主要源自房水。晶状体的透明度和位置异常均可能导致视力障碍。（图 6-1，6-2）

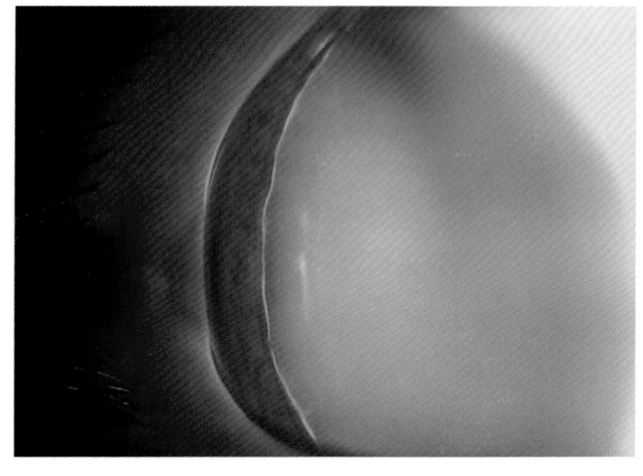

图 6-1　晶状体及其赤道部

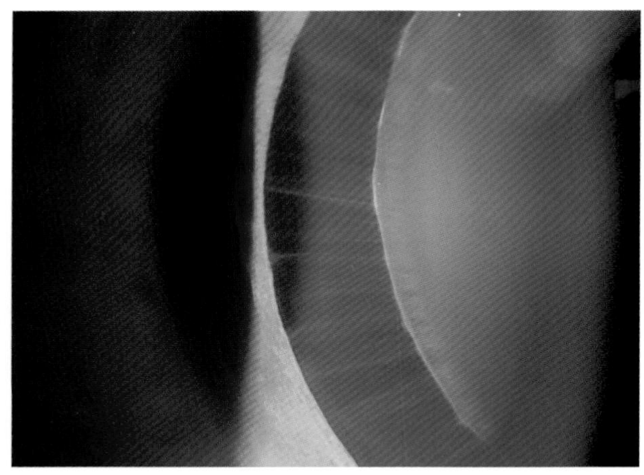

图 6-2　晶状体悬韧带

第一节　白内障

Cataract

任何原因导致的晶状体透明度下降或混浊均为白内障，常见的原因包括：老化、外伤、局部炎症、眼房水理化因素异常、遗传、辐射、代谢障碍、中毒等。多数情况下，致病因素首先影响晶状体囊膜的通透性，使其破坏屏障功能，最后导致晶状体蛋白发生变性、形成混浊。

白内障分类方法很多，按病因不同可分为：年龄相关性、外伤性、并发性、代谢性、中毒性白内障等；依据发病时间可分为先天性和后天性白内障；依据部位可分为：皮质性、核性和后囊下白内障；按晶状体混浊形态分为：点状、冠状和绕核性白内障。此外，按白内障进展程度可分为：未成熟期、成熟期和过熟期白内障。

尽管发生的原因不同，白内障患者的临床表现相类似，主要包括：眼前黑影、视力下降、对比敏感度降低、屈光度改变（如近视性屈光度增加和晶状体源性散光改变）、单眼复视或多视、色觉异常等。

一、年龄相关性白内障

1. 分类

年龄相关性白内障（age-related cataract）又称老年性白内障（senile cataract），是由于年龄的增加导致晶状体代谢功能降低而发生的晶状体混浊。随着年龄的增长，年龄相关性白内障的患病率上升。

年龄相关性白内障具体病因不明，目前认为是环境、营养、代谢和遗传等多种因素共同作用的结果。常双眼发病，程度可不同。依据混浊部位不同，年龄相关性白内障常分为：皮质性、核性和后囊下白内障。

（1）皮质性白内障（cortical cataract）。皮质性白内障最为常见，其在不同阶段可表现出不同特点，依据此特点可将其分为初发期、膨胀期、成熟期和过熟期。

1）初发期（incipient stage）：晶状体皮质内出现空泡、水裂和板层分离现象。在裂隙灯下空泡表现为圆形透明小泡，位于前后皮质中央或缝合附近。水裂形状不一，从周边向中央逐渐扩大。板层分离多集中在皮质深层，呈羽毛状。皮质楔形混浊是初发期主要的病理特点，尖端指向视轴，基底部宽并在赤道部汇合，最后形成轮辐状。在散瞳状态下，直接检眼镜透照法或裂隙灯显微镜下眼底红光反射时，轮辐状阴影尤其明显。在白内障初发期，由于中央部位并未受累，视力障碍可以不明显，甚至不影响视力。

2）膨胀期（intumescent stage）：又称未熟期（immature stage），晶状体内水分积聚，混浊程度增加，体积膨胀，可推挤虹膜使前房变浅，在前房本来就浅的患者可能诱发急性闭角型青光眼的发生。晶状体皮质呈不均匀的灰白色混浊，以斜照法检查晶状体时，裂隙灯光使投照侧虹膜在深层混浊皮质上产生新月形阴影，称为虹膜投影，是此期的特点。

3）成熟期（mature stage）：晶状体混浊程度进一步加重，直至全部混浊，虹膜投影消失。患者的视力明显下降，甚至下降至手动或光感，眼底很难看清。

4）过熟期（hypermature stage）：如果成熟期得不到手术治疗，因内部水分逐渐减少，晶状体体积缩小，囊膜皱缩，晶状体内出现不规则白色斑点及胆固醇结晶，前房加深，可有虹膜震颤。晶状体皮质纤维蛋白逐渐液化，呈乳白色。棕黄色晶状体核下沉于囊袋下方，并随体位变化而移动，上方前房可进一步加深，称为 Morgagnian 白内障。在混浊的晶状体核下沉之后，视力可以突然提高。过熟期白内障囊膜变性、通透性增加或出现细小的破裂。当液化的皮质渗漏至囊袋外，可诱发葡萄膜炎。长期存留房水中的晶状体皮质可沉积前房角，也可被巨噬细胞吞噬、堵塞前房角而引起继发性青光眼，称为晶状体溶解性青光眼。过熟期白内障的晶状体悬韧带发生退行性改变，容易发生晶状体脱位。

病例　患者胡某某，男，61 岁，因双眼视力下降、眼前黑影 2 年就诊。查体：双眼视力 0.1，前房浅，周边前房 0 ～ 1/4 CT，晶状体皮质混浊、膨胀，眼底窥不清，右眼眼压 21mmHg，左眼眼压 20mmHg。诊断：年龄相关性白内障，原发性房角关闭。（图 6-3 ～ 6-6）

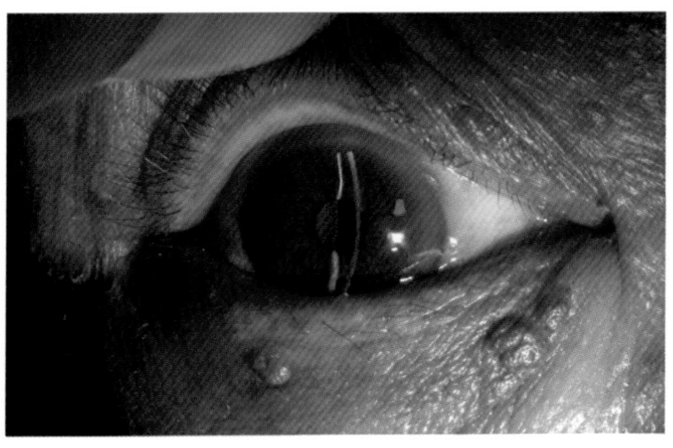

图 6-3　右眼前节照：晶状体混浊、膨胀，前房浅（×6.3）

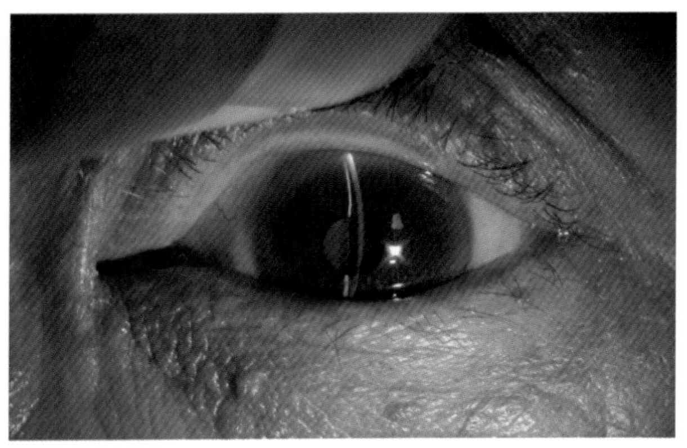

图 6-4　左眼前节照：晶状体皮质混浊，前房浅（×6.3）

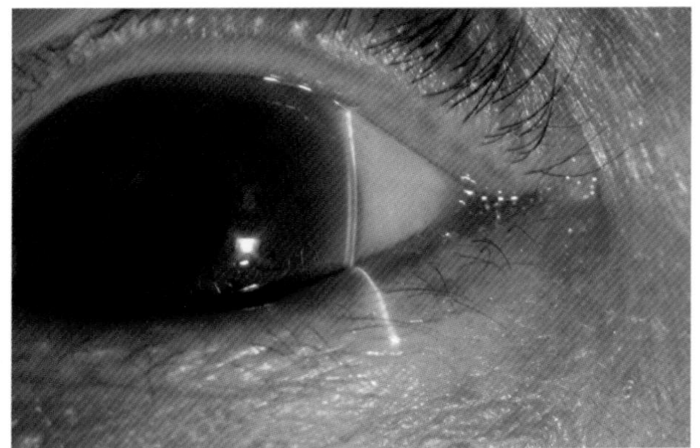

图 6-5　右眼鼻侧周边前房深度 0 CT（van Herick 法，×10）

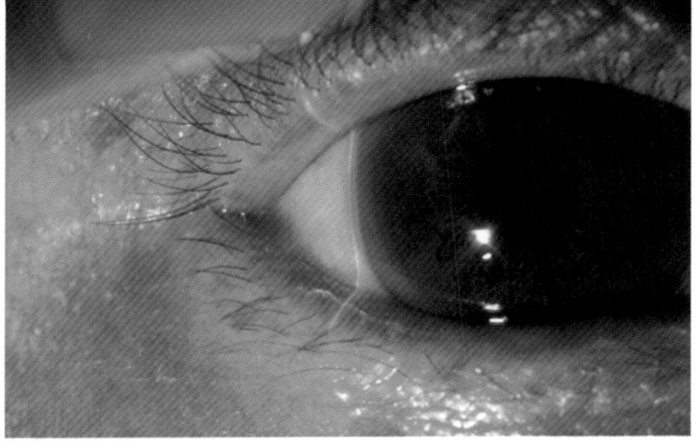

图 6-6　右眼颞侧周边前房深度 0 CT（van Herick 法，×10）

（2）核性白内障（nuclear cataract）。核性白内障较皮质性白内障少见，发病年龄较早，但进展缓慢。混浊通常从胎儿核开始，逐渐发展至成人核，直至完全混浊。初期晶状体核呈黄色混浊，很难与核硬化相鉴别。核硬化属于生理现象，由于晶状体终生生长，晶状体核密度逐渐增加、颜色变深、透明度降低，但对视力无明显影响。散大瞳孔后用透照法检查，核性白内障在周边部环形红色反光中呈一盘状暗影，眼底检查仅能从周边部看清眼底。部分患者发生核性白内障时伴有晶状体核屈光力增加，可发生近视或近视度数加深，而周边屈光度并无改变，晶状体双焦点，可产生单眼复视或多视。核性白内障最后逐渐变为棕黄色和棕黑色，视力进一步减退。晶状体皮质可随核性白内障的发展而出现混浊。

（3）后囊膜下白内障（subcapsular cataract）。典型的后囊膜下白内障为后极部囊膜下浅层皮质出现棕黄色混浊，由许多致密小点组成，其中有小空泡和结晶样颗粒，外观似锅巴状。由于混浊位于视轴及晶状体光学节点之前，后囊膜下白内障早期就会出现视力障碍。

2. 诊断

由于晶状体位置靠前、居中，散瞳后在裂隙灯下能够清晰全面检查，因此，白内障的发现和诊断并不难，但需避免因晶状体的混浊而遗漏其他眼病。

3. 治疗

当白内障发展到影响工作和生活时，可以考虑手术治疗，术后植入人工晶状体，对无法植入人工晶状体的患者需及时佩戴眼镜或角膜接触镜矫正视力。

二、先天性白内障

1. 分类

先天性白内障（congenital cataract）是指出生时或出生后 1 年内发生的晶状体混浊，可伴有其他眼部异常或系统性疾病。先天性白内障是导致儿童失明和弱视的重要原因。

影响胎儿晶状体正常发育的因素包括遗传、病毒感染、药物、辐射以及孕期母亲患有全身病等。

先天性白内障可单眼或双眼发病，多数为静止的，少数在出生后继续发展。混浊部位局限，常表现出一定的几何形状。根据混浊部位、形态和范围，先天性白内障分类如下。

（1）前极白内障（anterior cataract）。因胚胎期晶状体泡未从表面外胚叶完全脱落所致，表现为前囊中央局限性混浊，多为圆形，可向内深入晶状体皮质，或表面突出于前房内。多为双眼、静止不发展。由于多数前极白内障范围小，且其他部位晶状体透明，所以前极白内障对视力影响较小。

病例　患者郭某某，男，21 岁，因左眼先天性白内障手术后眼胀 2 天就诊。查体：左眼角膜透明，人工晶状体在位，眼压 37mmHg，右眼晶状体前极局限性混浊。诊断为：左眼继发性青光眼，左眼先天性白内障摘除＋人工晶状体植入术后，右眼先天性前极白内障。（图 6-7 ～ 6-10）

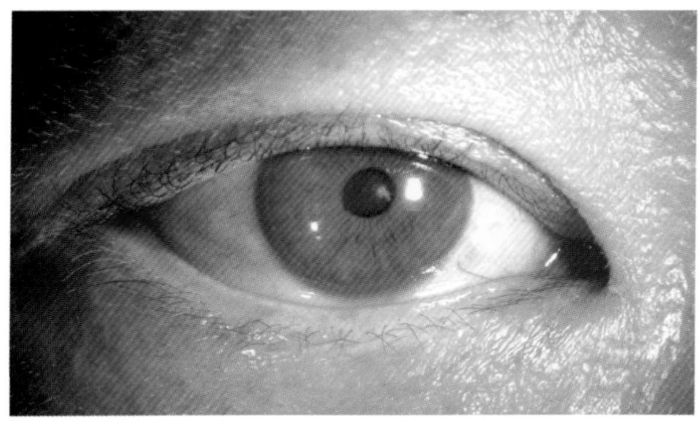
图 6-7　右眼前节照：晶状体前极局限性混浊（×6.3）

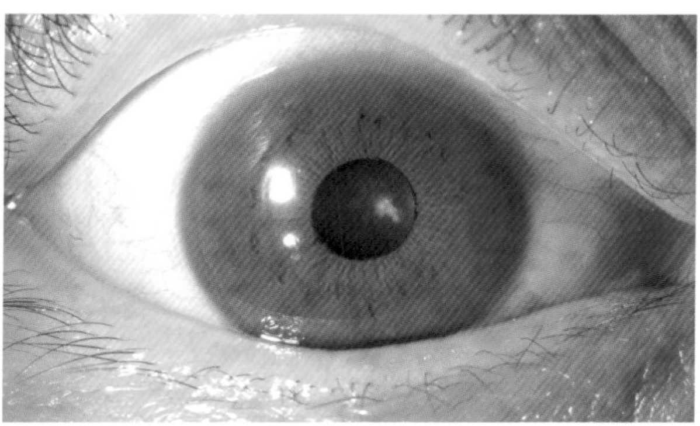
图 6-8　右眼前节中倍照：晶状体前极局限性混浊（×10）

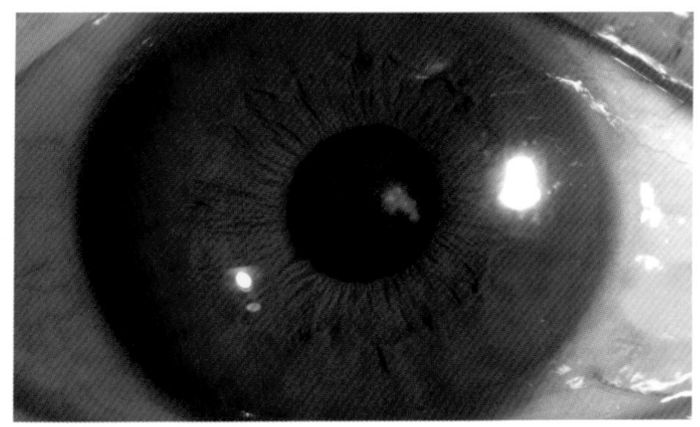
图 6-9　前极白内障高倍照　（×16）

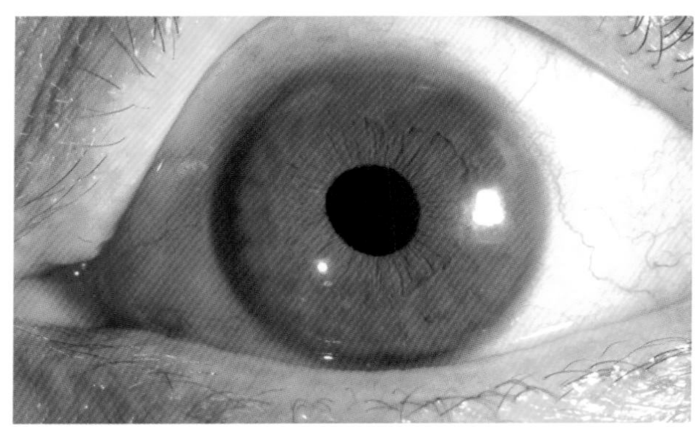
图 6-10　左眼前节照：白内障术后人工晶状体在位（×10）

（2）后极白内障（posterior cataract）。由于胚胎期玻璃体血管未完全消退所致，表现为晶状体后囊中央局限性混浊，边缘不齐，可呈盘状、核状或花萼状，双眼受累，多为静止性。因混浊区紧邻光学节点，对视力存在不同程度影响。

病例一　患者金某，女，6 岁，因左眼从小视力差就诊，无外伤史和全身病史。查体：左眼晶状体后极部囊膜局限性混浊，并向玻璃体腔内突出，边界清晰。诊断为：先天性后极白内障。（图 6-11 ～ 6-13）

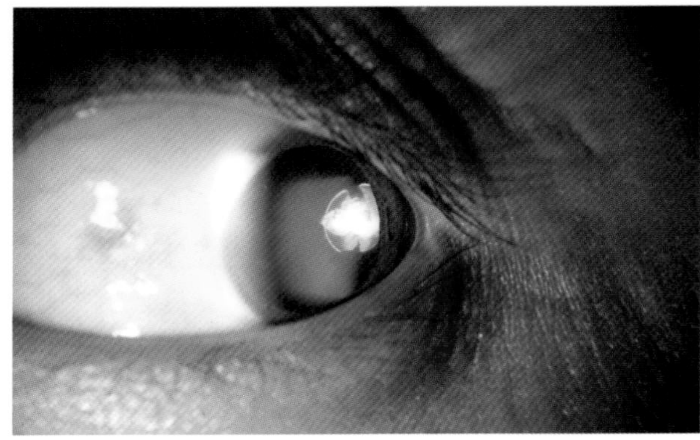
图 6-11　左眼散瞳后前节照：晶状体后极部局限性混浊，并向玻璃体腔内突出（×10）

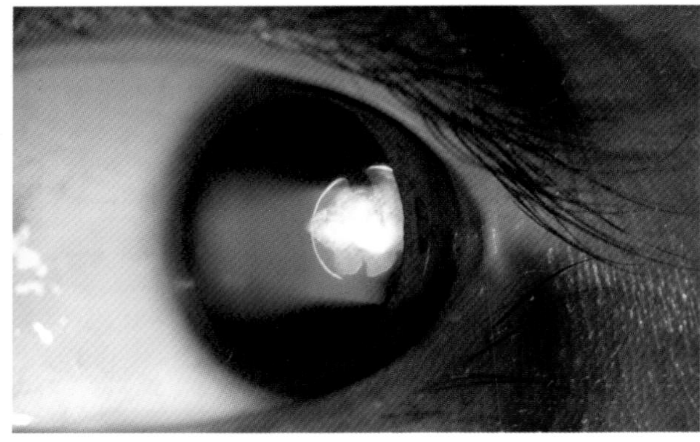
图 6-12　左眼晶状体后极部混浊（×16）

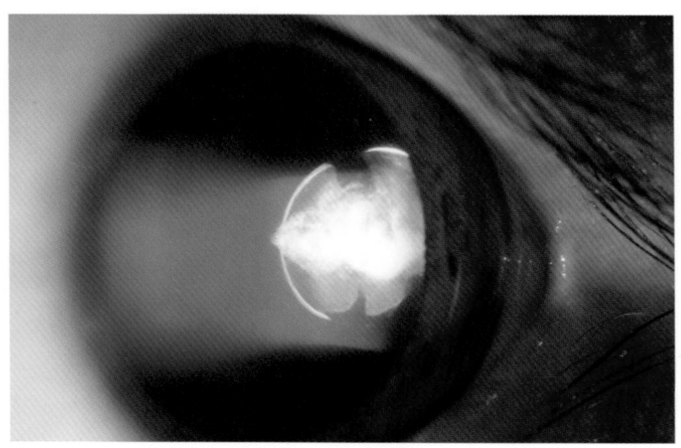

图 6-13　左眼晶状体后极部混浊高倍照（ ×25）

病例二　患者杨某，男，7 岁，因右眼视物模糊就诊。查体：右眼晶状体后极锥形混浊，并向后方突出。诊断为：右眼先天性后极白内障。（图 6-14，6-15）

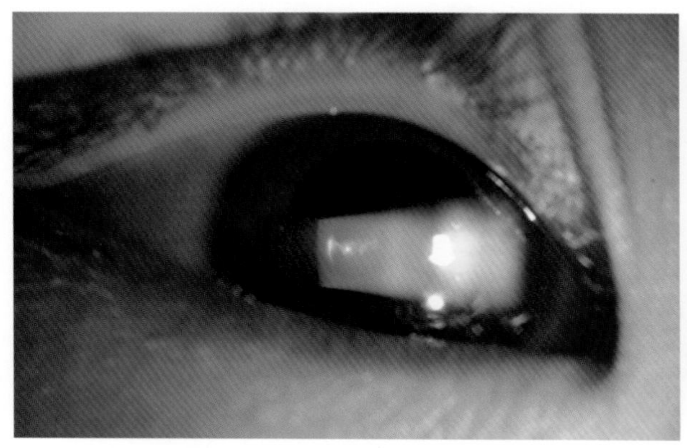

图 6-14　右眼后极部囊膜、囊膜下皮层呈锥形混浊，并向后突出（ ×10）

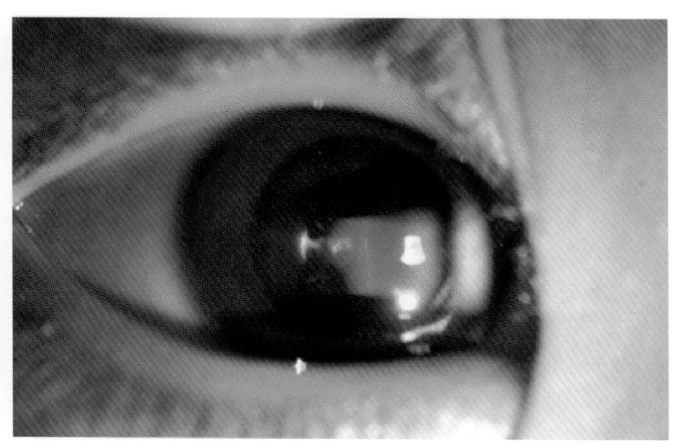

图 6-15　晶状体后极部混浊与玻璃体腔内机化条索相连（ ×10）

（3）花冠状白内障（coronary cataract）。与遗传有关，晶状体皮质深层周边部各种点状混浊呈花冠状排列，双眼发生，静止性，很少影响视力。

（4）点状白内障（punctate cataract）。晶状体皮质内白色、蓝色或淡色细小点状混浊，发生在出生后或青少年时期，一般不影响视力，静止性。

（5）绕核性白内障（perinuclear cataract）。是儿童期常见白内障，为晶状体在胚胎期的代谢障碍所致，可能与胎儿甲状旁腺功能低下、低血钙及母体营养不足有关。本病常染色体显性遗传。混浊位于透明晶状体核周围的层间，因此，又称为“板层白内障”。有时在此层混浊之外，又有一层或数层混浊，各层之间仍有透明皮质分隔。最外一层常呈“V”字形骑跨在内层混浊区前后，称为“骑子”。常双眼发病，静止性。

（6）核性白内障（nuclear cataract）。是常见的先天性白内障，通常为常染色体显性遗传，少数为隐性遗传，部分为散发病例。胚胎核和胎儿核均可受累，呈致密的白色混浊，但皮质完全透明。多为双眼，静止性，缩瞳时视力障碍明显，散瞳后视力显著提高。

（7）全白内障（total cataract）。为遗传性疾病，以常染色体显性遗传多见，少数为隐性遗传。因晶状体纤维在其发育的中、后期受损所致。临床表现为患儿出生时或出生后 1 年内晶状体全部混浊，有时伴有囊膜增厚、钙化，皮质浓缩。多双眼受累，严重影响视力，需尽早手术。

（8）膜性白内障（membranous cataract）。较少见，晶状体纤维在宫内发生退行性变，白内障内容物完全液化，逐渐被吸收变薄形成膜性白内障。前、后囊膜接触并机化，两层囊膜间可夹有残留的晶状体纤维或上皮细胞，使膜性白内障呈厚薄不均的混浊，可单眼或双眼发病，视力损害明显。

（9）其他。先天性白内障还可表现为其他形状的混浊，如缝形混浊、纺锤形混浊、珊瑚状混浊等。

许多先天性白内障还同时合并其他眼部异常或病变，如斜视、眼球震颤、先天性小眼球、视网膜和脉络膜病变、永存瞳孔膜、大角膜、圆锥角膜、永存玻璃体动脉、瞳孔开大肌发育不良以及晶状体脱位或缺损、先天性无虹膜等。

2. 诊断

先天性白内障不难发现，主要依据混浊部位、形态来诊断。诊断时需与其他“白瞳症”相鉴别，排除眼底病变。

3. 治疗

总体治疗原则是恢复视力、防止或减少弱视和盲目的发生。

（1）对视力影响不大的患儿如前极白内障、花冠状白内障和点状白内障，一般无须治疗，宜定期观察。

（2）对视力影响明显的如全白内障、绕核性白内障宜尽早手术，最迟不超过出生后 6 个月。手术愈早，患儿获得良好视力的机会越大。但风疹病毒引起的先天性白内障不宜过早手术，考虑到风疹病毒感染后早期，病毒在晶状体内尚有存留，如果手术过早，可能将残留的病毒释放至眼内其他部位引起虹膜睫状体炎，甚至眼球萎缩。

（3）术后视力康复和弱视训练，先天性白内障手术后需要进行屈光矫正和视力康复训练，以防止弱视，并促进融合功能的发育。随着现代显微镜技术的发展和人工晶状体生物相容性的提高，先天性白内障手术后植入人工晶状体发生严重并发症已经很少，儿童期人工晶状体植入术已被广泛接受，目前认为可在 2 岁施行人工晶状体植入术。没有条件施行人工晶状体植入术的患儿，可用框架眼镜矫正屈光不正，简单易行，容易调整更换。框架眼镜还可作为人工晶状体术后残余屈光不正的矫正方法。角膜接触镜适合于单眼无晶状体患儿，经常取戴有一定的不便，且容易引起角膜损伤或感染。

三、外伤性白内障

1. 分类

眼球顿挫伤、穿通伤和爆炸伤等均可引起晶状体混浊，称为外伤性白内障（traumatic cataract）。多见于青少年儿童和青年人。

外伤性白内障因受伤原因、部位、严重程度不同，可表现出不同的特点。

（1）眼球顿挫伤所致白内障。

1）眼球发生顿挫伤时，瞳孔缘部虹膜色素上皮破裂脱落，并贴附在晶状体前表面，称为 Vossius 环；相应的囊膜下出现皮质混浊，可数日后消失，或长期存在。

2）顿挫伤可使晶状体纤维和缝合结构破坏，液体向晶状体缝合间和板层流动，形成反射状混浊，在伤后数小时或数周内形成，可被吸收或永久存留。

3）受伤后晶状体囊膜通透性改变，引起浅层皮质混浊，呈绕核性白内障。

4）严重顿挫伤可致后囊破裂，房水进入晶状体引起白内障。如后囊裂口小，引起局部混浊，有时可部分吸收。破口大时，晶状体在短时间内迅速混浊。

5）顿挫伤还常引起前房积血、前房角后退、晶状体脱位和眼压升高等。

病例　患者刘某某，男，37 岁，因左眼顿挫伤后视力下降 1 个月就诊。查体：左眼晶状体后囊破裂，后囊下晶状体皮质混浊，前囊膜完整，眼底模糊。诊断：左眼外伤性白内障，左眼顿挫伤。（图 6–16 ～ 6–18）

（2）眼球穿通伤所致白内障。穿通伤可使晶状体囊膜破裂，房水进入晶状体导致混浊。囊膜破口小，可自行闭合，仅表现为局部混浊；如破口大而深，晶状体迅速全部混浊，同时，皮质可溢出进入前房或玻璃体腔导致葡萄膜炎或青光眼。

（3）爆炸伤所致白内障。爆炸时产生的气浪使眼球产生类似顿挫伤的晶状体混浊特点。此外，爆炸物碎片可引起眼部切割伤或穿通伤。

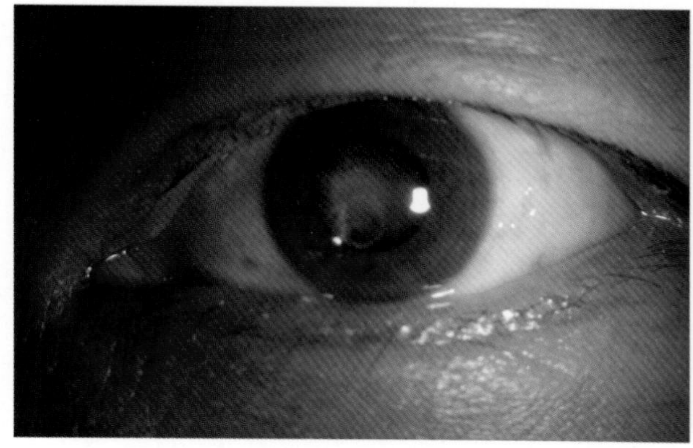

图 6–16　散瞳后左眼前节照：下方晶状体后囊膜破裂，后囊下皮质混浊（×6.3）

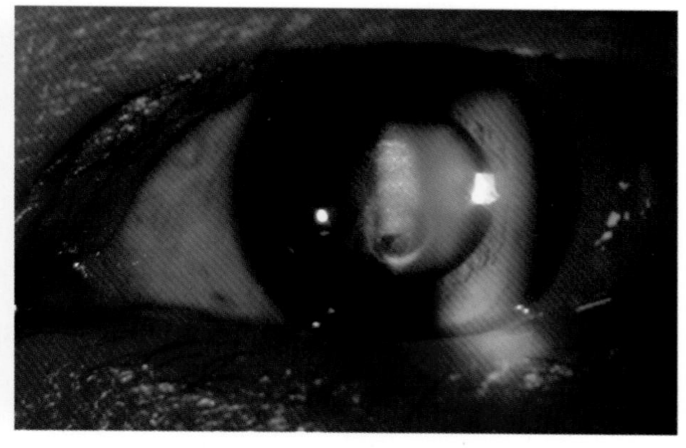

图 6–17　左眼前节裂隙照：下方后囊膜破裂，囊膜片向后翻转（×10）

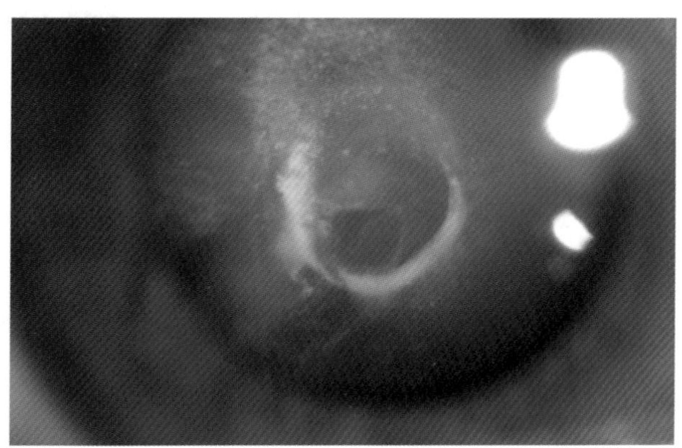

图 6-18 后囊膜高倍照（×25）

（4）电击伤所致白内障。较少见，触电引起的晶状体混浊多集中在前、后囊下皮质；雷电击伤时，晶状体前后囊和皮质均可混浊。

2. 诊断

依据受伤病史，以及晶状体混浊部位、形态不难作出判断，但需注意眼部之外其他部位受伤情况。

3. 治疗

如混浊局限，对视力影响不大，可以观察；一旦晶状体混浊明显且影响视力，应当施行白内障手术，并尽可能同时植入人工晶状体。

四、代谢性白内障

因代谢异常所引起的晶状体混浊称为代谢性白内障（metabolic cataract），常见的有糖尿病性白内障（diabetic cataract）、半乳糖性白内障（galactose cataract）和手足搐搦性白内障（tetany cataract）。代谢性白内障在原发病得到有效治疗后，晶状体混浊可有减轻，如视力下降影响生活或工作，在全身情况允许时施行白内障手术。

五、并发性白内障

由眼内疾病引起的晶状体混浊称为并发性白内障（complicated cataract）。眼部的炎症或退行性病变，可使晶状体营养或代谢发生障碍，从而导致混浊，常见的有葡萄膜炎、视网膜色素变性、视网膜脱离、青光眼、高度近视及眼内肿瘤。

1. 临床表现

患者除原发病外，出现了难以解释的晶状体混浊。并发性白内障因原发病不同，晶状体混浊部位和形态可不一致，眼后段疾病引起者，晶状体混浊首先在后极部囊膜或囊膜下皮质出现混浊，并有较多空泡形成，并向中心和周边扩散；高度近视引起的多为核性白内障；青光眼所引起的多由前皮质和核开始。

2. 诊断

晶状体混浊的部位、形态特点以及原发病的确诊有利于并发性白内障的诊断。

3. 治疗

在积极治疗原发病的基础上，对已经影响视力的并发性白内障患者实施复明手术，并植入人工晶状体；对视力影响较小的可行观察、随访。考虑白内障复明手术的患者，术前应充分评价视网膜的功能如光定位、红绿色觉是否异常。眼部炎症所致白内障应在炎症充分控制后再考虑手术，且术后局部和全身糖皮质激素用量和时间适当增加、延长。

病例一 患者纪某某，男，24 岁，因左眼视力下降 6 个月就诊。查体：左眼晶状体全混浊。眼部 B 超示：左眼视网膜脱离。诊断为：左眼并发性白内障，左眼视网膜脱离。（图 6–19 ～ 6–22）

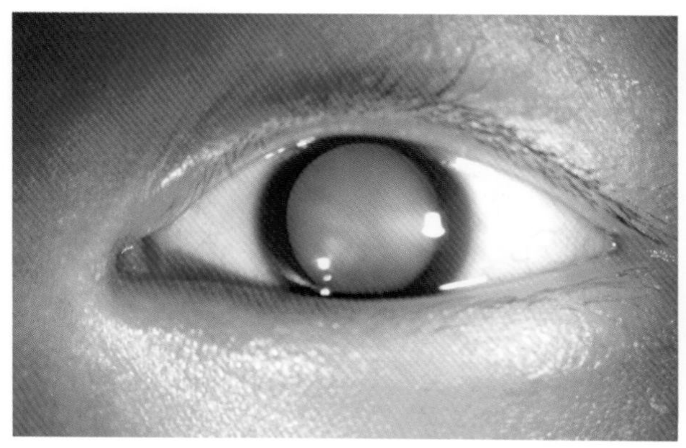
图 6–19　左眼前节照：晶状体呈瓷白色混浊 （×6.3）

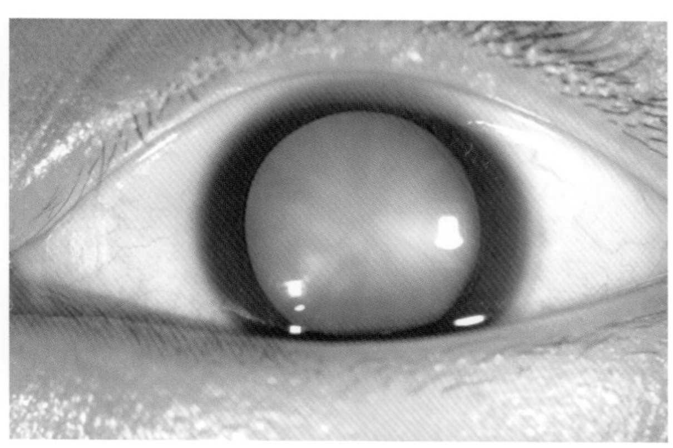
图 6–20　左眼前节中倍照（×10）

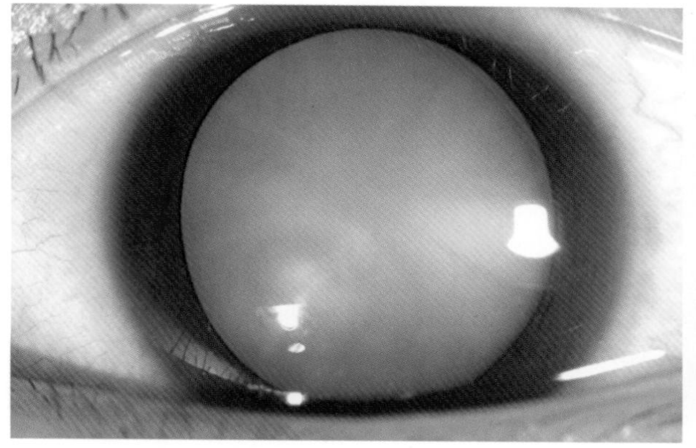
图 6–21　左眼白内障高倍照（×16）

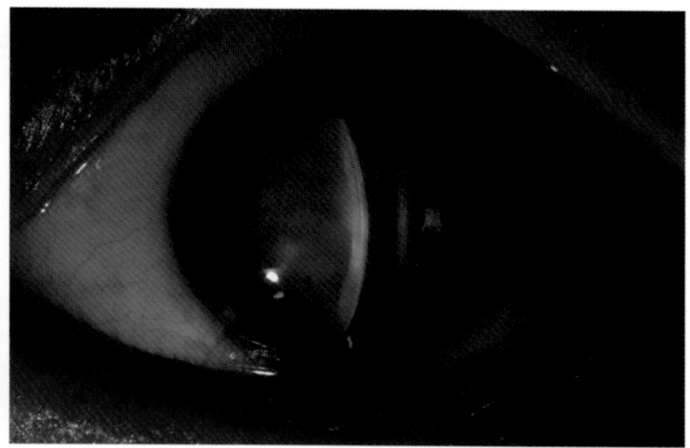
图 6–22　暗室环境下裂隙灯照（×10）

病例二 患者方某某，男，46 岁，因左眼视力下降 7 个月就诊，追问有金属碎屑击伤史。查体：左眼晶状体混浊，前囊膜铁锈色物质沉着，2 点方位周边虹膜根部发现穿透性伤口，其前方角膜发现全层角膜白斑，眼底无法窥入，眼眶 CT 示左眼球内高密度金属异物。诊断为：左眼外伤性白内障，左眼铁锈症，左眼内金属异物。（图 6-23 ～ 6-28）

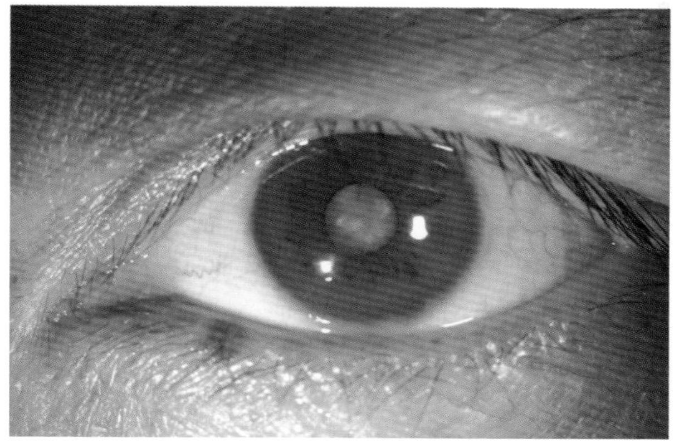

图 6-23 左眼前节照：晶状体混浊，前囊膜铁锈斑形成，颞上方虹膜根部倒三角形虹膜穿孔（×6.3）

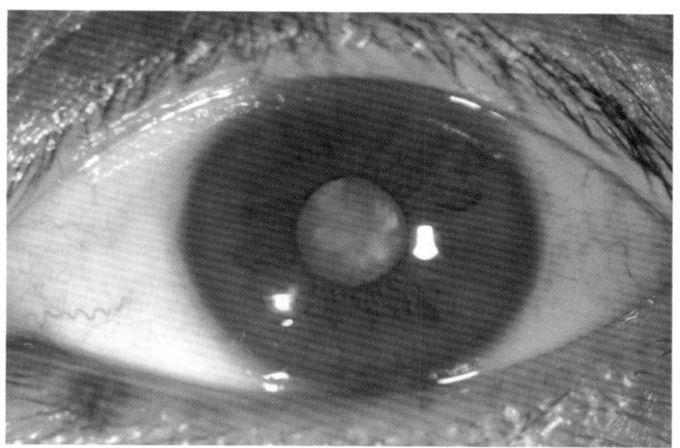

图 6-24 左眼前节中倍照（×10）

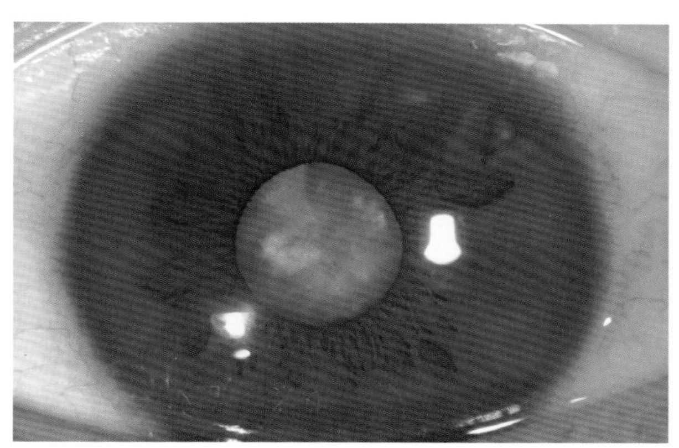

图 6-25 左眼前节高倍照（×16）

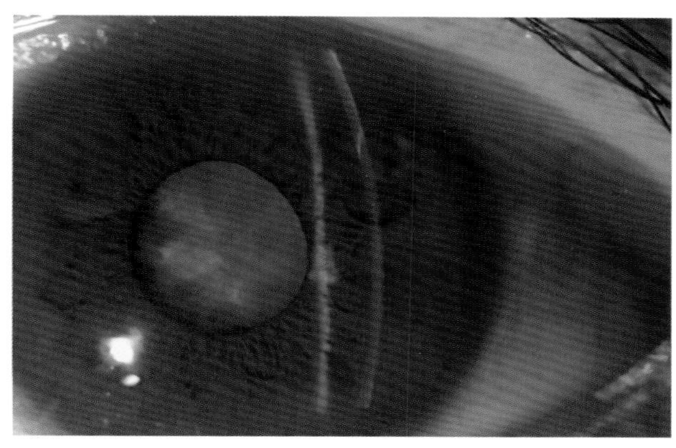

图 6-26 左眼前节高倍裂隙照：虹膜根部穿孔前全层角膜瘢痕（×16）

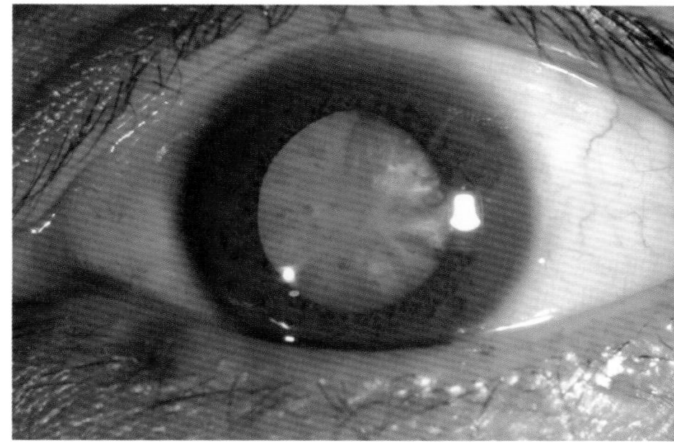

图 6-27 散瞳后前节照：铁锈斑布满晶状体前囊，囊膜完整（×10）

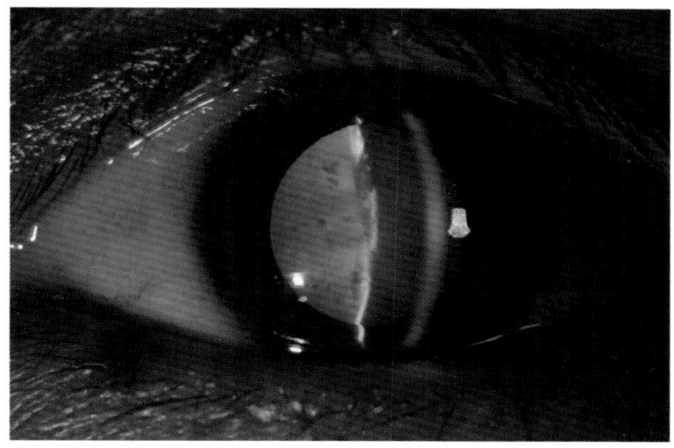

图 6-28 暗室环境下裂隙照（×10）

病例三　患者张某某，男，41岁，因左眼视物模糊就诊，右眼已行白内障手术，术后视力提高不理想。查体：左眼晶状体混浊，角膜后色素性 KP，小梁网均匀一致性色素颗粒沉积，散瞳后见玻璃体前界膜在晶状体后表面的附着部位呈一环形色素沉积带，晶状体悬韧带色素颗粒沉积；右眼人工晶状体脱位；右眼眼压 31mmHg，左眼眼压 29mmHg；眼底杯盘比（C/D）扩大，右眼 0.8，左眼 0.7。诊断为：左眼并发性白内障，右眼白内障术后，右眼人工晶状体脱位，双眼色素性青光眼。（图 6-29 ～ 6-35）

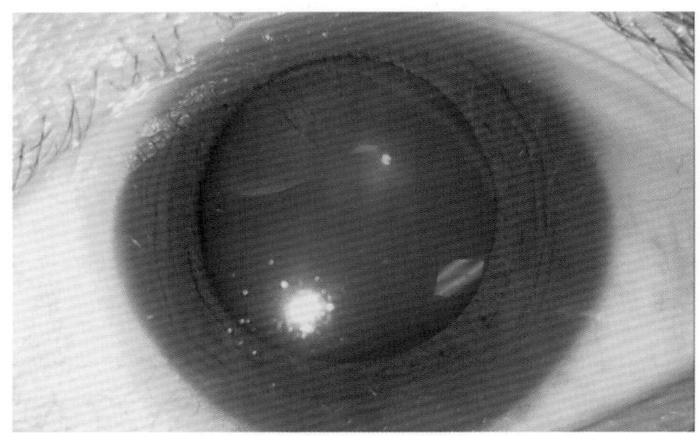

图 6-29　左眼前节照：晶状体上方后表面色素环（×10）

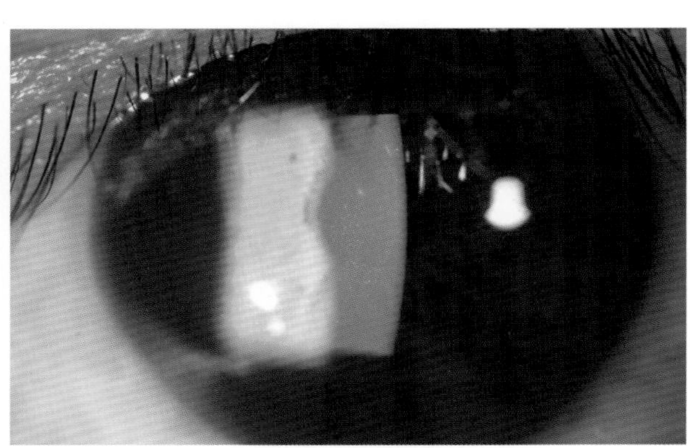

图 6-30　左眼角膜后有垂直梭形色素性 KP（×16）

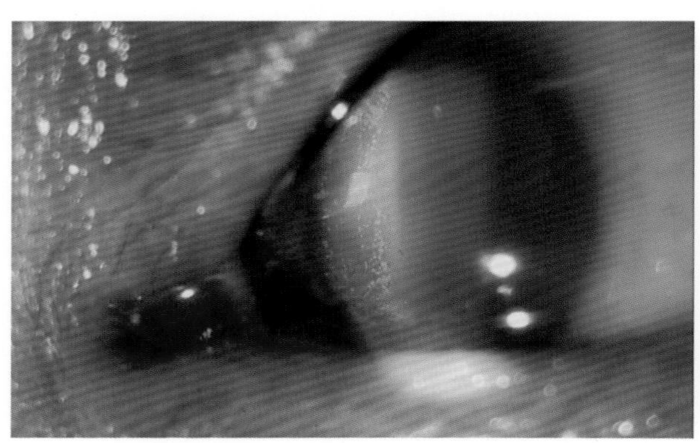

图 6-31　散瞳后裂隙照：晶状体后表面色素颗粒沉积，悬韧带色素颗粒沉积（×10）

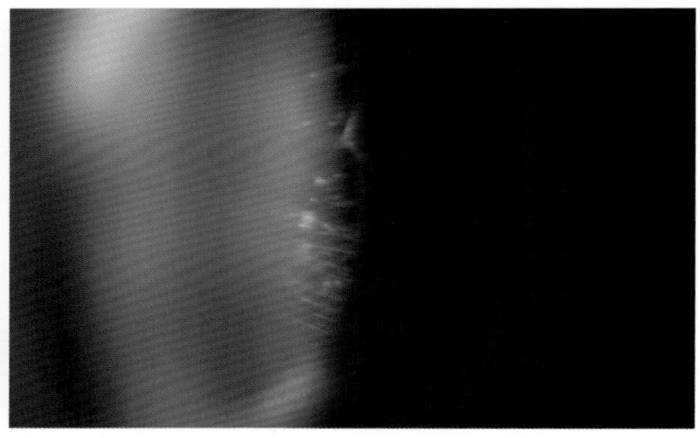

图 6-32　暗室下裂隙照：悬韧带色素颗粒沉积（×10）

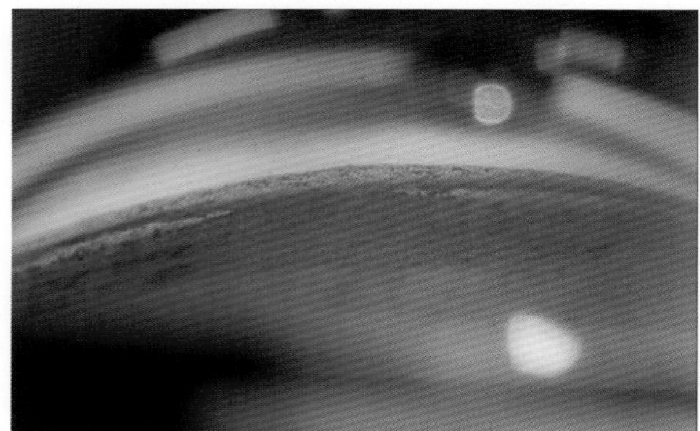

图 6-33　左眼下方房角小梁网色素沉积（×16）

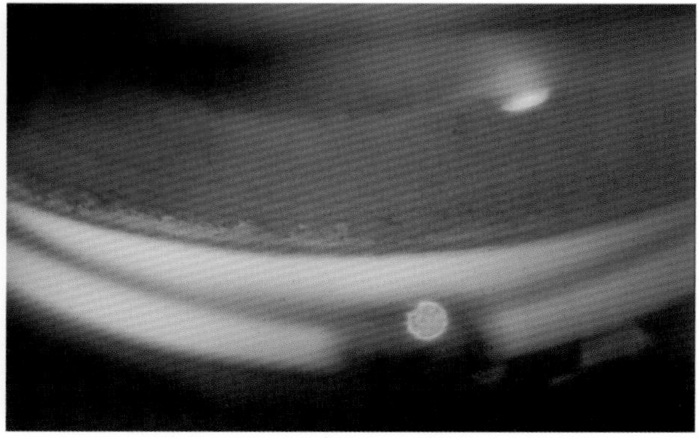

图 6-34　左眼上方房角小梁网色素颗粒沉积（×16）

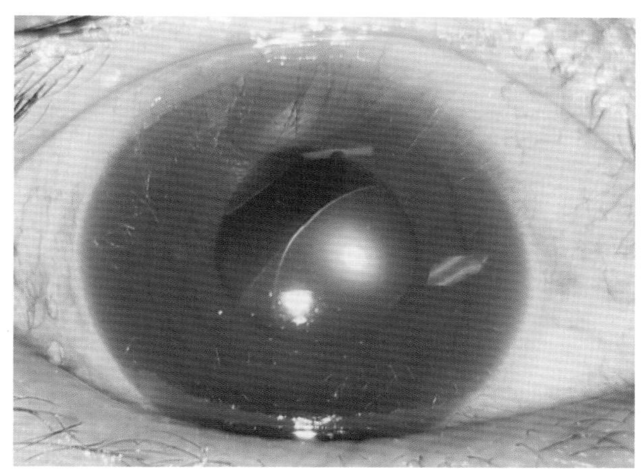

图 6-35　右眼人工晶状体脱位（×10）

六、后发性白内障

后发性白内障（after-cataract）是指白内障囊外摘除术后或外伤性白内障部分皮质吸收后，残留的皮质或晶状体上皮细胞增生所形成的混浊（posterior capsular opacities，PCO）。

1. 病因

白内障囊外摘除手术后后发性白内障的发生率为 30% ~ 50%，儿童期白内障术后几乎都可发生。囊外白内障手术后持续存在的囊膜下晶状体上皮细胞可增生，形成 Elschnig 珠样小体。这些上皮细胞可发生肌成纤维细胞样分化，它们收缩后使晶状体后囊膜产生细小皱褶。白内障手术和外伤性白内障部分皮质吸收后残留的皮质可加重混浊，导致视物变形和视力下降等。

2. 临床表现

晶状体后囊膜出现厚薄不均的机化组织和 Elschnig 珠样小体，可伴有虹膜后粘连。后发性白内障对视力的影响程度与混浊的厚度和范围有关。

3. 诊断

依据白内障囊外摘除手术史或外伤性白内障史，以及裂隙灯检查可以明确诊断。

4. 治疗

当后发性白内障影响视力时，可行 Nd:YAG 激光后囊切开术，没有激光的地方可以手术撕开混浊的后囊，使光线得以通过瞳孔进入眼内。后囊切开术后滴用糖皮质激素和非甾体类抗炎眼药水，同时检测眼压。

病例　患者方某某，女，59 岁，因左眼白内障囊外摘除＋人工晶状体植入术后 2 年视物模糊 4 个月就诊。查体：左眼人工晶状体在位，后囊混浊，呈一厚薄不均的机化组织膜，可见 Elschnig 珠样小体。诊断为：左眼后发性白内障，左眼白内障术后人工晶状体眼。（图 6-36 ~ 6-39）

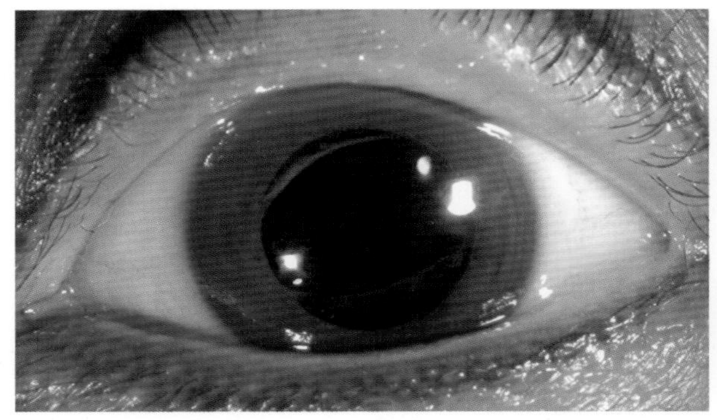
图 6-36　左眼前节照：人工晶状体在位（×10）

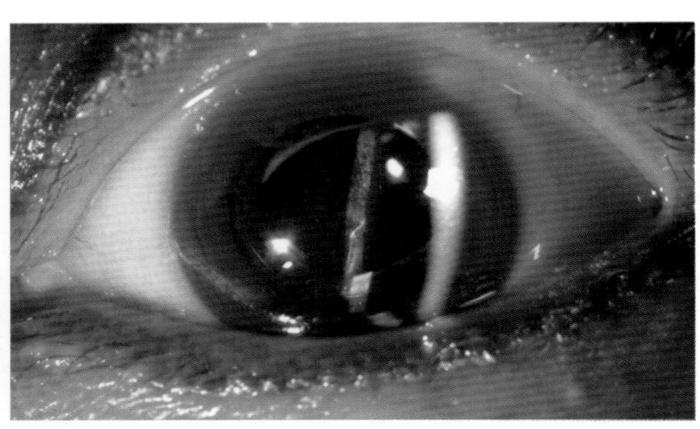
图 6-37　左眼前节裂隙照：后囊呈一厚薄不均的机化膜（×10）

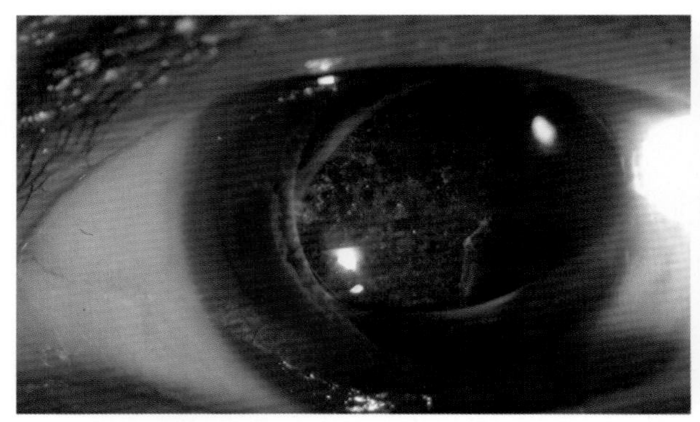
图 6-38　后囊高倍照：Elschnig 珠样小体（×16）

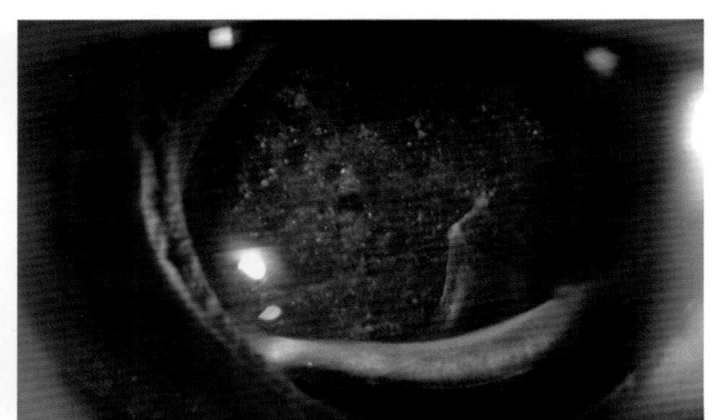
图 6-39　后囊膜 Elschnig 珠样小体高倍照（×25）

七、辐射性白内障

因辐射性损伤导致的晶状体混浊称为辐射性白内障（radiation cataract）。

1. 病因

病因包括红外线照射、电离辐射、微波辐射等，晶状体蛋白在辐射性损伤后可产生混浊。红外线照射所致白内障表现为后皮质有空泡、点状和线状混浊，类似蜘蛛网状，有金黄色结晶样光泽，上述混浊逐渐融合成盘状，最后发展为全白内障。电离辐射性白内障初期为后囊下空泡和灰白色颗粒状混浊，逐渐发展为环形混浊，前囊下皮质有点状、线状和羽毛状混浊，从前极向外放射，后期表现为盘状或楔形混浊，最后形成全白内障。微波辐射所致白内障表现为皮质点状混浊、后囊膜下混浊和前皮质羽状混浊。

2. 诊断

依据长期放射线接触史，以及特征性晶状体混浊可做出诊断。

3. 治疗

辐射性白内障可以通过佩戴防护眼镜来有效的预防，当白内障严重影响患者工作和生活时，应考虑手术治疗并植入人工晶状体。

第二节 晶状体全脱位和半脱位

Dislocation or Subluxation of the Crystalline Lens

正常情况下，晶状体由晶状体悬韧带悬挂固定在睫状体上，前后轴与视轴一致，是眼部屈光系统重要一环，也是唯一能够调节屈光力的部位。因为先天或后天的原因，晶状体悬韧带部分或全部断裂或损伤、悬挂力减弱，导致晶状体偏离正常位置，依据程度不同，称为晶状体全脱位或者半脱位。晶状体悬韧带全部断裂，晶状体失去所有悬挂力量并从正常位置上脱离，称为晶状体全脱位；仅部分悬韧带断裂、悬挂力减弱或消失，晶状体因悬挂力失衡，向断裂悬韧带对侧方向移位，称为晶状体半脱位。

常见病因：①先天性悬韧带发育不良或松弛无力，如马方综合征（marfan syndrome）、马切山尼综合征（marchesani syndrome）和同型胱氨酸尿症；②外伤引起悬韧带断裂；③葡萄肿、牛眼或眼球扩张等眼部病变使悬韧带机械性拉长、悬挂力减弱；④眼内炎症如睫状体炎可使悬韧带变性，导致晶状体全脱位或半脱位。

1. 晶状体全脱位（dislocation of the crystalline lens）

晶状体悬韧带全部断裂，晶状体从正常位置上脱离，可坠入前房或玻璃体腔。外伤引起的全脱位，如果存在眼球壁的裂口，晶状体还可以从伤口脱出至眼球外。少数情况下，脱位晶状体嵌于瞳孔区，影响房水循环导致眼压急性升高。晶状体全脱位之后，患者因失去了晶状体的聚光作用，呈高度远视状态，视力急剧下降。

晶状体脱入前房或嵌于瞳孔区应该立即手术摘除，坠入玻璃体腔内者，如无剧烈眼痛和不适，可以随访，并等待手术时机。如若引起晶状体过敏性葡萄膜炎、继发性青光眼或视网膜脱离时需尽快将晶状体取出，并尽可能植入缝合固定式人工晶体。外伤导致晶状体脱至结膜下时，手术取出晶状体并缝合角巩膜伤口，当伤口接近或超过角膜缘后6mm时，应在其周围冷凝，以防发生视网膜脱离。

病例一　患者张某某，女，57岁，因左眼视力下降2年加重1天就诊。查体：左眼晶状体全脱位并坠入前房，眼底不入。诊断：左眼晶状体全脱位。（图6-40 ～ 6-42）

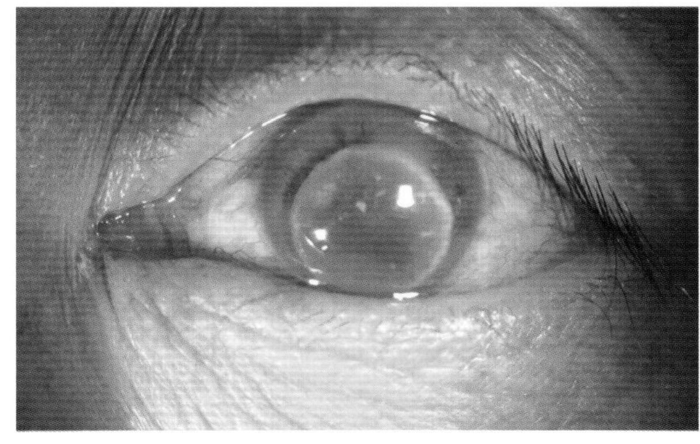

图6-40　左眼前节照：晶状体全脱位并坠入前房（×6.3）

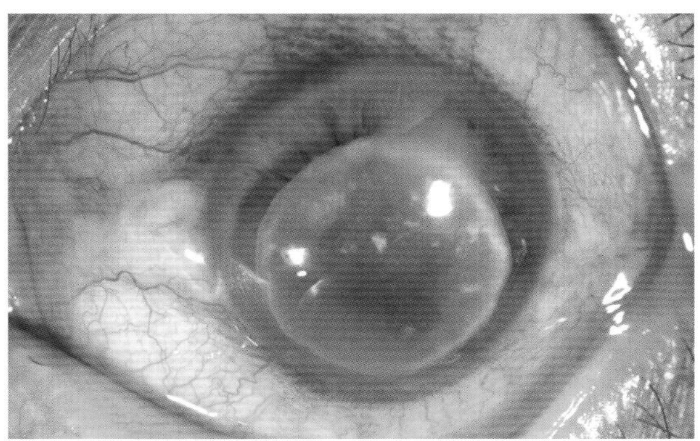

图6-41　左眼前节中倍照　（×10）

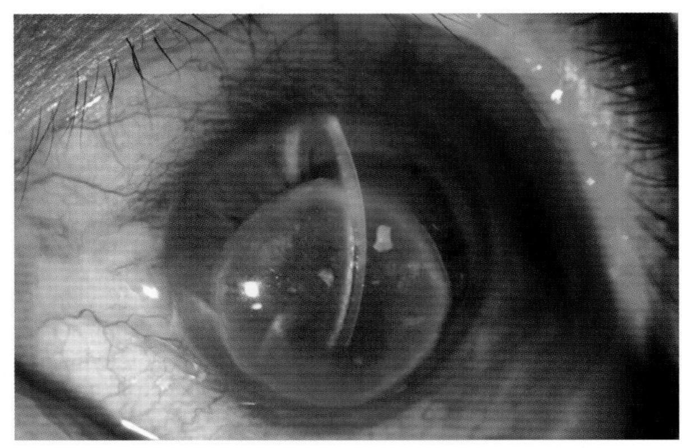

图 6-42　左眼前节裂隙照（×10）

病例二　患者孙某某，女，31 岁，因右眼视力下降 3 天就诊，5 年前因双眼色素性青光眼行小梁切除术，术后眼压控制。查体：右眼晶状体全脱位，坠入前房，双眼滤过泡 Ⅱ 型，角膜后垂直梭形色素颗粒沉积（Krukenberg spindle），小梁网均匀一致性色素颗粒沉积，双眼杯盘比扩大。诊断：右眼晶状体全脱位，双眼色素性青光眼，双眼抗青术后眼压控制。（图 6-43 ～ 6-45）

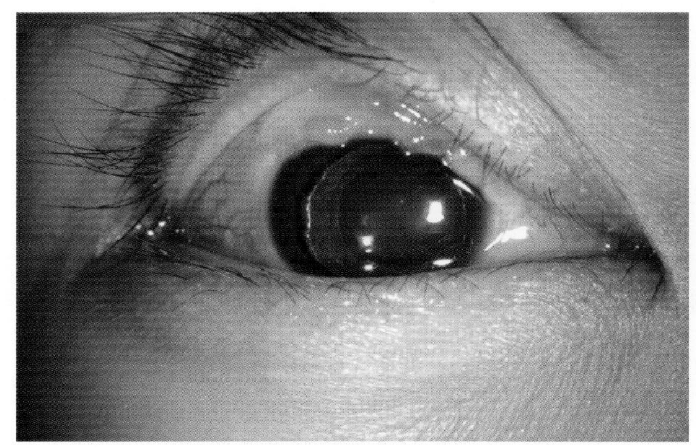

图 6-43　右眼前节照：右眼晶状体全脱位，并坠入前房，上方滤过泡弥漫，周围结膜充血（×6.3）

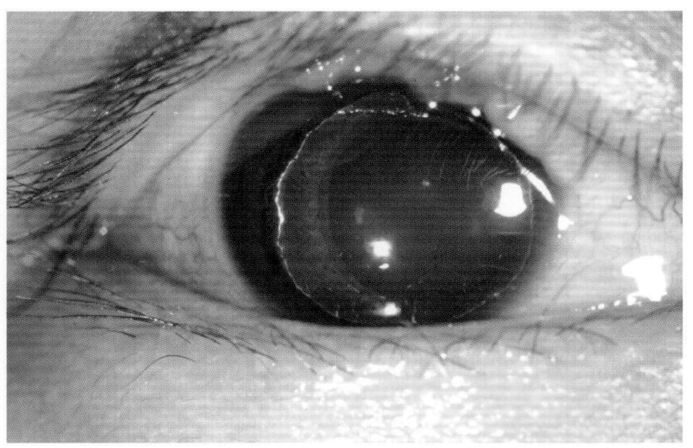

图 6-44　右眼前节中倍照：晶状体全脱位，赤道部可见金色光环（×10）

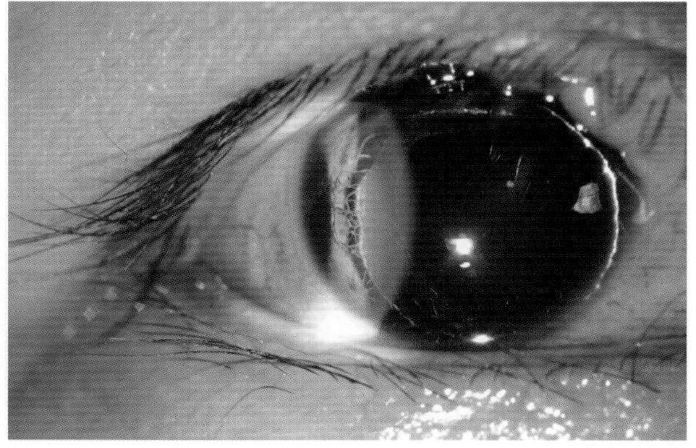

图 6-45　右眼前节裂隙照：颞侧晶状体赤道部和棕色条索状晶状体悬韧带（色素颗粒沉积所致）（×10）

2. 晶状体半脱位（subluxation of the crystalline lens）

晶状体失去部分悬韧带悬挂力向对侧方向移位，在散瞳的情况下（部分严重病例甚至无须散瞳），可以通过瞳孔看见向视轴方向移位的晶状体赤道部，以及该部位断裂或被拉长的悬韧带。晶状体半脱位症状轻重取决于脱位程度。轻度晶状体半脱位前后极轻微偏离视轴，对视力影响较小，或仅出现悬韧带松弛、晶状体凸度增加引起的近视度数增加。如果半脱位明显，可产生单眼复视，眼底检查时可见到双像，一个像为通过晶状体区形成，另一个像较小，系通过无晶状体区所见。

如晶状体透明，无明显症状或并发症时，可以不必手术。所引起的屈光不正可以试用镜片矫正。如半脱位明显，有发生全脱位危险或所引起的屈光不正不能用镜片矫正，晶状体半脱位引起瞳孔阻滞和青光眼等均应考虑手术摘除，并植入人工晶状体。

病例一　患者李某某，男，17 岁，因双眼从小视力差、右眼视物“重影”7 天就诊。查体：患者细长体型，指长，右眼晶状体向鼻上方脱位。诊断为：马方综合征，右眼晶状体半脱位。（图 6-46 ～ 6-49）

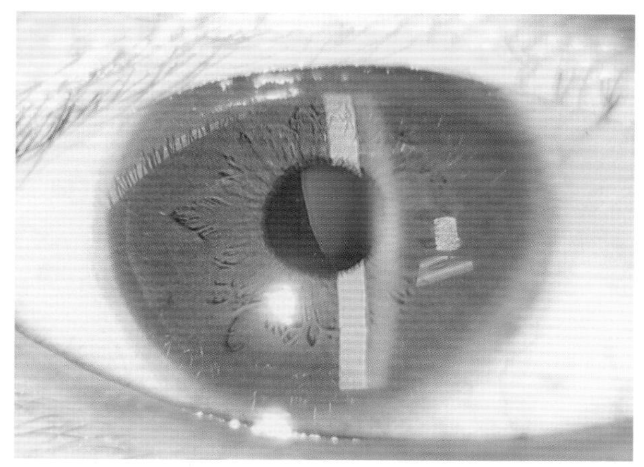
图 6-46　右眼前节照：晶状体向鼻上方脱位（×10）

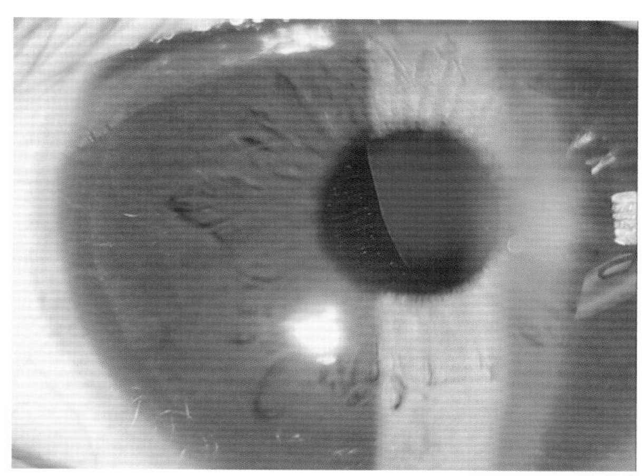
图 6-47　晶状体悬韧带和半脱位晶状体（×16）

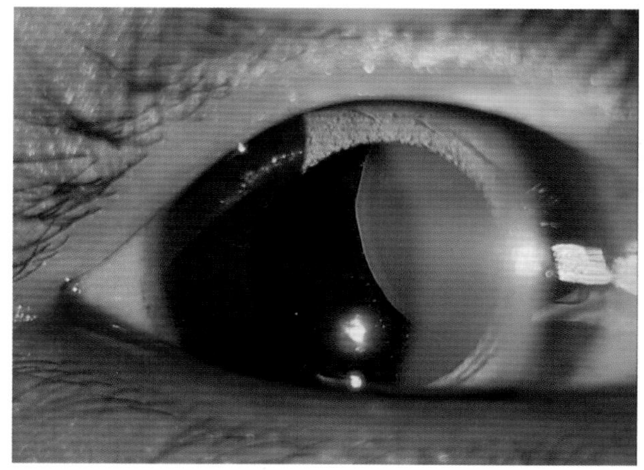
图 6-48　右眼散瞳后前节照：晶状体向鼻上方脱位（×10）

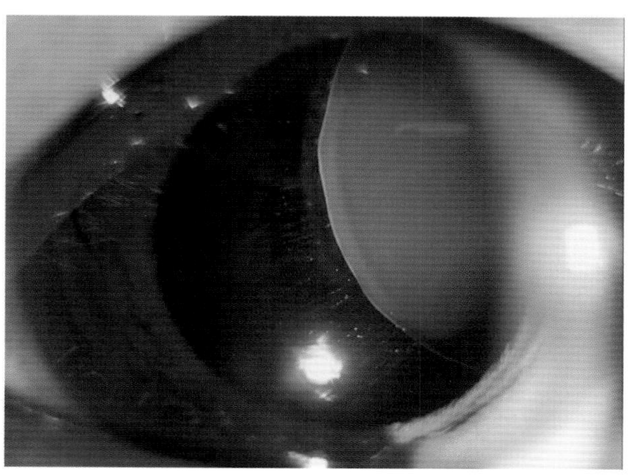
图 6-49　晶状体半脱位和拉长的悬韧带（×16）

病例二 患者戴某某，男，23岁，因从小视力差就诊，佩戴框架眼镜效果欠佳。查体：患者身材瘦长，长指，双眼晶状体向鼻上方移位。诊断为：马方综合征，双眼晶状体半脱位。（图6-50，6-51）

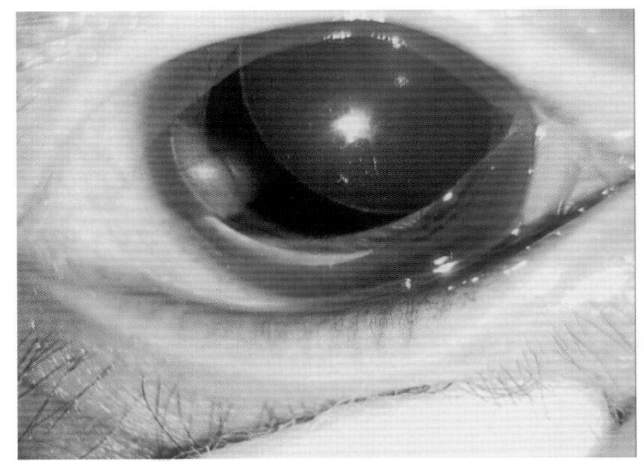

图6-50 右眼前节照：晶状体向鼻上方移位（×10）

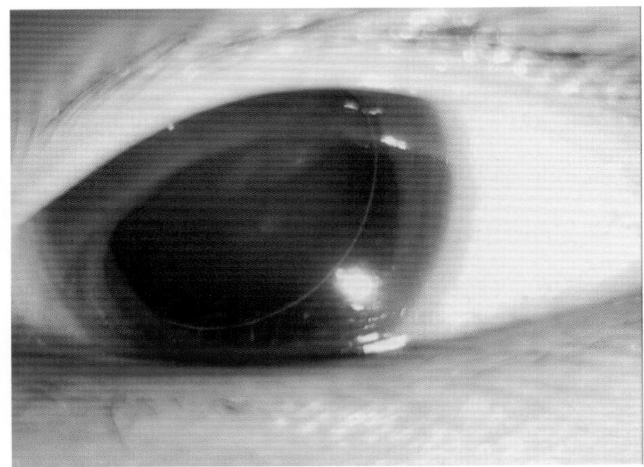

图6-51 左眼前节照：晶状体向鼻上方移位（×10）

病例三 患者卢某某，男，22岁，因左眼外伤后视力下降1天就诊。查体：左眼晶状体半脱位。诊断为：左眼顿挫伤，左眼晶状体半脱位。（图6-52～6-55）

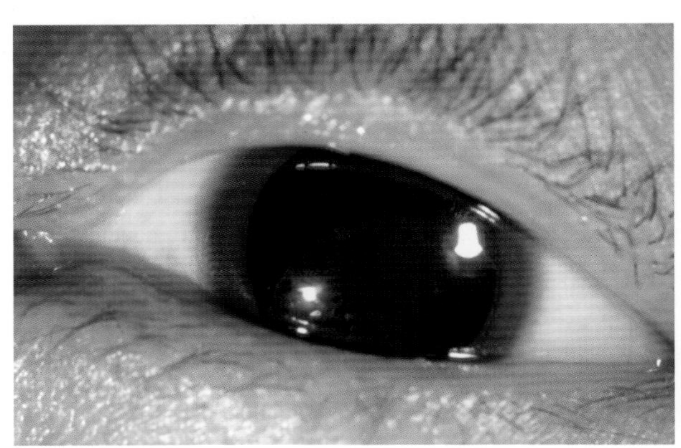

图6-52 左眼前节照：晶状体向下方脱位（×10）

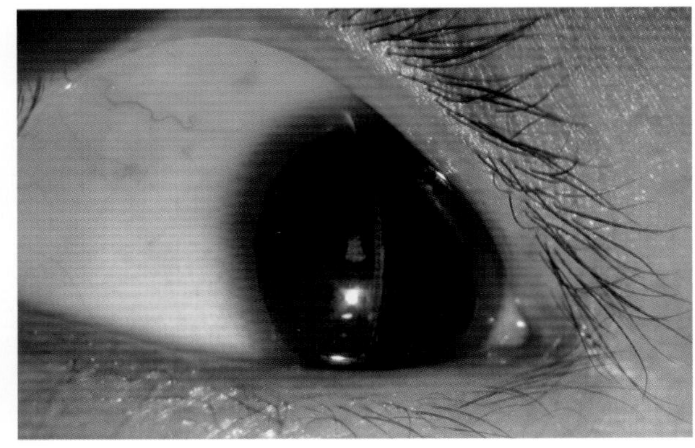

图6-53 左眼前节裂隙照（×10）

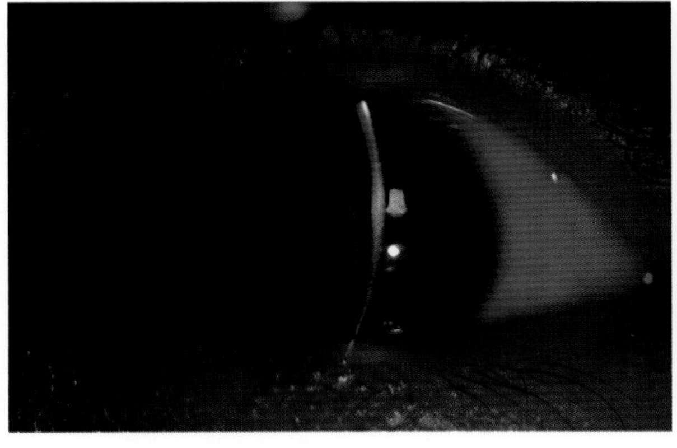

图6-54 暗室下裂隙照：晶状体半脱位（×10）

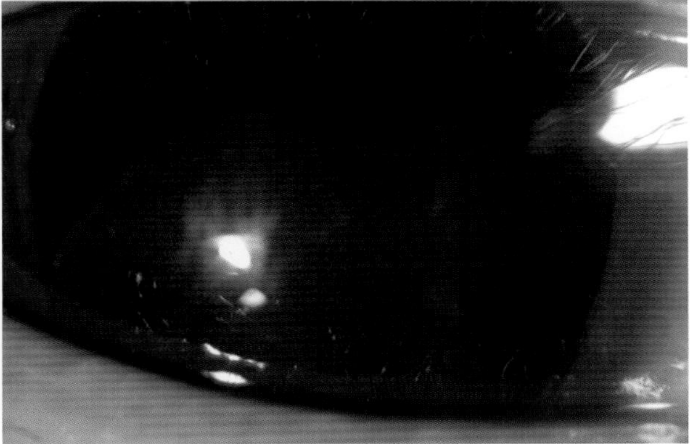

图6-55 晶状体赤道部和断裂的悬韧带高倍照（×16）

第三节 晶状体先天异常

Congenital Disorders of the Crystalline Lens

晶状体先天异常包括晶状体形成的异常、形态异常、透明度异常及位置异常，后两者分别在先天性白内障和晶状体脱位章节中述及。

一、晶状体形成异常

晶状体形成异常包括先天性无晶状体、晶状体形成不全和双晶状体。

先天性无晶状体是由于胚胎早期未形成晶状体板所致，为原发性无晶状体，极罕见。胚胎早期，晶状体形成后发生退行性变，已形成的结构消失，仅残留痕迹者为继发性无晶状体，多见于小眼球和发育不良的眼球。

晶状体形成不全是指晶状体泡与表面外胚叶分离延迟时，会发生角膜混浊和后部锥形角膜及晶状体前部锥形畸形。晶状体纤维发育异常时可发生晶状体双核或无核或晶状体内异常裂隙。

二、晶状体形态异常

1. 球形晶状体

又名小晶状体，多为双侧。因晶状体呈球形、直径小、体积小而得名。充分散瞳后，整个晶状体赤道部和悬韧带完全暴露。悬韧带长而松弛，晶状体容易前移引发瞳孔阻滞和闭角型青光眼。另外，球形晶状体屈折力增大，可致高度近视。悬韧带长而松弛，张力减弱，患者无调节功能。患者易发生晶状体脱位。

病例 患者孙某某，男，21岁，因双眼从小视力差、高度近视就诊。查体：患者身材矮胖，短指畸形，双眼晶状体呈球形，散瞳后，可以见到整个赤道部，晶状体悬韧带拉长。诊断为：马切山尼综合征，双眼球形晶状体。（图 6-56 ～ 6-59）

2. 圆锥形晶状体

晶状体前面或后面突出，呈圆锥形或球形，通常为皮质突出。为少见的晶状体异常，前圆锥尤其少见，可伴有不同类型先天性白内障，合并高度近视，视力相当差且难以矫正。

3. 晶状体缺损

多为单眼，也可双眼。晶状体赤道部有切迹样缺损，形状大小不一，缺损部位晶状体悬韧带减少或缺如。因晶状体各方向屈光力不等，可致难以矫正的散光。

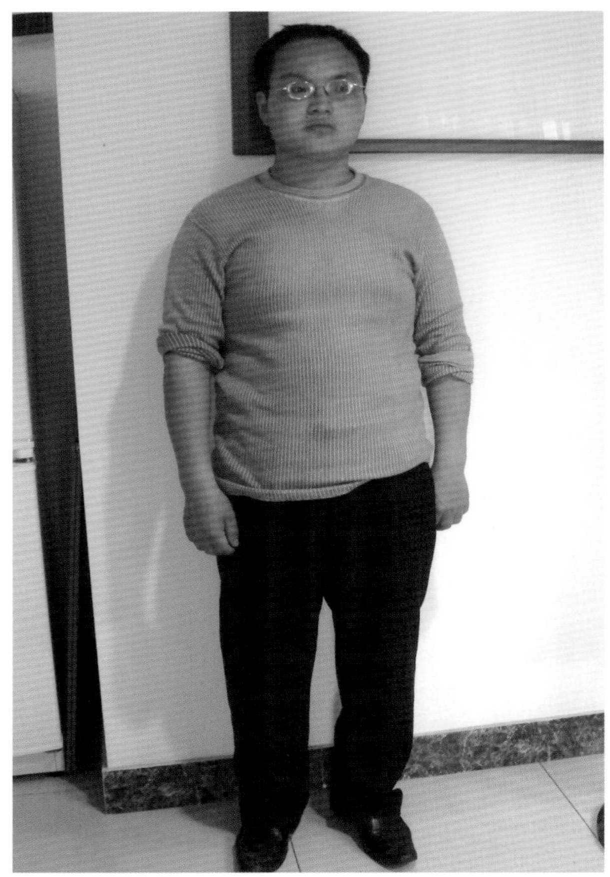

图 6-56　患者矮胖体型

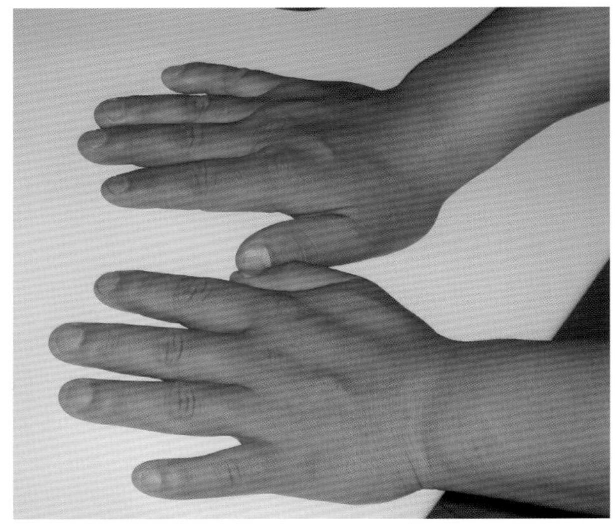

图 6-57　手指粗短

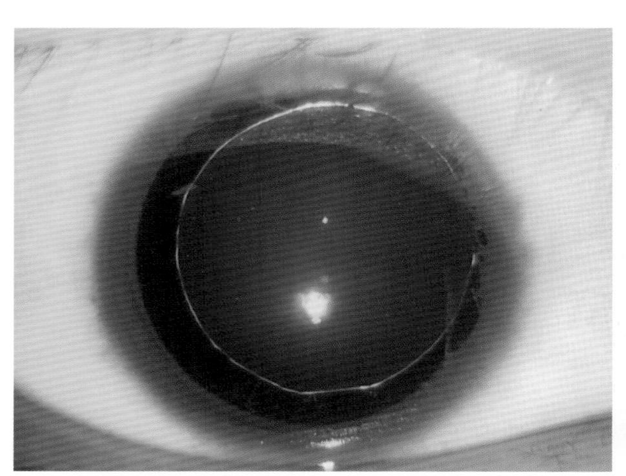

图 6-58　右眼前节照：球形晶状体，赤道部全露（×10）

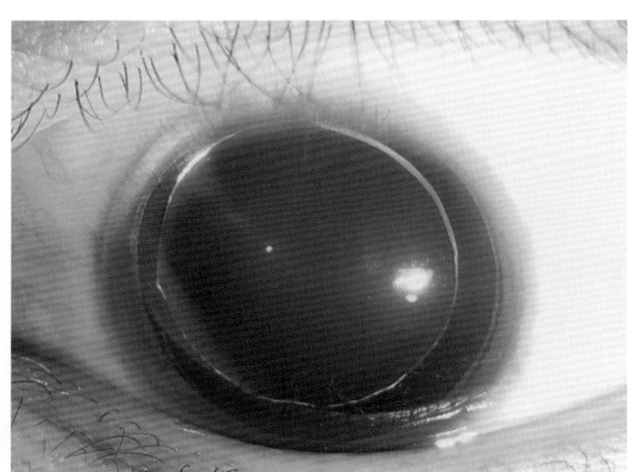

图 6-59　左眼前节照：晶状体赤道部全露（×10）

病例　患者武某某，男，17 岁，因右眼视力下降且无法用镜片矫正就诊。查体：右眼晶状体向下方移位，上方晶状体赤道部部分缺损，缺损部位晶状体悬韧带缺如。诊断为：右眼晶状体缺损、晶状体半脱位。（图 6-60 ～ 6-63）

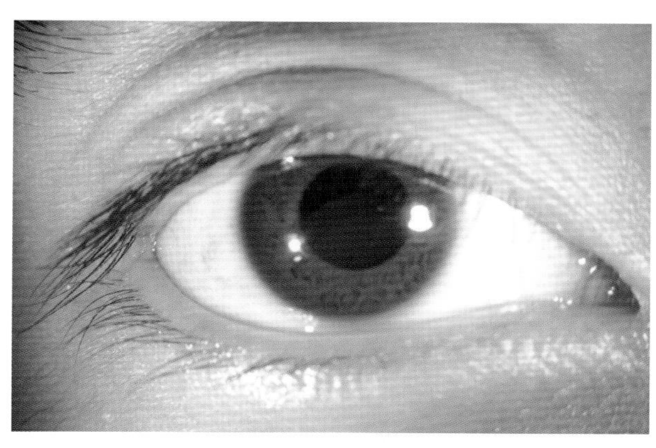

图 6-60 右眼前节照：晶状体向下半脱位（×6.3）

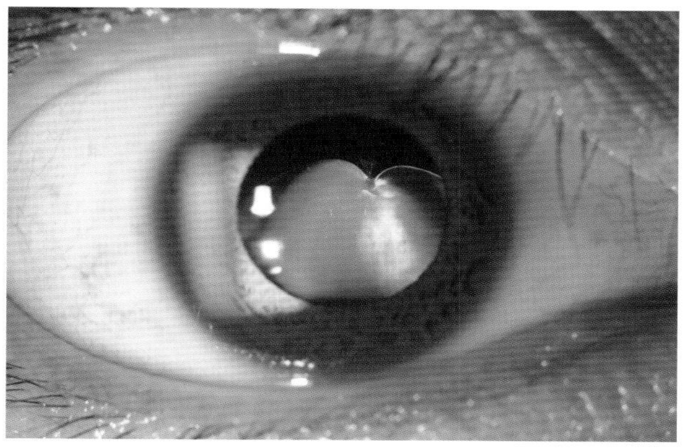

图 6-61 右眼晶状体上方赤道部部分缺损，缺损部位下方皮质混浊（×10）

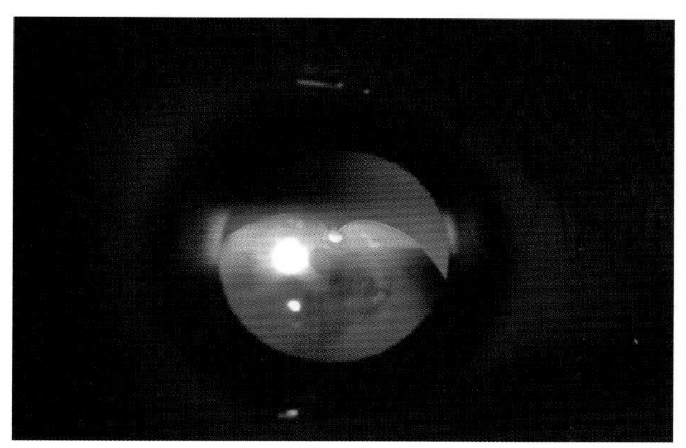

图 6-62 暗室环境下右眼前节照（×10）

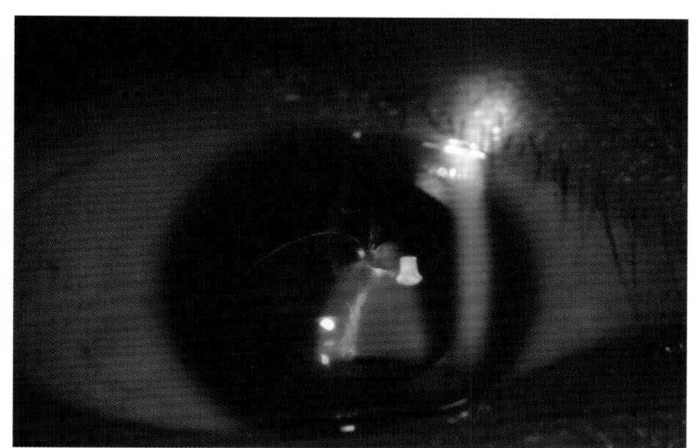

图 6-63 右眼前节裂隙照（×10）

4. 晶状体脐状缺损

极为少见，在晶状体的前表面或后表面出现一个小的凹陷。

无症状和无并发症的晶状体形态异常可以不必治疗。当球形晶状体前移诱发瞳孔阻滞和闭角型青光眼时，使用睫状肌麻痹剂可使晶状体悬韧带拉紧，使晶状体后移、瞳孔阻滞得以解除。

第七章

巩膜疾病

Disorders of the Sclera

巩膜（sclera）是眼球壁后 5/6 瓷白色坚韧结缔组织，为眼球壁最外层，主要由胶原纤维和少量弹性纤维致密交错排列而成，纤维束之间仅有少量成纤维细胞和色素细胞（图 7–1，7–2）。巩膜内细胞成分和血管少，这种组织学特点决定了巩膜的病理改变比较单一，通常表现为巩膜胶原纤维的变性、坏死、炎症细胞浸润和肉芽肿性增殖反应，形成炎性结节或弥漫性病变。由于巩膜内血管和神经少，代谢缓慢，不易发病；但一旦发生炎症，病程易迁延反复，组织修复能力差，对药物治疗反应不明显，巩膜的伤口较难愈合。

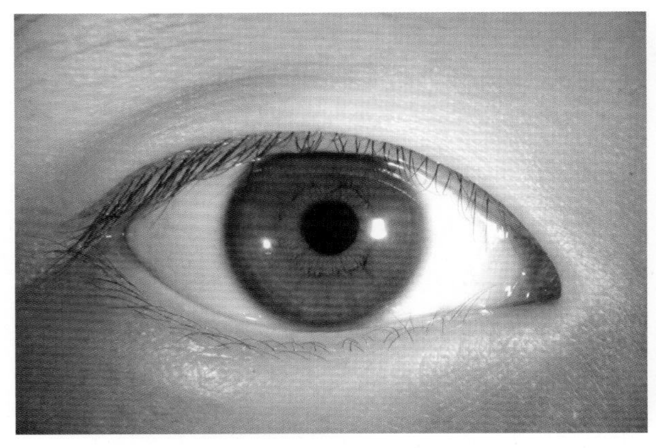

图 7–1　正常眼前节照：通过半透明球结膜透见瓷白色巩膜

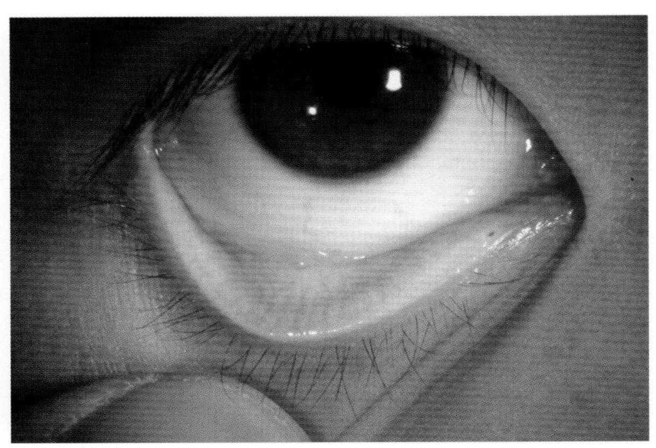

图 7–2　正常巩膜

巩膜疾病以炎症最常见，其次为巩膜变性。巩膜炎容易发生在血管相对较多的巩膜表层结缔组织，即巩膜外层炎；巩膜变性则主要发生在深层巩膜。巩膜病的临床特点是病程长，反复发作，症状包括：疼痛、畏光、流泪。炎症后巩膜变薄，可透见其下的黑色葡萄膜，在眼压的作用下，变薄的巩膜向外隆起，形成巩膜葡萄肿。

巩膜的炎症有时累及邻近组织，出现角膜炎、葡萄膜炎、白内障及继发性青光眼等并发症，对症状明显的患者多需采用非甾体类抗炎药或糖皮质激素治疗。

依据炎症累及部位不同，巩膜炎可分为巩膜外层炎和巩膜炎。

第一节　巩膜外层炎

Episcleritis

巩膜外层炎是一种非特异性炎症，具有自限、短暂和易复发的特点，常累及赤道部以前部位巩膜外层组织，多为角膜缘至直肌附着点的区域内，以睑裂暴露部位最常见。女性易发，男女发病比例为 1 ： 3，多见于 20 ～ 50 岁青壮年。

巩膜外层炎可反复发病、持续数年，目前病因不明，多认为与外源性抗原抗体过敏反应有关。部分患者可伴有红斑、痤疮、类风湿关节炎、痛风、感染或胶原血管病。巩膜外层炎可分为结节型或单纯型。

一、结节性巩膜外层炎

结节性巩膜外层炎（nodular episcleritis）较常见，常急性发病，以局限性、充血性结节隆起为特征。结节多为单发，少数表现为多个结节；结节呈暗红色，圆形或椭圆形，直径 2 ～ 3mm，可被推动；结节及周围结膜充血和水肿，有疼痛、压痛及轻微刺激症状，一般不影响视力。每次发作持续 2 ～ 4 周，炎症逐渐消退，2/3 的患者可多次复发。

二、单纯性巩膜外层炎

单纯性巩膜外层炎（simple episcleritis）发病突然，每次持续 1 天或数天，可自行消退。发作时病变部位巩膜外层和球结膜呈扇形充血，也可呈弥漫性充血、水肿，暗红色外观。症状一般较轻，表现为灼热感和轻微疼痛，有时伴有眼睑神经血管性水肿，视力多不受影响。偶有患者出现瞳孔括约肌和睫状肌痉挛，引起瞳孔缩小和暂时性近视。本病可多次反复发病，妇女多于月经期出现，复发部位可不固定。少数长期不愈者，多伴有相关系统性疾病。

本病多有自限性，通常 1 ～ 2 周内自愈，几乎不产生永久性眼球损害，一般无须特殊处理。局部滴用血管收缩剂可减轻充血；若患者感觉疼痛，可用糖皮质激素滴眼液缩短病程。

病例　患者鞠某某，女，32 岁，左眼红痛 2 天就诊，既往有类似病史，用药后缓解。查体：左眼巩膜外层、球结膜弥漫性充血、水肿，轻微触疼，上下眼睑和眼前节未见异常。诊断为：左眼单纯性巩膜外层炎。（图 7-3 ～ 7-5）

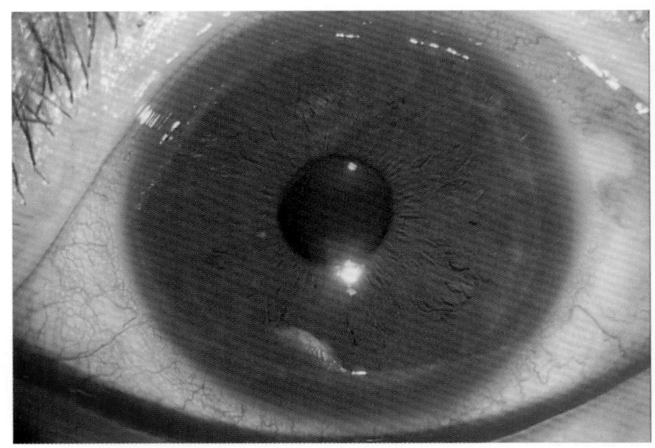
图 7-3　左眼前节照：巩膜外层和球结膜充血（×10）

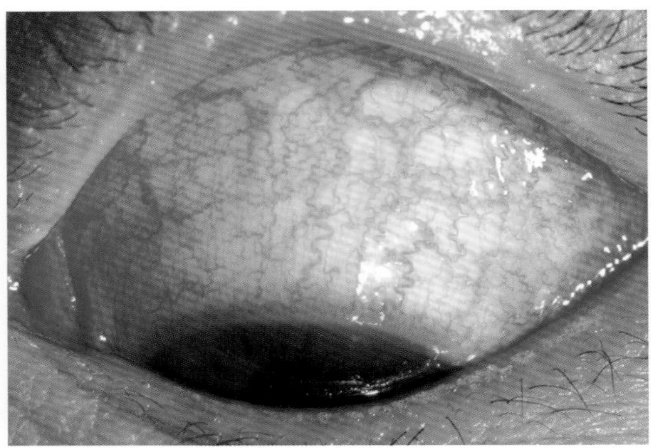
图 7-4　上方巩膜外层和球结膜弥漫性充血（×10）

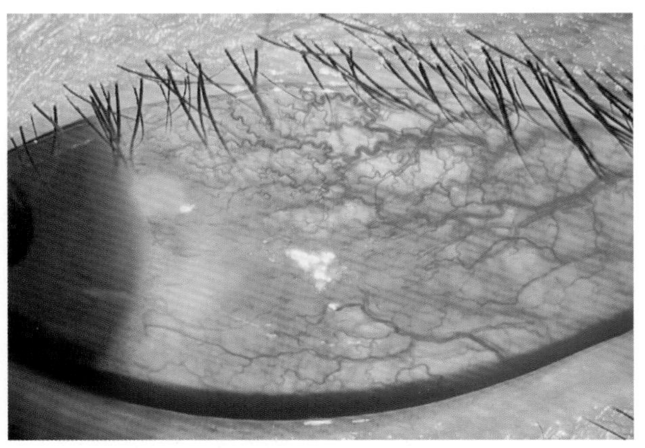
图 7-5　颞侧巩膜外层和球结膜充血（×10）

第二节　巩膜炎
Scleritis

巩膜炎为巩膜基质层的炎症，病情和预后较巩膜外层炎严重，对眼的结构和功能具有一定的破坏性。女性多见，好发于 40 ~ 60 岁，多数为双眼受累。巩膜炎的病理特征为细胞浸润、胶原纤维破坏及重建。依据发生部位不同分为前巩膜炎和后巩膜炎。

一、病因和发病机制

巩膜炎的发生机制至今未明，目前多种因素与巩膜炎的发病有关：①感染性疾病，如结核、麻风、梅毒、带状疱疹等；②自身免疫性结缔组织病，如风湿性关节炎、韦氏肉芽肿病、系统性红斑狼疮、多发性结节性动脉炎等；③代谢性疾病；④邻近组织结构感染扩散，常见病原体包括：细菌、真菌和病毒。

二、前巩膜炎

前巩膜炎（anterior scleritis）病变位于赤道部前，双眼先后发病。常见症状有眼痛、压痛、有刺激症状，常引起同侧面部疼痛或头痛，夜间疼痛明显，甚至在夜间“痛醒”。病变靠近眼外肌附着点时，眼球运动可致眼痛或者疼痛加剧。视力可有轻度下降。体征包括：巩膜充血、血管扭曲，不易被推动。巩膜表层或基质层水肿，病变部位呈紫红色外观。

前巩膜炎发病后症状和体征持续数周，病情反复，可持续数月甚至数年。待炎症消退后，病变区巩膜被瘢痕组织替代，巩膜变薄，可透见其下葡萄膜颜色。此外，其还可并发葡萄膜炎、角膜炎、白内障，少数患者因房角粘连继发青光眼。

前巩膜炎可因病变特点不同分为弥漫性、结节性和坏死性 3 种类型。

1. 弥漫性前巩膜炎（diffuse anterior scleritis）

巩膜呈弥漫性充血，球结膜水肿，病变可局限于一个象限或整个前部巩膜，预后良好。

2. 结节性前巩膜炎（nodular anterior scleritis）

局部巩膜呈紫红色充血，炎症浸润与肿胀形成结节样隆起，结节质硬、有压痛、不能推动，可有数个结节。

3. 坏死性前巩膜炎（necrotizing anterior scleritis）

对眼球壁损害较大，常导致全身或眼部并发症，如：角膜炎、葡萄膜炎、青光眼、白内障和黄斑部病变，可引起视力下降。另外，本病还可能是全身血管性疾病发病的前兆，部分患者在发生坏死性前巩膜炎后数年内因血管炎而死亡。多单眼发病，初期表现为局部炎性斑块，病灶边缘炎症反应比中心重，病理改变为巩膜外层血管发生闭塞性脉管炎，可见无血管区，受累巩膜坏死后变薄，可透见深层脉络膜颜色。病愈后病变区呈蓝灰色外观，有粗大吻合血管围绕在病灶周围。

少数坏死性巩膜炎炎性征象不明显，表现为进行性巩膜变薄、软化和坏死，可致巩膜穿孔。同时并发角膜炎、青光眼和前葡萄膜炎等，称为穿孔性角膜软化症（scleromalacia perforans）。女性多见，常累及双眼，多数患者有长期类风湿关节炎病史。自发性穿孔少见，但在轻微外伤或眼内压增高时，可能导致巩膜穿孔。

病例 患者杨某某，女，43 岁，因右眼红、痛、视物模糊半个月就诊，在当地医院诊断为：右眼前巩膜炎。查体：右眼球结膜充血，前部巩膜弥漫性紫红色充血，眼痛明显，角膜透明，前房清晰。诊断为：右眼前巩膜炎。（图 7-6）

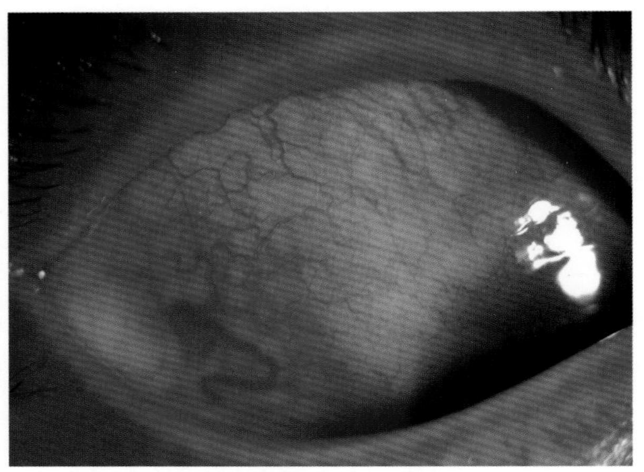

图 7-6　右眼前节照：右眼颞上方球结膜血管充血、迂曲，巩膜基质内血管充盈，呈紫红色（×10）

三、后巩膜炎

后巩膜炎（posterior scleritis）为发生在赤道部后方巩膜及视神经周围的一种肉芽性炎症，易被误诊或漏诊。单眼多见，眼前节可无异常，诊断困难。

常见的临床表现为眼痛、压痛、视力减退，可伴有头痛，甚至伴有恐惧感。眼球可轻微前突，眼睑和球结膜水肿，若眼外肌受累可出现眼球运动受限及复视。眼底检查非常重要，可见脉络膜、视网膜皱褶和条纹，以及视盘和黄斑水肿、局限性隆起等。B 型超声、CT 或 MRI 能显示后部巩膜增厚。眼底荧光造影有助于与其他眼病鉴别。

巩膜炎常作为全身结缔组织病的眼部表现，因此，治疗时需考虑到相关全身疾病的治疗。局部抗感染治疗：糖皮质激素可减轻结节性或弥漫性前巩膜炎的炎症反应，必要时可配合全身非甾体类抗炎药物，如吲哚美辛（消炎痛）口服，25 ～ 50mg，2 ～ 3 次 / 天，常可迅速缓解炎症和疼痛。对严重病例或出现无血管区，则应局部和全身应用足量糖皮质激素，但禁用结膜下注射，以免造成巩膜穿孔。使用糖皮质激素效果不满意者，可考虑应用免疫抑制剂。冷敷或滴用预冷人工泪液可减轻单纯性巩膜外层炎的症状；巩膜变薄时可戴护目镜。对高度坏死、穿孔的巩膜部位，应考虑巩膜加固术或异体巩膜移植术。对出现葡萄膜炎、青光眼的患者应给予相应治疗。

第三节　巩膜葡萄肿

Scleral Staphyloma

由于先天性缺陷或病理损害导致巩膜变薄、抵抗压力的能力减低，在眼内压的作用下病变部位巩膜及深层葡萄膜向外扩张膨出，并显露出葡萄膜颜色而呈蓝黑色，称为巩膜葡萄肿。位于睫状体区域或睫状体与角膜缘之间的区域为前巩膜葡萄肿，多见于炎症、外伤或手术后局部巩膜变薄，或眼内肿瘤扩张合并继发性青光眼；赤道部巩膜葡萄肿多为巩膜炎或绝对期青光眼的合并症；后巩膜葡萄肿位于眼底后极部及视盘周围，多见于发育不良和高度近视，常伴有后部脉络膜萎缩。

巩膜葡萄肿多伴有严重视力障碍。治疗时除针对病因外，前巩膜葡萄肿早期可试行减压术，以缓解葡萄肿的发展。如患眼已无光感、修复难度大且疼痛时，可考虑眼球摘除术。

病例一　患者文某某，男，47 岁，因左眼视力下降 8 个月就诊。查体：左眼鼻上方巩膜葡萄肿，呈蓝灰色，边界不清，表面结膜充血，眼底检查见鼻上方虹膜后睫状体肿物，彩超和 MRI 提示为脉络膜实心占位。诊断为：左眼脉络膜黑色素瘤，左眼前巩膜葡萄肿。（图 7–7，7–8）

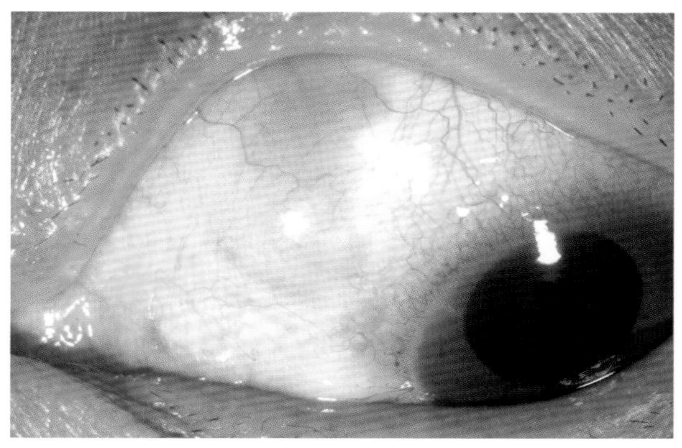

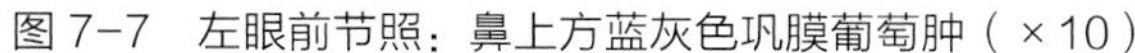

图 7–7　左眼前节照：鼻上方蓝灰色巩膜葡萄肿（×10）

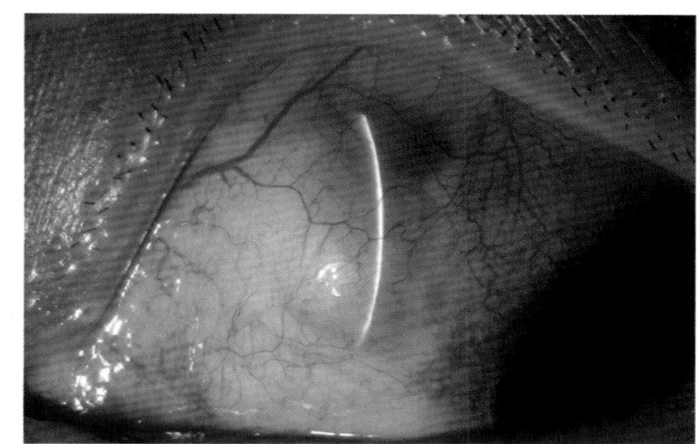

图 7–8　左眼前巩膜葡萄肿裂隙照（×10）

病例二　患者高某某，女，67 岁，因左眼视力下降 5 个月就诊，曾有左眼外伤史。查体：左眼角膜白斑，左眼颞上方巩膜葡萄肿，表面结膜充血，相应睫状体扁平部发现实性球形肿物，彩超和 MRI 示：左眼脉络膜黑色素瘤。诊断为：左眼脉络膜黑色素瘤，左眼前巩膜葡萄肿，左眼角膜白斑。（图 7–9，7–10）

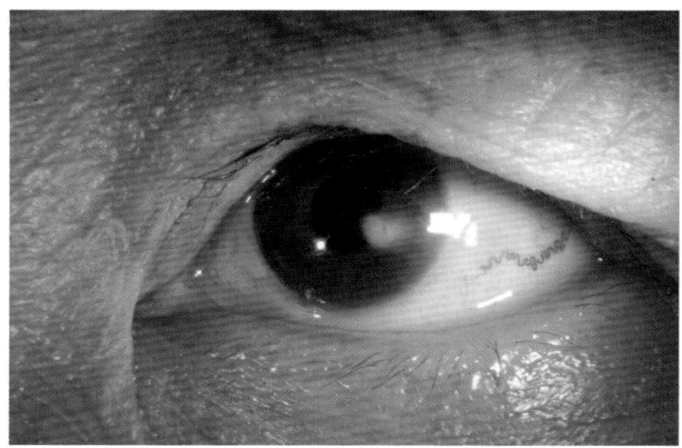

图 7–9　左眼前节低倍照：左眼角膜白斑（×6.3）

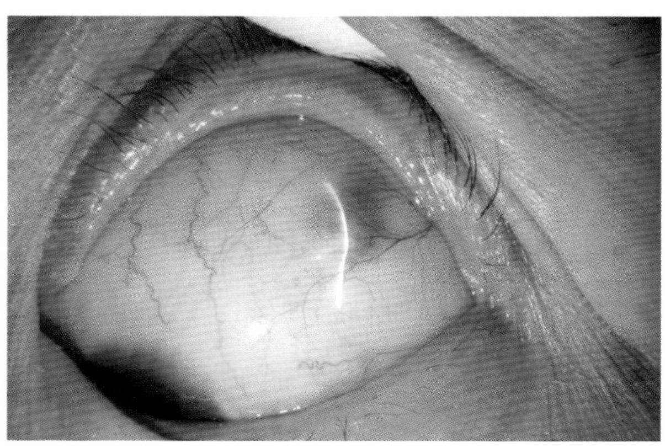

图 7–10　左眼颞上方巩膜葡萄肿（×10）

第八章

青光眼

Glaucoma

第一节　概述

Overview

青光眼是一组以视盘凹陷扩大、盘沿组织缺失变窄伴有相应视野缺损为共同特征的疾病，发生原因是巩膜筛板不能耐受眼内压而发生扭曲变形、凹陷，从而挤压从筛孔中穿过的视神经纤维束并导致后者凋亡所致。病理性高眼压是青光眼发生的主要危险因素。

青光眼是主要致盲眼病之一，具有不可逆性。原发性青光眼和先天性青光眼具有一定的遗传倾向性。

一、眼压与青光眼

眼压是眼内容物作用于眼球内壁的压力。正常情况下，视神经乳头和巩膜筛板能够很好地耐受眼压，而不发生视盘凹陷扩大和视神经萎缩。人群中，每个个体对眼压的耐受能力具有差异性，正常眼压很难用一个具体数值来定义。正常人群中眼压的平均值为 16mmHg，标准差为 3mmHg，因此，从统计学概念出发，将正常眼压范围定义为 10 ～ 21mmHg（均值 ±2 倍标准差）。从正态分布的特征来看，正常人群中有 2.5% 个体眼压在 21mmHg 以上，而他们的视神经和视野均正常，称为高眼压症（ocular hypertension），还有 2.5% 个体眼压在 10mmHg 以下。

临床上多数青光眼患者表现出眼压升高，超出正常范围，而且降低眼压后青光眼病理损害能够得到有效的控制或者延缓。在动物实验中，人为升高眼内压可以复制青光眼性视盘凹陷扩大和视野缺损，说明高眼压是青光眼明确的危险因素，目前青光眼的治疗主要围绕降低眼压进行。

除高眼压之外，青光眼还存在其他致病因素，如心血管疾病、糖尿病、血液流变学异常、视神经微循环障碍等，这些病理因素的存在可能导致视神经、巩膜筛板对眼内压的耐受力下降。临床上，部分确诊青光眼患者的眼压长期在正常范围以内，却发生了典型的青光眼性视盘凹陷扩大、视神经萎缩和视野缺损，称为正常眼压性青光眼（normal tension glaucoma，NTG）。同时，在高眼压青光眼患者中，部分患者经过充分降眼压治疗后，视神经萎缩和视野缺损仍有进展，说明除了高眼压因素之外，青光眼还可能存在其他危险因素。因此，在青光眼治疗中，除了要解除高眼压因素，还需要对其他危险因素进行筛查和干预。

正常眼压不仅反映在眼压的绝对值上，还反映在双眼是否对称、昼夜波动是否平稳。统计学分析显示，正常人双眼之间的眼压差异不超过 5mmHg，单眼 24 小时眼压波动范围不应大于 8mmHg。

二、青光眼视神经损害的机制

关于青光眼视神经损害的机制主要有两种学说，即机械学说和缺血学说。机械学说强调眼内压对筛板的作用导致后者扭曲变形、凹陷，以及筛板之间的剪切力挤压筛孔中的视神经纤维束，引起轴浆流中断和视网膜神经节细胞凋亡。缺血学说认为视神经供血不足，对眼压的耐受性降低。两种学说并无矛盾之处，而是相辅相成。目前认为，青光眼视神经损害的机制很可能为机械损害和缺血的共同作用，只是在不同类型青光眼中所占的比重不同而已。

已经明确，青光眼病理损害从视网膜神经节细胞轴突的变性和细胞凋亡开始，伴随着与视网膜神经节细胞受损相对应的视野缺损。

三、青光眼的临床诊断

青光眼是一类疾病，尽管在病因和发生机制上可能存在不同，但患者具有共同的临床特点，即眼压升高、视野缺损和视盘凹陷扩大，闭角型青光眼还存在前房角的狭窄或关闭，以上体征既是青光眼的临床表现，也是筛查和诊断青光眼的重要依据。

1. 眼压

眼压是目前诊断青光眼的重要指标，除少数正常眼压性青光眼，其他类型青光眼都存在眼压升高或波动幅度大的现象。即使是正常眼压性青光眼也需要在诊断和治疗后不同阶段测量眼压，以判断治疗的有效性。目前常用的眼压测量方法有：①压平眼压计，以 Goldmann 眼压计为代表，是目前公认最准确的眼压测量方法。②压陷式眼压计，以 Schiötz 眼压计为例，通过一定量重物在角膜上的压陷程度来换算眼内压。压陷式眼压计历史悠久，目前多用于仅能仰卧测量的患者，由于价格低廉，仍在部分偏远和基层医疗机构使用。③非接触眼压计，将一定力量的气流喷射到角膜中央，通过回弹气流强度换算眼压数值。具有非接触、速度快、不易交叉感染等优点，适合在普通门诊和大量患者筛查时使用。

2. 房角

对青光眼疑似患者和青光眼患者均需详细检查房角，房角是房水引流的通道所在，绝大多数青光眼的发生是由于房角结构异常和房水引流功能降低引起。房角的开放或关闭也是区分开角型青光眼和闭角型青光眼的主要依据，对治疗方法的选择具有重要的参考作用。

房角的检查可简可繁，简单时可通过手电筒从颞侧斜照前房，根据虹膜膨隆情况及虹膜阴影范围可大致判断房角的宽窄；在裂隙灯下，将裂隙光带以 45° ～ 60° 角从颞侧投照在角膜缘近角膜一侧，通过比较裂隙光带在周边前房内的宽度和周边角膜厚度来分析周边前房深度，称为 van-Herick 法，此法简单易行，临床应用广泛。房角镜检查是目前检查房角内细微结构最好的方法，可以动态观察前房角是否开放、是否狭窄以及狭窄程度、房角内结构是否正常等。UBM 和前节 OCT 可以提供周边房角放大的切面图片或影像资料，甚至在生理状态下了解包括后房在内的房角结构状态和特点，为青光眼分型和治疗方案制定提供重要的依据。前节 OCT 尚不能显示虹膜后结构。

3. 视野

视野检查在青光眼筛查、诊断和治疗后随访过程中具有非常重要的意义。目前计算机自动视野计已经成为视野检查的常规方法，具有标准化操作程序、可定量和良好的可重复性等优点。不同时间所做的同一程序视野检测，可以通过相关的软件进行对比，以帮助判断青光眼是否存在进展。

4. 视盘

在青光眼发病过程中，视盘的改变先于视功能异常和视野缺损。青光眼性视盘改变具有与其他视神经病变不同的特点，常常伴有视网膜神经纤维层厚度的改变。在青光眼的筛查、诊断和随访过程中，眼底视盘检查是其中重要环节。直接检眼镜和裂隙灯前置镜检查简单易行，可以清晰地看到视盘及其周围神经纤维层，但不能留取可长期保存的影像资料。眼底立体照相可以留取图电资料作为以后对比的参照，而且可通过相应软件做前后对比，为随访提供了便利。近年来，多种眼底视盘扫描成像方法如后节 OCT、HRT、GDX 等，可以通过与正常数据库对比，判断是否存在青光眼改变，这些成像技术具有很好的可重复性，可用于青光眼的随访。

四、青光眼的分类

依据前房角形态结构（开角或闭角）、病因机制以及患者的年龄等因素，一般将青光眼分为原发性、继发性和先天性三大类。其中原发性青光眼包括原发性开角型青光眼和原发性闭角型青光眼，后者依起病急缓分为急性闭角型青光眼和慢性闭角型青光眼。先天性青光眼可分为：婴幼儿型青光眼、青少年型青光眼和先天性青光眼合并其他先天性异常三类。

第二节　原发性青光眼

Primary Glaucoma

原发性青光眼是指病因和发病机制未充分阐明的一类青光眼，根据发病时前房角的状态——开放或关闭，可分为原发性开角型青光眼（primary open angle glaucoma，POAG）和原发性闭角型青光眼（primary angle closure glaucoma，PACG）。由于种族和眼球解剖结构方面的差异，中国人以原发性闭角型青光眼居多，而欧美白种人则以原发性开角型青光眼多见。随着医疗技术的进步、原发性开角型青光眼检出率的提高及国民中近视患病率大幅度上升，原发性开角型青光眼数量在不断增加。我国近期流行病学调查结果显示，我国原发性开角型青光眼的数量与原发性闭角型青光眼接近 1 ： 1 的状态。

一、原发性闭角型青光眼

原发性闭角型青光眼是由于周边虹膜与小梁网贴附或粘连，导致房水外流受阻、眼压升高所引起的一类青光眼。通常，患者具有眼轴短、前房浅、房角狭窄、周边虹膜与小梁网贴附或粘连等解剖特征，房角部分或全部关闭是其发生的根本原因。根据房角关闭和眼压升高发生的快慢不同，又可分为急性闭角型青光眼（acute angle closure glaucoma，AACG）和慢性闭角型青光眼（chronic angle closure glaucoma，CACG）。

房角关闭导致小梁网房水引流功能障碍是闭角型青光眼发生的直接原因，引起房角关闭的常见因素如下。①瞳孔阻滞（pupillary block）。瞳孔阻滞是导致房角狭窄和关闭最常见的原因之一，其发生是由于晶状体前表面与瞳孔缘接触紧密，房水由后房进入前房的阻力增加，从而导致房水蓄积于后房、后房压力升高、推挤虹膜向前膨隆使前房变浅。UBM 检查和前节 OCT 扫描可以清晰显示瞳孔阻滞，表现为虹膜向前膨隆，瞳孔缘与晶状体前表面接触，虹膜根部向前移位导致房角狭窄或关闭。对房角隐窝，UBM 检查可以清晰成像。前节 OCT 扫描由于光线反射的问题不能很好地进行成像，加之 OCT 扫描无法穿透虹膜色素上皮层，虹膜后结构和后房无法进行成像。所以，在显示房角的形态和结构特点时，UBM 检查具有更多优势。②高褶虹膜（plateau iris）。部分个体虹膜根部肥厚、睫状突位置前移或虹膜根部附着点靠前，上述因素可独立或同时存在，导致患者周边前房变浅，虹膜根部靠近或接触小梁网，并最终发生周边虹膜前粘连（PAS）。PAS 多先在局部形成，并逐渐向周围扩大，房角关闭的象限不断增加。少数情况下，PAS 同时出现在周边前房，并向小梁网、Schwalbe 线方向匍行发展。由于 PAS 的形成是一个渐进的、缓慢的过程，因此，高褶虹膜主要引起慢性闭角型青光眼。有高褶虹膜和浅前房的个体在瞳孔散大时，虹膜拥挤于前房角，阻塞小梁网，可导致眼压急性升高。③晶状体源性房角关闭（lens-induced angle closure）。随着年龄的增长，晶状体体积膨胀、透明度降低是一个自然退变的现象，是老化在眼部的表现之一。在前房正常或深前房的个体，这种晶状体膨胀并不导致周边前房的变窄。但如果患者已有浅前房或周边前房角狭窄，在晶状体膨胀时可能发生房角关闭和闭角型青光眼，多见于白内障膨胀期。另外，晶状体半脱位可使瞳孔阻滞加重，后房压力升高推挤虹膜向前移位，导致房角关闭和急慢性眼压升高。④恶性青光眼（malignant glaucoma）。恶性青光眼又称睫状环阻塞性青光眼（ciliary block glaucoma），是由于晶状体赤道部与睫状环之间的间隙过于狭小，在眼部手术、激光治疗或缩瞳等情况下，晶状体赤道部与水肿的睫状环发生接触，睫状突所分泌房水很难通过晶状体与睫状环之间的间隙进后房，从而“迷流”到玻璃体腔内。过多的房水蓄积在玻璃体腔内形成“水囊”，玻璃体腔内压力升高，将晶状体虹膜隔往前推移，导致前房变浅、房角关闭、眼压升高。若对该类青光眼进行缩瞳处理，由于睫状肌收缩导致晶状体赤道部与睫状环进一步挤压，睫状环阻滞进一步加重，导致病情恶化，“恶性青光眼”因此得名。该病一旦确诊，与原发性闭角型青光眼相反，不能缩瞳，需及时散大瞳孔。睫状环与晶状体赤道部分离后，房水可进入前房，晶状体虹膜隔后移，前房恢复，眼压降低。

1. 急性闭角型青光眼

急性闭角型青光眼是一种由房角关闭引起眼压急剧升高所导致的急性致盲性眼病。急性发作期具有典型的临床表现和特征，常见症状包括眼痛、眼胀、视力模糊、虹视，同时伴有同侧头痛或偏头疼，部分患者合并有恶心、呕吐、便秘、腹泻等消化道症状。由于可迅速致盲，且具有不可逆性，急性闭角型青光眼急性发作属于眼科急诊，需要给予快速、有效的处理，以抢救患者的视功能。

该病多见于 50 岁以上人群，女性多于男性。患者常有远视、眼轴短、角膜小、前房浅、前房角狭窄、晶状体厚且位置靠前等解剖结构特点和异常。上述解剖结构特点使得虹膜与晶状体前表面接触紧密，房水通过瞳孔缘进入前房的阻力增加导致瞳孔阻滞，房水滞留后房并导致后房压力高于前房，推挤虹膜向前膨隆使前房进一步变浅和房角狭窄。当患者出现情绪激动、在暗室环境停留时间长、局部或全身使用抗胆碱药物等情况时，患者瞳孔散大，周边虹膜松弛并堆积于前房角诱发本病。长时间阅读、疲劳和疼痛也是本病的常见诱因。

依据病史和临床表现，急性闭角型青光眼可分为六个不同的阶段（分期），各个阶段的处理不同。

（1）临床前期。为急性闭角型青光眼发作之前的状态，患者有小角膜、浅前房、远视、眼轴短、晶状体膨胀、周边前房狭窄等解剖结构特点，但并无症状、高眼压和视盘损害。但在一定的诱发条件下，前房角部分或全部关闭，诱发小发作甚至急性发作。临床上，当一只眼睛急性闭角型青光眼急性发作后，另一只眼睛尽管没有任何症状也可诊断为临床前期。有研究表明，一只眼睛急性闭角型青光眼急性发作后，如对侧眼睛未采取预防措施，95% 的对侧眼睛在第一只眼睛发作后 5 年内发作。

（2）先兆期。处于临床前期的患眼在傍晚出现一次或数次小发作，表现为患眼突感雾视、虹视，可伴有患侧额部疼痛、鼻根酸胀，眼压在 21mmHg 以上，前房浅，瞳孔散大，光反射迟钝。短暂休息后，症状自行缓解，除浅前房外，无永久性组织结构和功能损害。此期内，激光周边虹膜打孔术或周边虹膜切除术可以起到很好的治疗作用。

（3）急性发作期。临床前期或先兆期患者在诱发因素的作用下可导致房角急性大范围关闭，眼压急剧升高。患者出现剧烈头痛、眼痛、畏光、流泪、虹视、视力严重减退至指数或手动，常伴有呕心、呕吐等症状。发作眼眼睑水肿、睫状或混合性充血、角膜上皮水肿、角膜后色素性KP；前房浅，房水混浊，可见絮状渗出；周边前房消失、房角关闭；瞳孔散大、呈竖椭圆形、光反射消失，眼压多在50mmHg以上。由于角膜水肿，眼底难以看清。急性发作期若能得到快速有效处理，眼压迅速得以控制，患者疼痛消失、其他症状减轻、视力部分或完全恢复，但眼前段常留下永久性组织损害，如节段性虹膜萎缩，瞳孔散大、固定、对光放射迟钝或消失，房角广泛粘连，晶状体前囊下点状或片状白色混浊，称为青光眼斑。这些体征是急性闭角型青光眼发作过的证据。

急性闭角型青光眼急性发作初期，频繁滴用毛果芸香碱眼药水效果明显，其作用机制是通过缩瞳、增加虹膜张力，使阻塞在小梁网的虹膜根部离开小梁网，关闭的房角重新开放。瞳孔一旦缩小，眼压即可降低，这时可以及时行激光周边虹膜打孔术，解除瞳孔阻滞，阻止病情进展并避免复发。

对发作时间长、眼压较高的患者，由于瞳孔括约肌存在不同程度缺血，对缩瞳剂反应差甚至毫无效果。单用缩瞳剂，很难将瞳孔再缩小，这时行激光周边虹膜打孔术不太容易成功，原因是角膜水肿，不容易找到虹膜隐窝；瞳孔散大时，虹膜组织堆积在周边前房，厚度增加，同时失去弹性和张力，激光周边虹膜打孔术难以成功。这时可试行激光周边虹膜成形术，将贴附或粘连在小梁网的周边虹膜“拉”下来，以开放房角。研究表明，对发作时间不超过3天，且未行前房穿刺的病例，激光周边虹膜成形术可以有效地将关闭的房角部分打开并降低眼压，待眼压降低、角膜恢复透明后再行激光周边虹膜打孔术。

合并白内障的患者，经上述激光治疗后行白内障手术，有利于提高视力，而且可以加深前房，避免房角再次关闭。如果没有条件做激光治疗，可先试用全身加局部药物降低眼压，静滴甘露醇，口服高渗剂碳酸酐酶抑制剂，同时辅以局部抗青光眼药物，可以降低部分患者的眼压，然后行周边虹膜切除术。

前房穿刺放液术可以暂时性降低患者眼压，缓解疼痛等不适，但由于不能使关闭的房角重新开放，降眼压作用短暂，因此，前房穿刺仅仅是作为临时的救治措施，更有甚者，在前房穿刺放液术过程中由于前房水的流出导致本来就浅的前房进一步变浅，房角关闭加重，为后续的治疗带来难度。

急性发作期行周边虹膜切除或小梁切除手术，术后炎症和感染的风险增加，需谨慎操作。急性发作期及时有效的治疗可以取得很好的治疗效果。

（4）间歇期。先兆期小发作后，症状自行缓解，房角重新开放，眼压降低，但波动较大，进入间歇期。间歇期主要依据为：有明确小发作病史、房角开放或大部分开放、不用药或单用缩瞳剂眼压稳定在正常范围。急性发作期经及时有效处理后，也可进入间歇期。此期内，激光周边虹膜打孔术可以有效预防再次发作，部分患者需要辅以抗青光眼药物。

（5）慢性期。急性大发作或反复小发作后，房角广泛粘连（大于 180°），小梁网功能损害，眼压升高，眼底可见青光眼性视盘凹陷扩大，伴有相应视野缺损。此期常需要滤过性手术，对合并白内障的患者，白内障手术中进行房角分离可以有效降低眼压，并避免复发。

（6）绝对期。高眼压持续时间过长，视神经严重损害，视力降至无光感且无法挽回，此期内患者可反复出现眼痛、眼胀，部分患者因长期高眼压导致角膜变性或大泡性角膜病变而出现剧烈疼痛、畏光。此期内，抗青光眼手术仅能降低眼压，消除眼痛眼胀症状，但视力难以恢复。

病例一　患者翟某某，女，61 岁，因左眼胀痛、视力下降伴左侧头痛、恶心、呕吐 3 天就诊。查体：左眼视力弱光感；左眼球结膜混合充血，角膜雾状水肿，瞳孔散大，直径 6.5mm，对光反射消失，中央前房浅，周边前房 0 CT，眼压 71mmHg；对侧眼前房浅，周边前房 1/4 CT，眼压 16mmHg。诊断为：急性闭角型青光眼（左眼急性发作期，右眼临床前期）。（图 8-1 ～ 8-3）

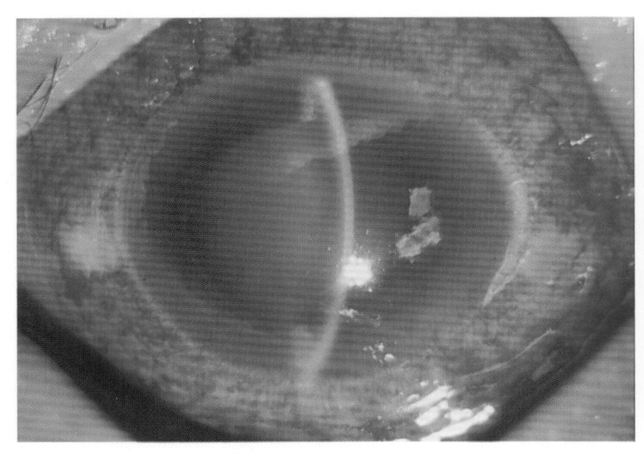

图 8-1　左眼前节照：球结膜混合性充血，角膜水肿，瞳孔散大固定，瞳孔缘色素上皮外翻，晶状体混浊，周边前房关闭（×10）

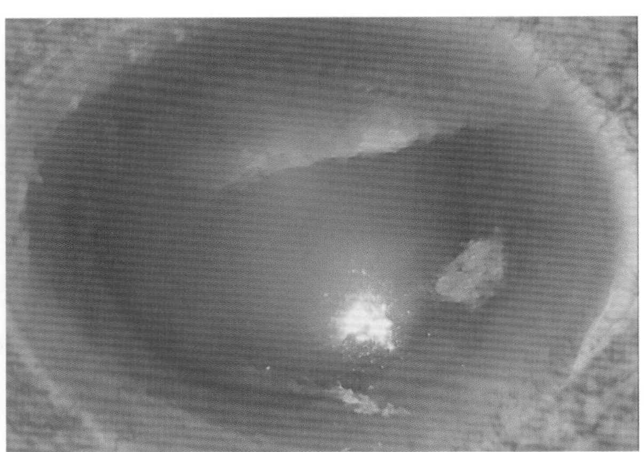

图 8-2　角膜上皮弥漫性水肿，瞳孔散大（×16）

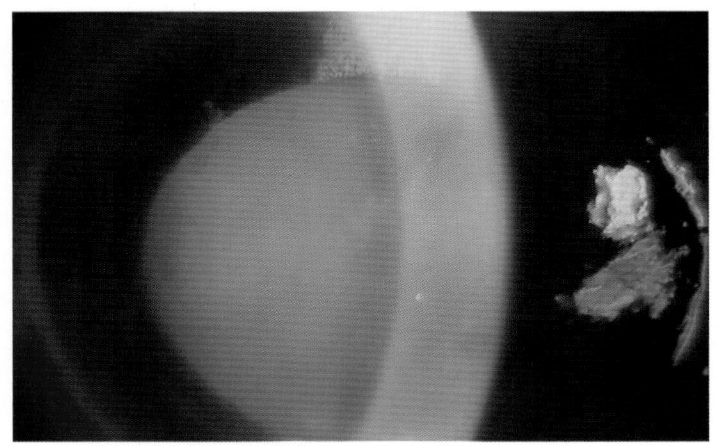

图 8-3　前房内絮状渗出，晶状体前囊膜下局限性混浊（×16）

病例二 患者李某某，女，57 岁，因右眼急性闭角型青光眼急性发作行氩激光周边虹膜成形术后 1 周复诊。查体：右眼视力 0.3，眼压 11mmHg，球结膜轻微充血，角膜水肿消退，瞳孔轻度散大，椭圆形，晶状体前囊下 Vogt 斑，周边虹膜表面激光斑清晰，房角狭窄，但开放。拟行双眼 Nd:YAG 激光周边虹膜打孔术。（图 8-4 ～ 8-6）

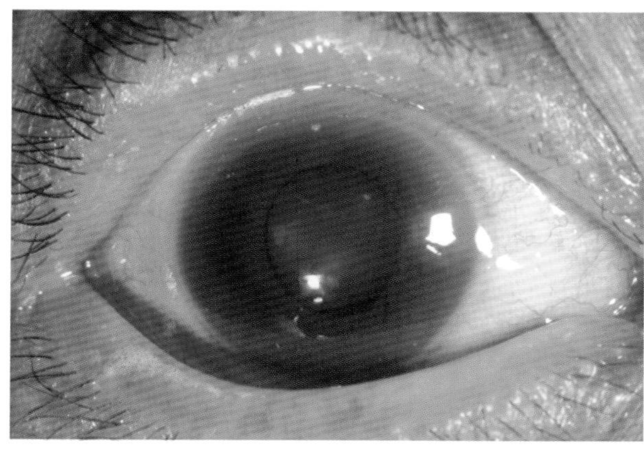

图 8-4 右眼前节照：角膜透明，前房清晰，瞳孔轻度散大，竖椭圆形，上方晶状体前囊膜下 Vogt 斑（×10）

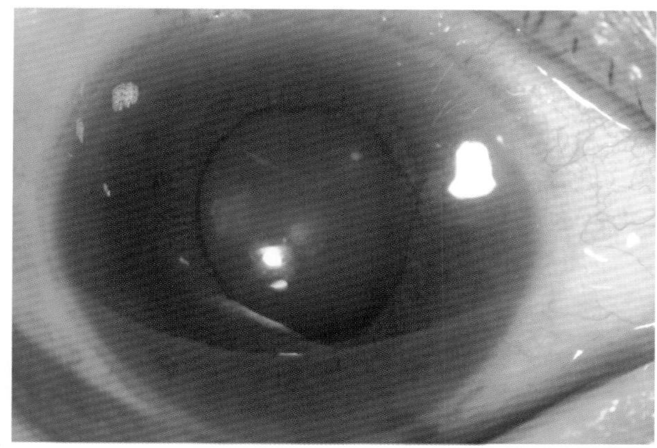

图 8-5 右眼前节高倍照：周边虹膜表面激光斑清晰可见（×16）

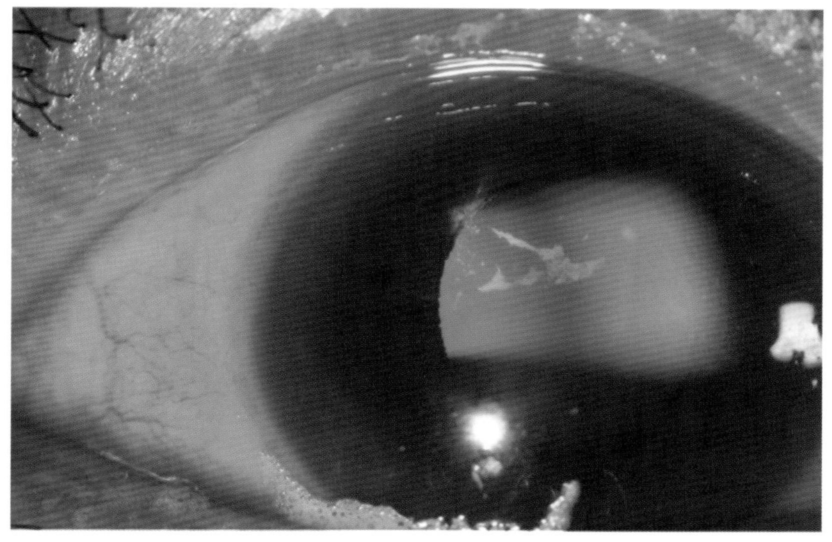

图 8-6 晶状体前囊下 Vogt 斑裂隙照（×16）

病例三 患者田某某，女，80 岁，因右眼急性闭角型青光眼急性发作后行氩激光周边虹膜成形术＋ Nd:YAG 激光周边虹膜打孔术后 6 个月复诊。右眼急性发作时眼压 69mmHg。查体：右眼视力 0.6，眼压 7mmHg，右眼角膜透明，前房清晰，瞳孔圆形，直径 3mm，对光放射存在，中周部虹膜可见氩激光光斑。（图 8-7 ～ 8-9）

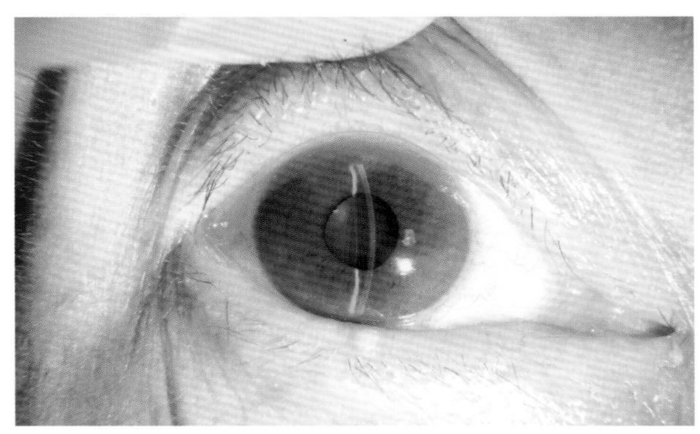
图 8-7　右眼前节低倍照，角膜透明，前房清晰，晶状体混浊，周边前房浅，周边虹膜表面激光斑清晰（×6.3）

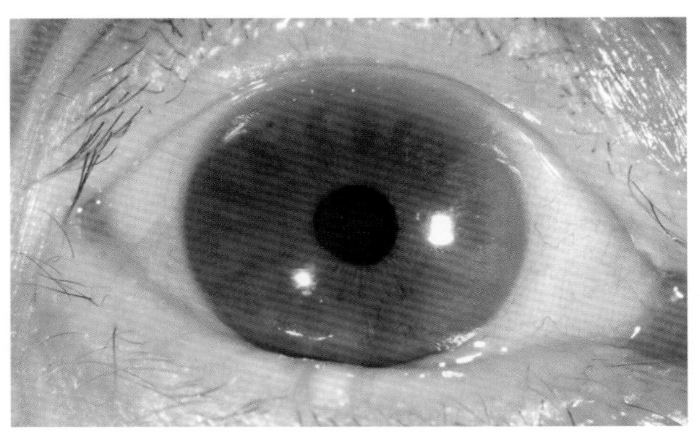
图 8-8　右眼前节中倍照：瞳孔直径 3mm，11 点方位激光虹膜打孔通畅，周边虹膜表面激光斑，虹膜萎缩，脱色素（×10）

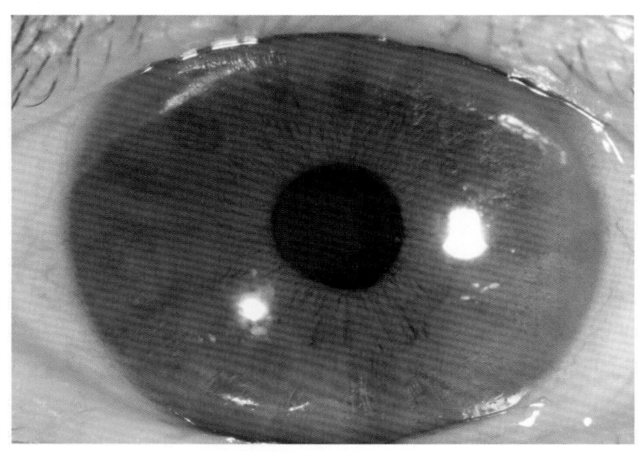
图 8-9　虹膜氩激光光斑高倍照（×16）

2. 慢性闭角型青光眼

慢性闭角型青光眼也是由于房角关闭并引发眼压升高所致，但房角关闭过程由点到面、逐渐形成，眼压升高过程缓慢，患者可无明显症状直至视野严重缺损时偶然发现，或者由眼科医师检查时才发现。

慢性闭角型青光眼患者也具有前房浅、房角狭窄等解剖特点，但虹膜相对平坦，主要以周边前房狭窄为主，瞳孔阻滞因素不如急性闭角型青光眼明显。房角关闭常以周边虹膜前粘连（PAS）的方式开始，通常首先出现在周边虹膜表面突起部位，可能是该部位靠近小梁网，更容易接触并发生粘连。PAS 形成后缓慢在两侧扩大，随着 PAS 和房角关闭的范围扩大，小梁网的滤过功能从代偿逐渐过渡到失代偿，最后出现眼压升高和视神经损害，导致慢性闭角型青光眼的发生。

（1）临床表现。由于房角粘连和眼压升高是逐渐、隐匿发展的，患者对缓慢升高的眼压具有很好的耐受性，所以慢性闭角型青光眼呈现一种慢性、隐匿和无症状的过程。多数早、中期患者甚至部分视野严重受损的患者并无明显的症状，只是在做眼科检查或体检时被发现。部分双眼晚期患者因严重视野缺损引起生活事故或障碍就诊，如经常误碰视野之外的人和物，走路时经常发生误踢路边物体的事故，甚至摔倒。

（2）诊断。慢性闭角型青光眼诊断要点如下：①周边前房狭窄或关闭，中央前房浅也可接近正常，虹膜膨隆可不明显；②房角关闭以 PAS 的形式出现，程度可有不同，早期为一处或多处 PAS 形成，晚期 PAS 合并形成全周粘连性房角关闭；③多为双眼发病，但程度可有不同；④眼压中度升高，24 小时眼压波动大；⑤眼底有青光性眼视盘凹陷和视网膜神经纤维层缺损；⑥有与视盘损害相对应的视野缺损。

除房角关闭，慢性闭角型青光眼与原发性开角型青光眼具有相似的临床特征和疾病转归特点，房角镜检查是区分两者最主要的方法。

慢性闭角型青光眼的治疗以往侧重滤过性手术。多数患者在激光周边虹膜打孔术后房角若不能有效开放、眼压高且波动较大时，小梁切除手术常可获得较好的治疗效果。研究发现，慢性闭角型青光眼在解除瞳孔阻滞后，可以通过房角分离的方法，将已经关闭的房角分离开，房水引流通道重新开放，获得很好的降眼压效果。由于房角分离术不受瘢痕化影响，长期效果甚至优于滤过性手术。目前房角分离多数是在白内障手术过程中顺便增加房角分离操作，白内障手术后前房加深，用粘弹剂推压周边虹膜使之从小梁网上分离下来，也可用钝针头或房角分离器轻压虹膜根部，将 PAS 处虹膜从小梁网上分离下来。激光周边虹膜成形术对部分早中期患者可以起到很好的分离房角的效果，术后眼压降低明显，联合激光周边虹膜打孔术可以防止瞳孔阻滞因素导致的房角粘连。

病例一　患者蔺某某，男，32 岁，因无意中发现左眼失明 4 个月就诊，当地医院诊断为“青光眼”。查体：右眼视力 0.6，左眼无光感，右眼眼压 21mmHg，左眼眼压 35mmHg，双眼周边前房浅，房角镜检查左眼房角关闭 3/4 象限，右眼房角关闭 2/4 象限。杯盘比右眼 0.6，左眼 1.0。Humphrey 视野检查右眼下方弓形暗点。诊断为：慢性闭角型青光眼（右眼进展期，左眼绝对期）。（图 8–10 ~ 8–20）

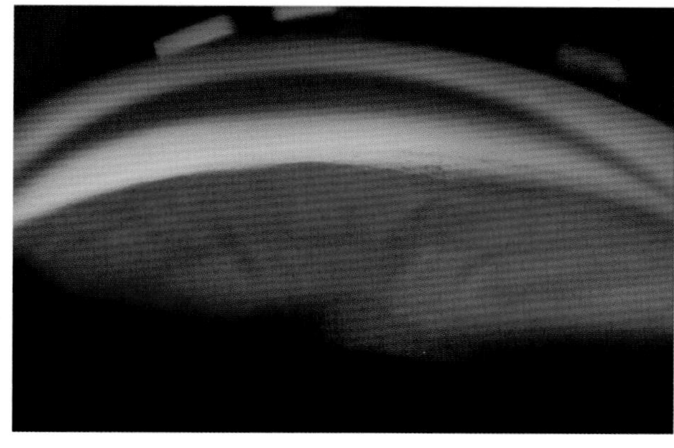

图 8–10　右眼下方房角：可见 PAS 形成，尚有部分房角开放（×16）

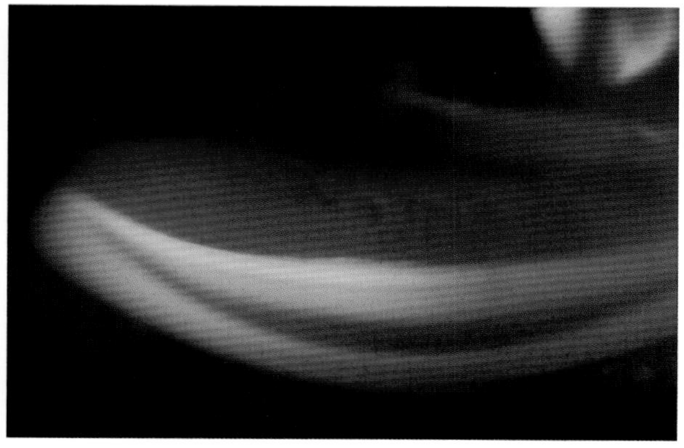

图 8–11　右眼上方房角窄Ⅱ ~ Ⅲ度（×16）

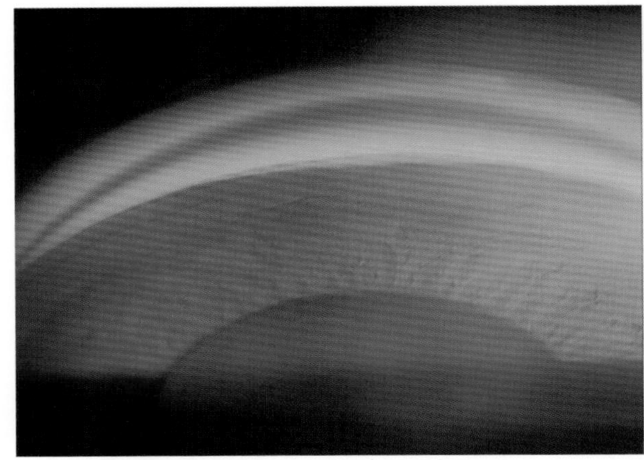
图 8-12　左眼下方房角狭窄，开放（×16）

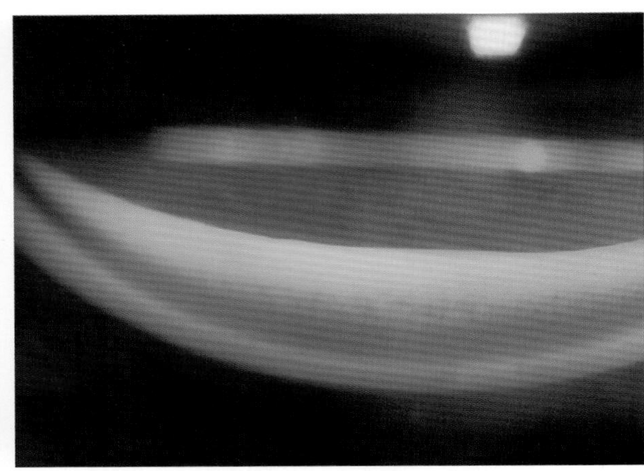
图 8-13　左眼上方房角关闭（×16）

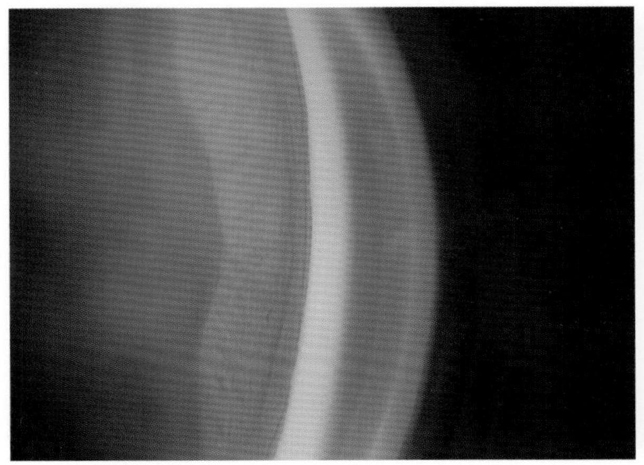
图 8-14　左眼鼻侧房角关闭（×16）

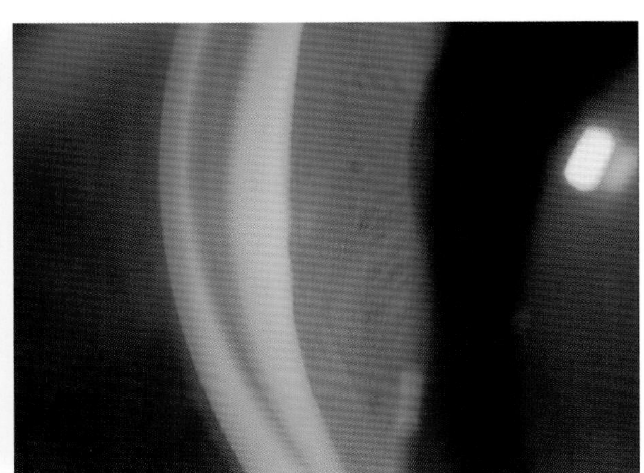
图 8-15　左眼颞侧房角关闭（×16）

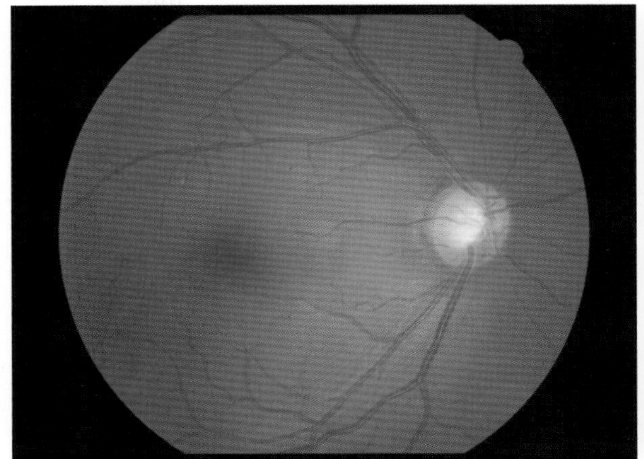
图 8-16　右眼眼底照，杯盘比 0.6

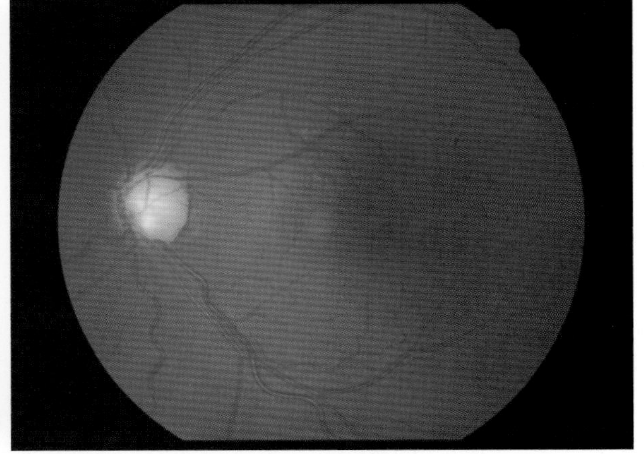
图 8-17　左眼眼底照，杯盘比 1.0

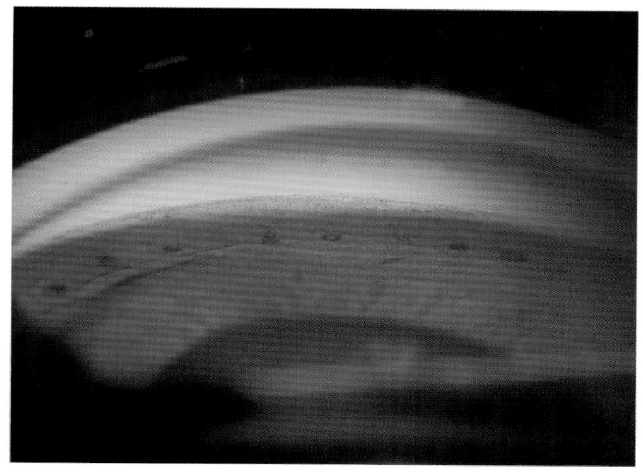
图 8-18　左眼行氩激光周边虹膜成形术后房角大部分开放，小梁网色素颗粒沉积，虹膜激光斑清晰可见（×16）

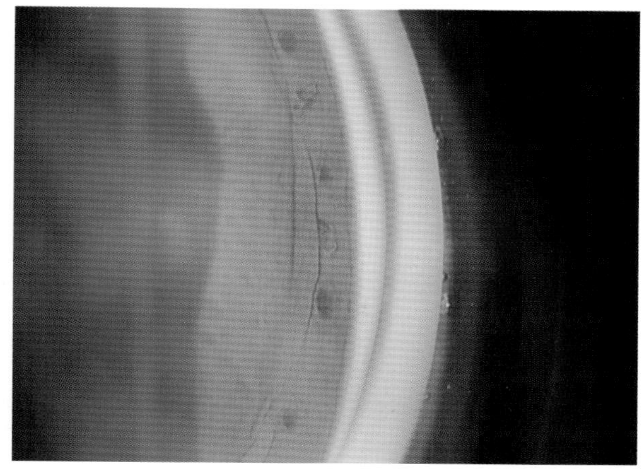
图 8-19　激光治疗后左眼鼻侧房角大部分开放（×16）

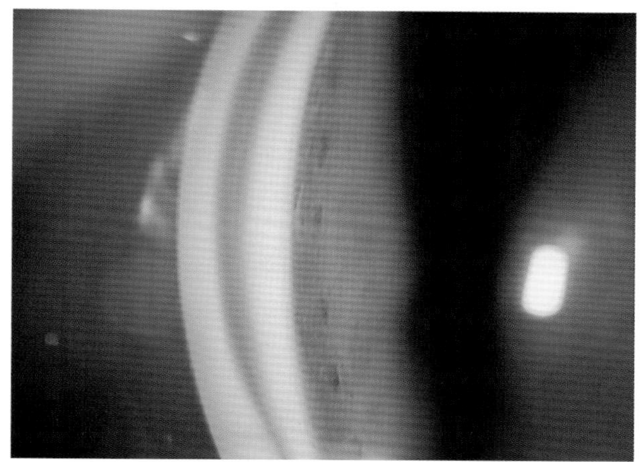
图 8-20　激光治疗后左眼颞侧房角部分开放（×16）

病例二　患者胡某某，男，57 岁，因双眼视物模糊就诊。查体：右眼眼压 29mmHg，左眼 32mmHg，双眼前房浅，周边前房 0 ～ 1/4 CT，晶状体轻微混浊，右眼房角部分关闭，左眼房角全周关闭。杯盘比右眼 0.9，左眼 1.0。诊断为：双眼慢性闭角型青光眼。（图 8-21 ～ 8-25）

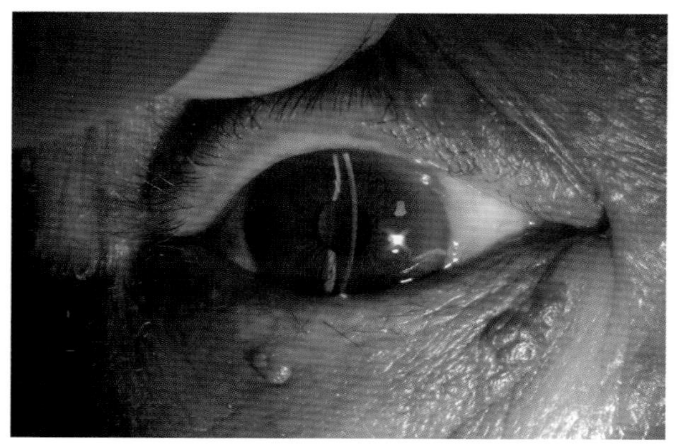
图 8-21　右眼前节照：中央前房浅，晶状体轻混（×6.3）

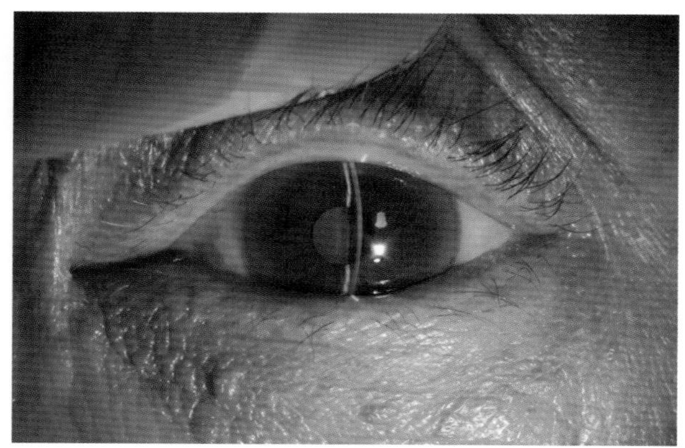
图 8-22　左眼前节照：左眼前房浅，晶状体混浊（×6.3）

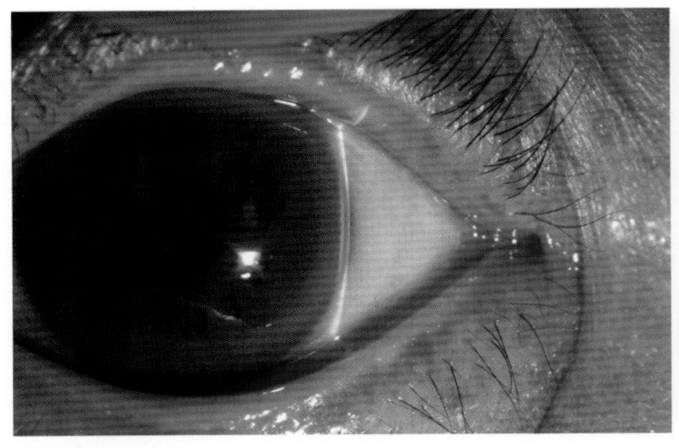

图 8-23 van Herick 法检查：右眼鼻侧周边前房 0 CT（×10）

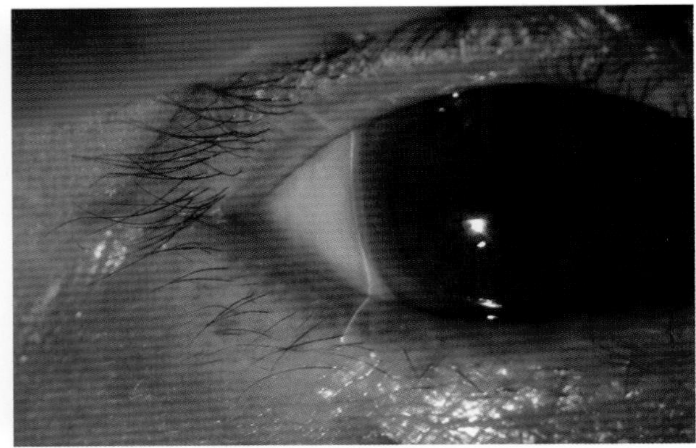

图 8-24 右眼颞侧周边前房 0 ~ 1/5 CT（×10）

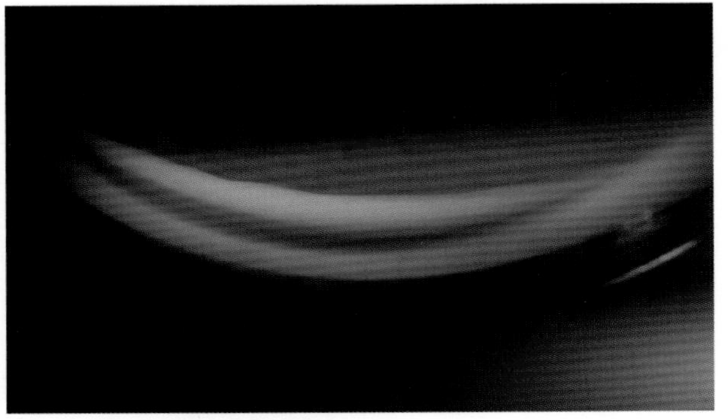

图 8-25 右眼上方房角关闭

病例三 患者吴某某，女，61 岁，因双眼慢性闭角型青光眼激光周边虹膜打孔术后眼压控制不良 1 个月就诊，就诊时用布林佐胺滴眼液（派立明）和盐酸卡替洛尔滴眼液（美开朗）降眼压治疗。查体：双眼前房中深，激光虹膜打孔通畅，周边前房 0 ~ 1/4 CT，右眼房角关闭 270°，左眼房角关闭 180°，右眼眼压 28mmHg，左眼 22mmHg。诊断为：双眼慢性闭角型青光眼。行前房穿刺 + 房角分离术，术后眼压降低。（图 8-26 ~ 8-36）

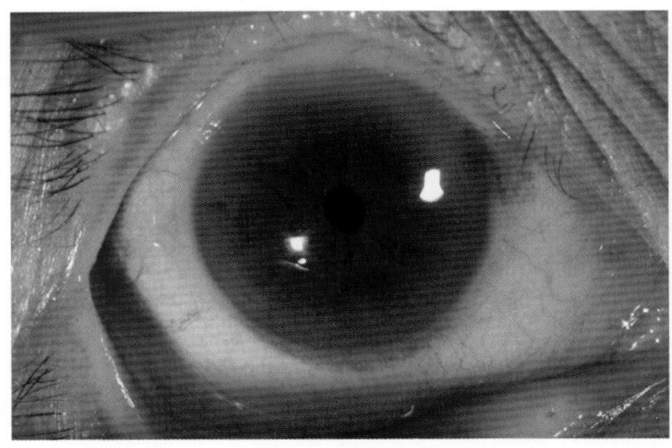

图 8-26 右眼前节照：9 点方位激光虹膜打孔通畅（×10）

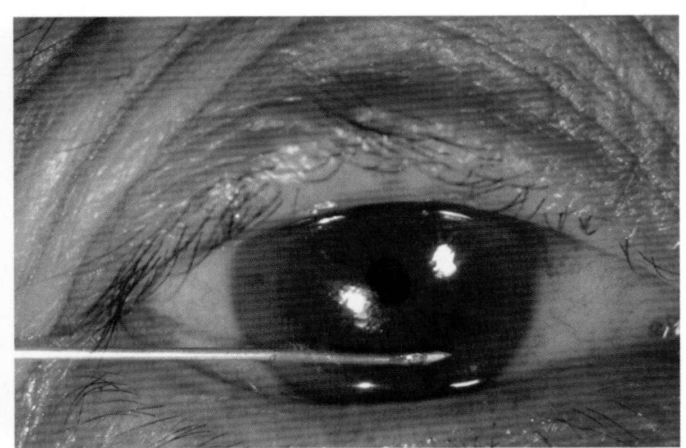

图 8-27 右眼行前房穿刺 + 房角分离术照（×10）

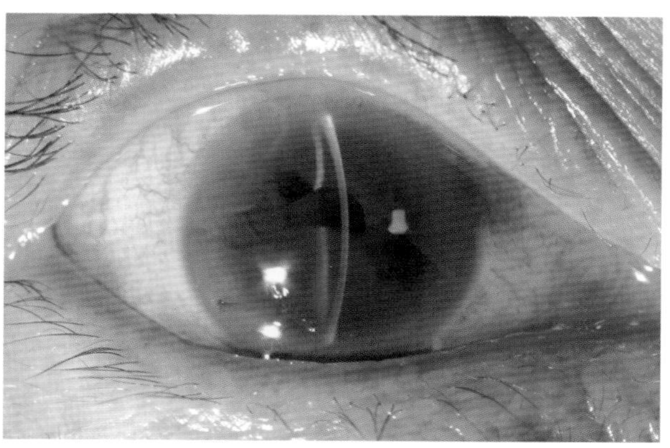

图 8-28 右眼前房角分离术后，前房内出血，凝固成块（×10）

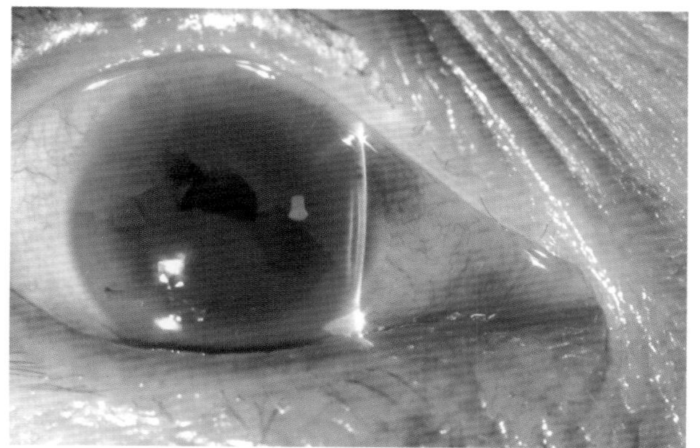

图 8-29 房角分离术后第 1 天，鼻侧周边前房 1/3 ~ 1/2 CT，眼压 9mmHg（×10）

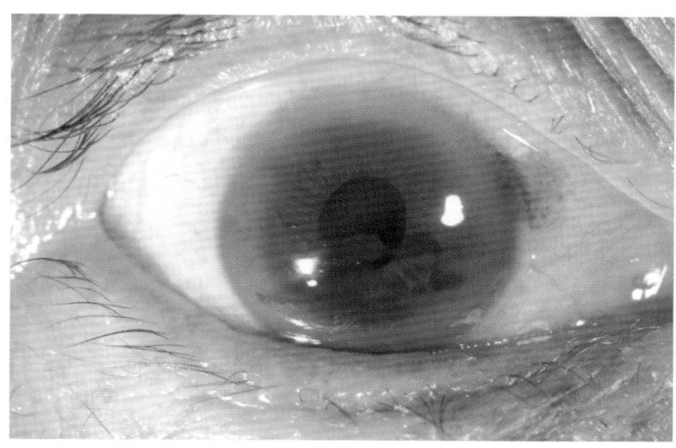

图 8-30 术后第 2 天右眼前房内积血大部分吸收，眼压 10mmHg（×10）

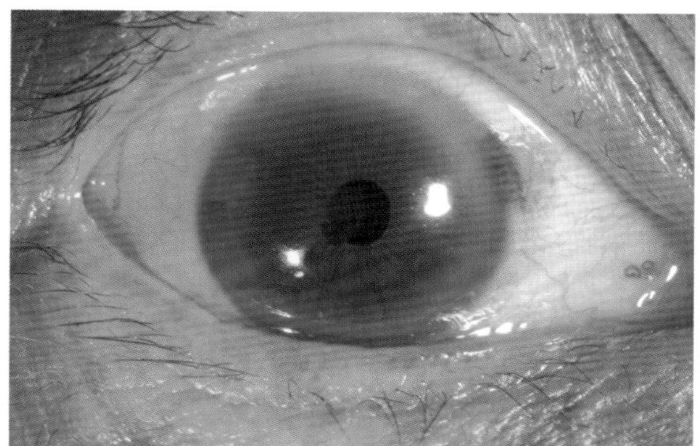

图 8-31 术后第 4 天前房积血大部分吸收，眼压 9mmHg（×10）

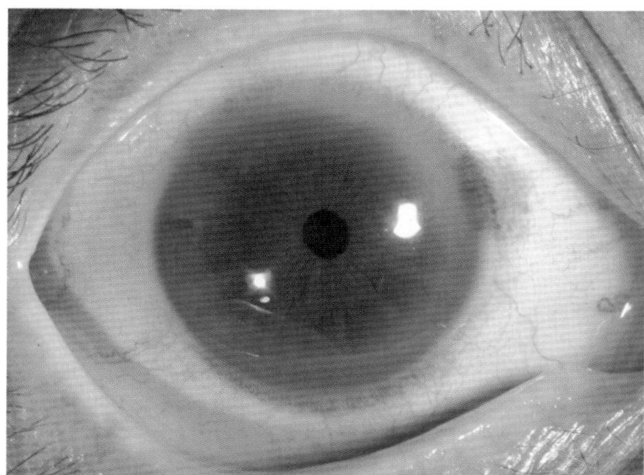

图 8-32 术后第 7 天右眼前房出血吸收，眼压 7mmHg（×10）

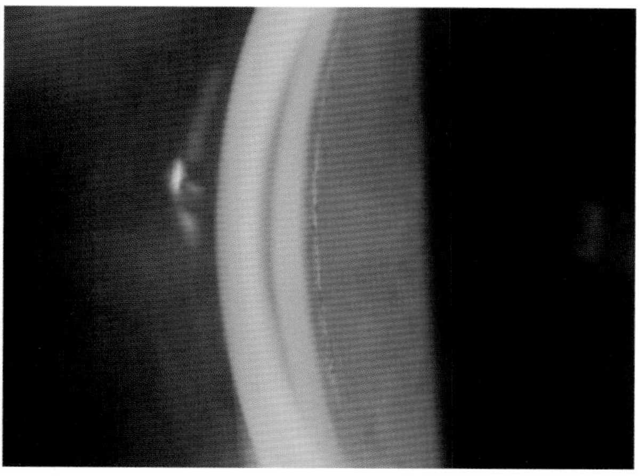

图 8-33 房角分离术后右眼鼻侧房角，巩膜嵴和小梁网暴露（×16）

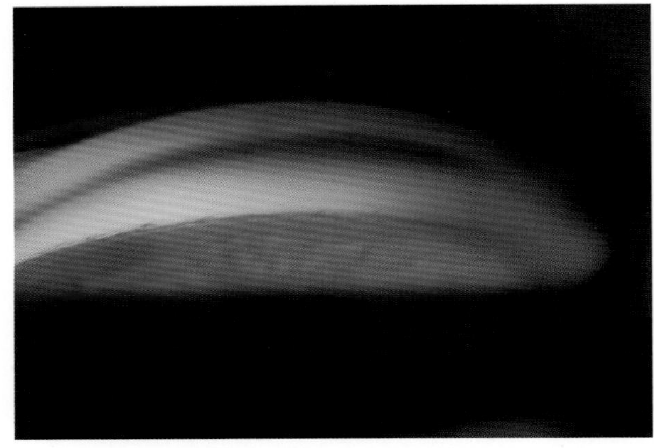
图 8-34　右眼房角分离术后下方房角（×16）

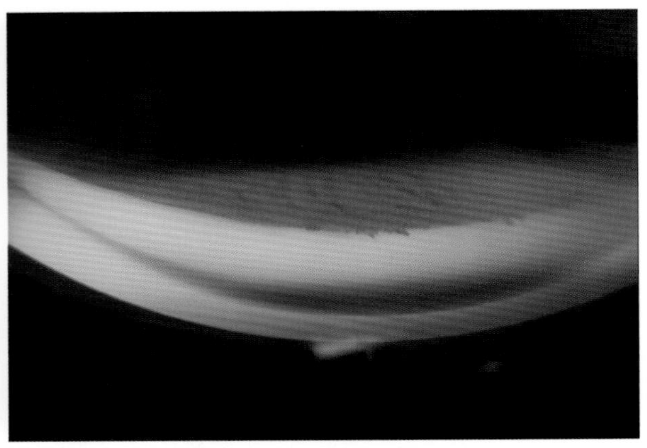
图 8-35　房角分离术后上方房角（×16）

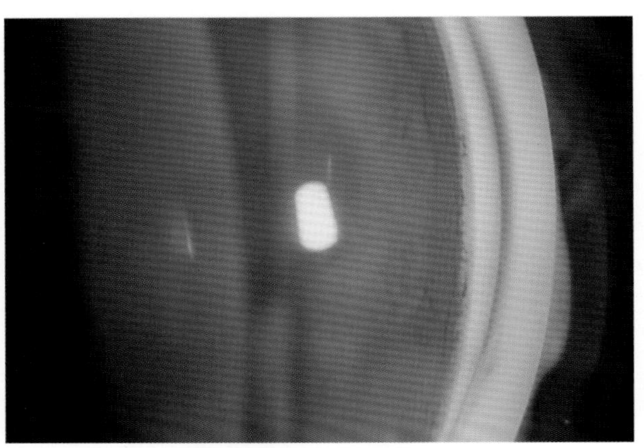
图 8-36　房角分离术后颞侧房角（×16）

病例四　患者李某某，男，67 岁，因右眼视物模糊伴间歇性眼胀 3 年就诊。查体：右眼视力 0.1，左眼视力 0.5，右眼眼压 34mmHg，左眼眼压 25mmHg，双眼中央前房略浅，周边前房 0 ～ 1/4 CT，眼底清晰。杯盘比右眼 1.0，左眼 0.5。视野：右眼中心管状视野，左眼下方可疑旁中心暗点。诊断为：慢性闭角型青光眼。（图 8-37 ～ 8-46）

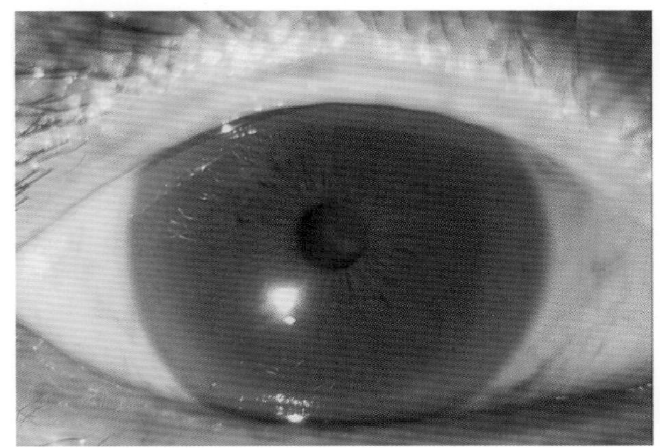
图 8-37　右眼前节照（×10）

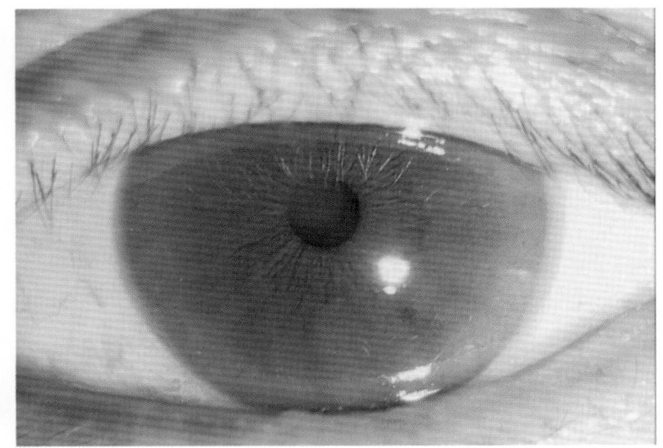
图 8-38　左眼前节照（×10）

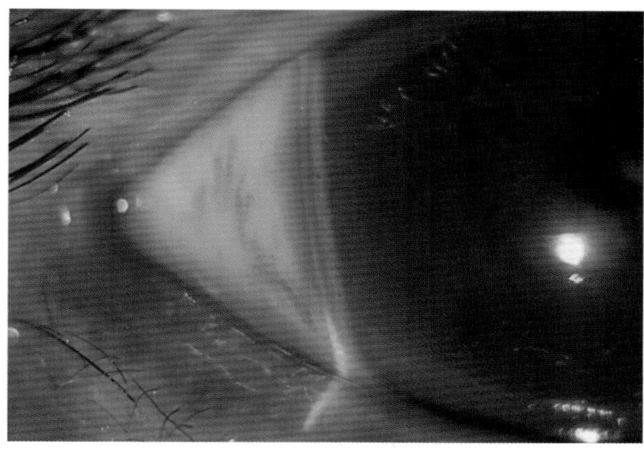
图 8-39 右眼周边前房深度（van Herick 法）0 ~ 1/4 CT（×16）

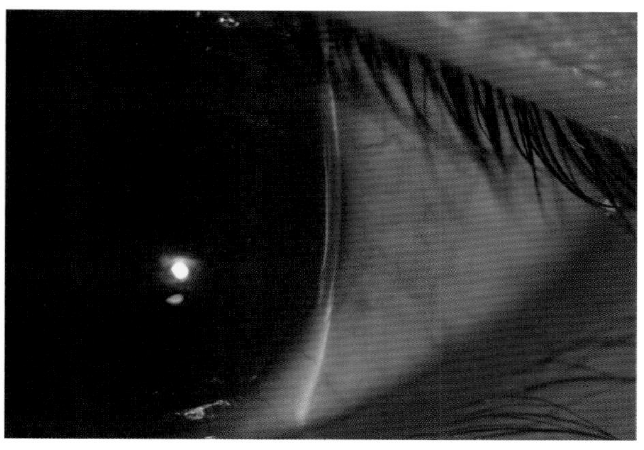
图 8-40 左眼周边前房深度（van Herick 法）0 ~ 1/4 CT（×16）

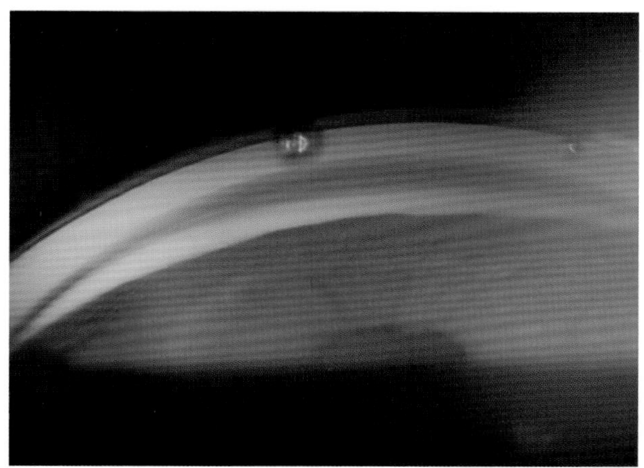
图 8-41 右眼下方房角关闭（×16）

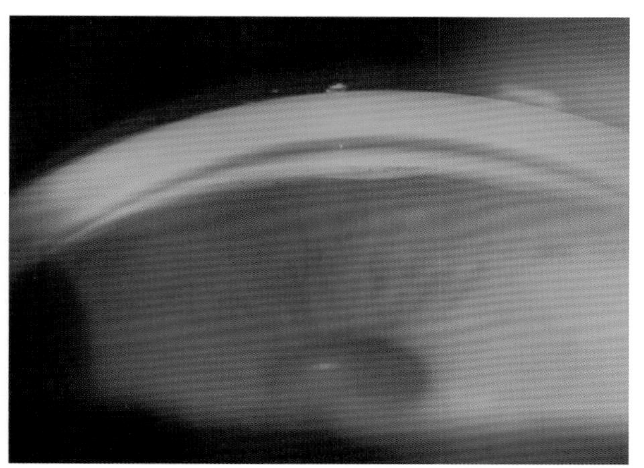
图 8-42 左眼下方房角窄Ⅱ ~ Ⅲ度（×16）

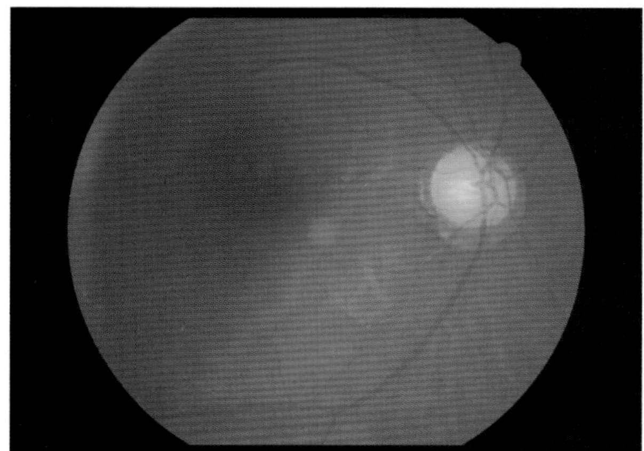
图 8-43 右眼眼底照，杯盘比 1.0

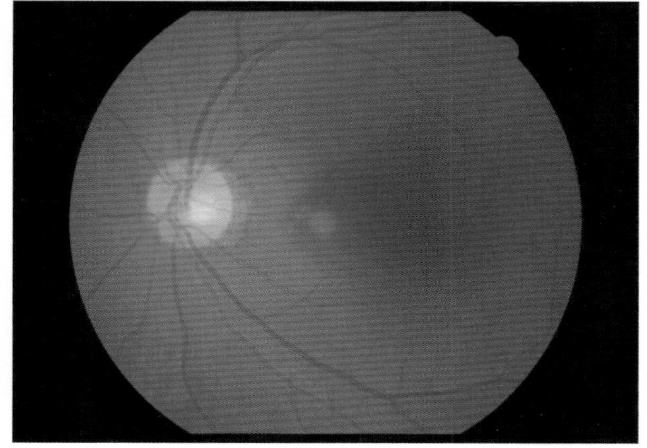
图 8-44 左眼眼底照，杯盘比 0.5

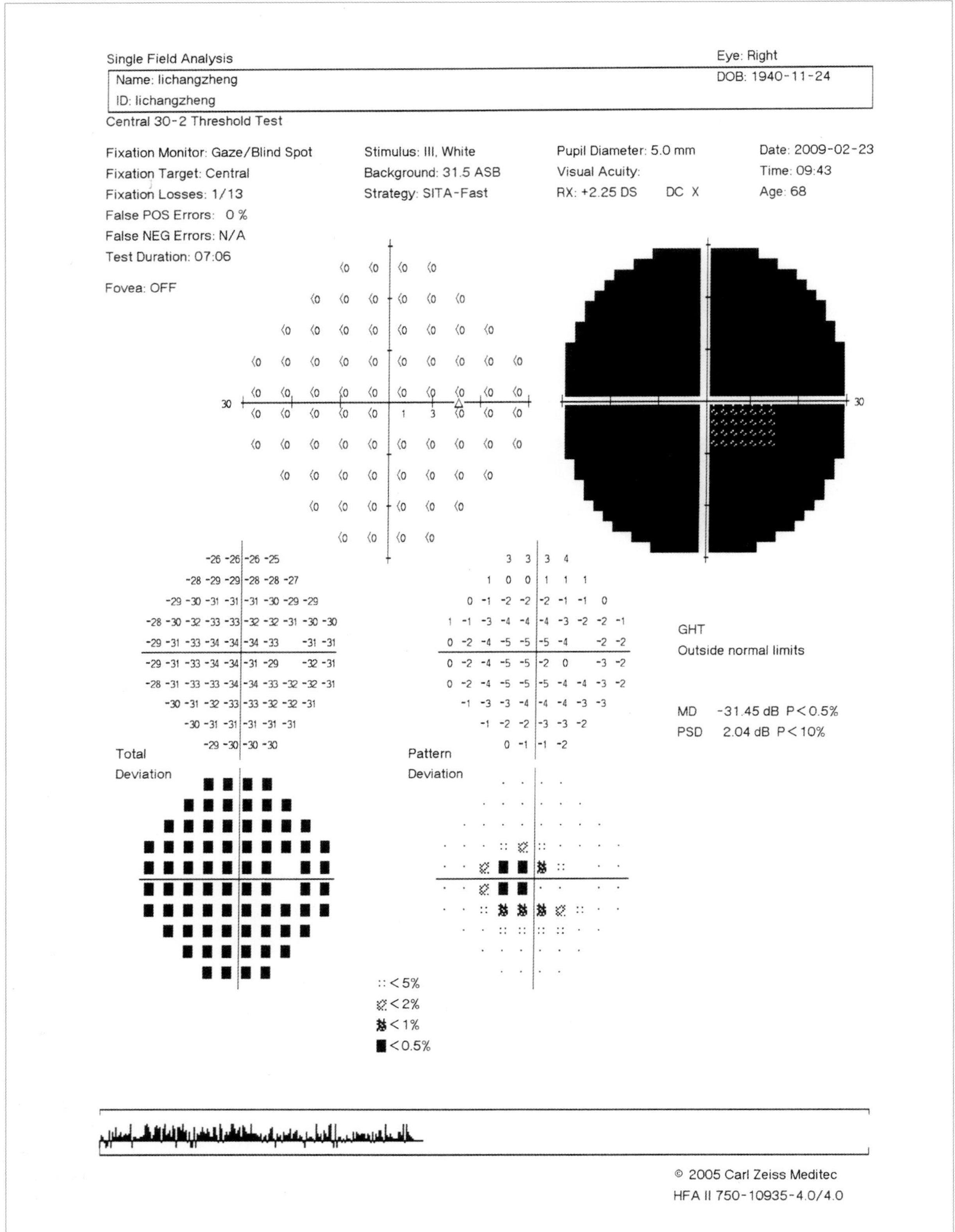

图 8-45 右眼 Humphrey 视野图

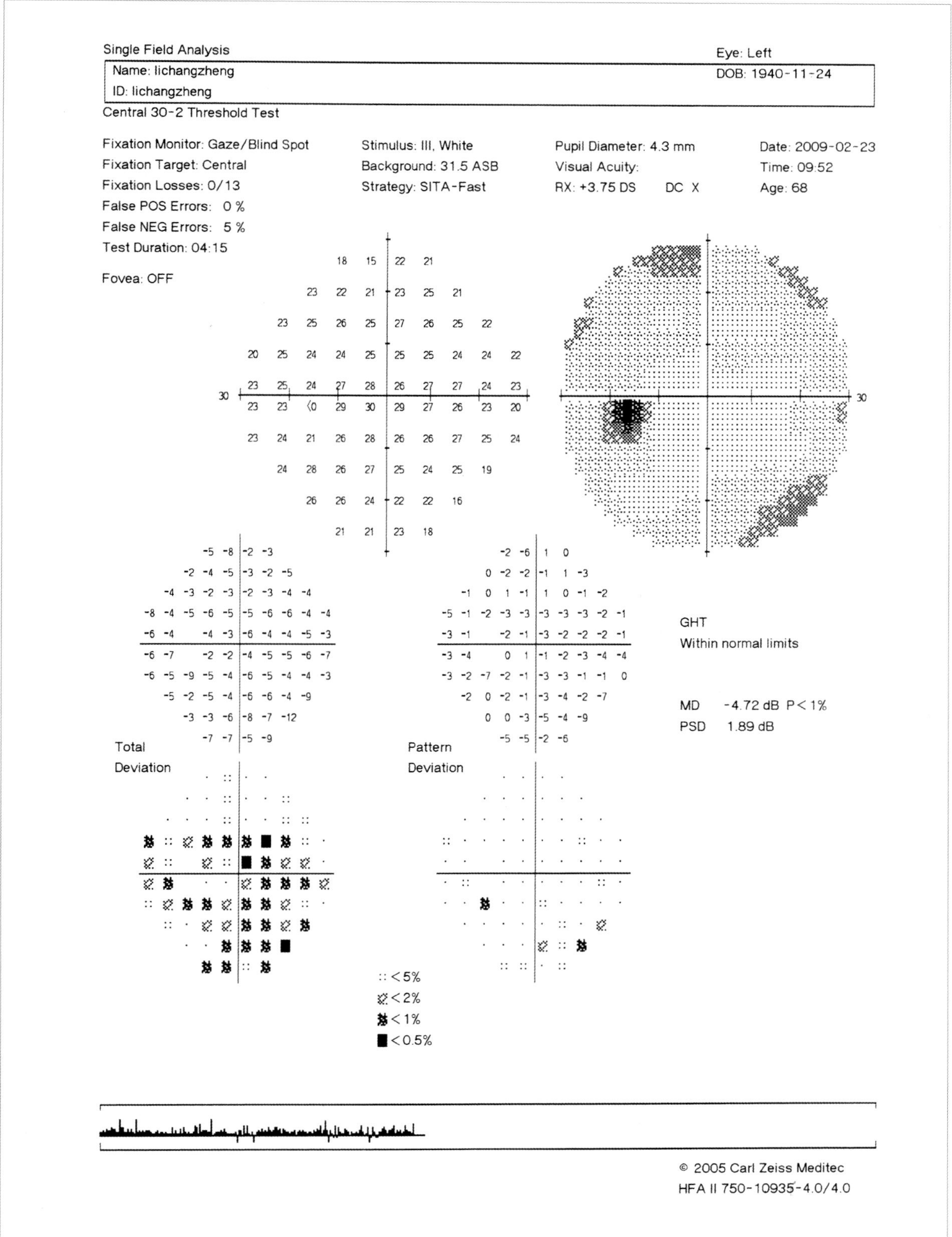

图 8-46 左眼 Humphrey 视野图

二、原发性开角型青光眼

原发性开角型青光眼发病机制尚未完全阐明，其特点是眼压升高或发病期间前房角始终开放。组织病理学研究显示原发性开角型青光眼患者小梁网胶原纤维和弹性纤维变性、内皮细胞脱落或增生、小梁网增厚、网眼变窄或闭塞、小梁网内及 Schlemm 管内壁下有细胞外基质沉着、Schlemm 管壁内皮细胞的空泡减少等病理改变。原发性开角型青光眼有一定的家族聚集性，已找到数个与其相关的基因突变位点，尚无发现明确致病基因。多数患者并无家族史，呈散发状态。

1. 临床表现

（1）症状。与慢性闭角型青光眼相似，原发性开角型青光眼呈慢性、隐匿发病过程，早中期可无任何不适，如不能及时被发现，到晚期视野严重缺损时患者才可能意识到视物模糊和视力障碍。

（2）眼压。患者眼压轻中度升高，很少超过 40mmHg，加之，眼压升高过程缓慢、持续、逐渐增加，患者对之有很好的适应性。近期流行病学研究显示，我国的正常眼压性青光眼较前有增多的趋势，此类青光眼发生时，眼压一直处在正常范围内，给临床筛查和诊断带来一定的难度。

（3）眼前节。患者眼前节常无异常体征，部分患者可见梳状韧带增加和其他房角结构异常，房角隐窝始终开放。当双眼存在不对称视神经损害时，视野损害较重一侧眼出现相对性传入性瞳孔障碍（RAPD）。

（4）眼底。常见体征和发现包括：视盘凹陷进行性扩大、加深；盘沿变窄，或出现局限性凹陷或切迹，以上下盘沿多见，垂直杯盘比值增大；双眼杯盘比不对称，差值大于 0.2 ；视盘或视盘周围出现线状出血；视网膜神经纤维层缺损。

（5）视功能。由于视神经受损、萎缩，原发性开角型青光眼可表现出各种视功能异常，比如视野缺损、视觉电生理信号（如视觉诱发电位）降低、获得性色觉障碍、对比敏感度降低等。上述检查中，视野检查最为重要，其在青光眼的筛查、诊断和随访过程中均具有重要意义。尤其是计算机自动视野计的出现，使视野缺损量化更准确、结果更可靠、重复性更好、前后可比性更强。通过与相应年龄组正常数据库进行对比，有助于判断单次视野检查是否存在统计学异常，如果有异常，可以对其进行精确量化。由于视野检查具有很好的定位功能，还可以对视野异常部位进行定位，通过结合眼底检查结果，更好地判断是否存在青光眼，病情是否存在进展。

要了解青光眼视野缺损出现及发展的规律，首先应了解眼底视网膜神经节细胞神经纤维束分布及穿行特点。全视网膜神经节细胞轴突呈放射状向视盘方向汇聚，形成大小不同的神经纤维束穿越筛板进入视神经。由于视盘位于眼球后偏鼻侧，来自颞侧及部分上下方神经纤维汇聚在颞侧半视盘，相对于鼻侧盘沿，颞侧半盘沿汇聚了更多的神经纤维束，尤其颞侧上下盘沿处神经纤维层厚度较鼻侧厚、视网膜神经纤维束粗大、穿越的筛孔也较大，以上组织结构特点也使得颞侧上下方盘沿更容易在高眼压出现时受压并出现损害。

原发性开角型青光眼早期损害多出现在视盘的颞上或颞下，此处盘沿由来自黄斑上、下方的弓形区神经纤维组成，节细胞轴索数量最多、与其对应的筛孔直径也大，筛孔间隙支撑组织少、对抗眼内压力的能力也相应降低，在眼压升高过程中首先受累，常表现为上方 Bjerrum 区局限性缺损，称为旁中心暗点，并逐渐扩大。随着病情进一步进展，旁中心暗点沿 Bjerrum 区向两端发展，一侧向生理盲点延伸，一侧向水平合缝延伸，形成弓形缺损。在鼻侧水平合缝处弓形暗点呈一规则水平排列，像一个阶梯，称为鼻侧阶梯（nasal step）。鼻侧阶梯的存在是由于黄斑部上下弓形纤维束在水平合缝处分界，下方弓形区先受损后相应视野缺损仅到水平合缝为此，呈一水平阶梯状。上下方视野缺损不对称是青光眼的特点之一。病情进一步发展，上方弓形纤维出现类似下方弓形纤维的损害和相应视野缺损，视野损害表现为上方弓形暗点加下方旁中心暗点。当下方也发展为弓形暗点时，上下方视野缺损在水平合缝相连，将残留的中心视野包围，称为管状视野。此时，患者的视功能已经高度受损，病程进入晚期。再继续发展，中心管状视野逐渐消失，仅存颞上方一小片区域残留视野，在视野图上就像黑色海洋中的一个小岛，称为颞侧视岛（temporal island）。青光眼最后阶段，颞侧视岛消失，患者视野全部缺失，进入无光感绝对期。

由于每位患者的视盘结构不尽相同，神经纤维走行和筛板形态各异，具体视野损害和发展过程并不一定完全遵循上述过程。

2. 诊断

原发性开角型青光眼多无自觉症状，很大程度上依靠筛查或青光眼专科检查来发现，部分患者在看其他眼病时被眼科医师发现。主要诊断依据如下。

（1）眼压。多数原发性开角型青光眼眼压并无大幅度升高，较少超过 40mmHg，罕有引起角膜水肿的病例。还可表现为眼压波动较大，高值在 22mmHg 以上，部分时段在此之下波动，部分患者初次测量眼压时可能在 22mmHg 以下。因此，对可疑青光眼患者，尤其没有明显视野缺损和视盘损害的早期患者，应当测量 24 小时眼压波动情况，了解患者眼压的波动幅度和眼压峰值。

（2）视盘损害。在青光眼的筛查和诊断中具有非常重要的意义，尤其在初期患者中，患者的视功能并无损害，而仅仅出现视盘的细微改变，如视盘凹陷扩大、盘沿切迹、视盘线状出血、视盘周围视网膜神经纤维层缺损或双眼垂直杯盘比不对称（差值在 0.2 以上）等都提示患者可能有早期青光眼的存在。

（3）视野检查。可重复性的旁中心暗点或鼻侧阶梯，常系早期青光眼的视野损害证据。计算机自动视野计超阈值和阈值检查程序容易发现早期轻微视野损害。视野缺损与视盘损害、视网膜神经纤维层缺损相对应、吻合，是青光眼诊断的强有力证据。

眼压异常、视野缺损和视盘损害是诊断的三大指征，同时具备其中两项，且前房角开放，可诊断为原发性开角型青光眼。值得注意的是，正常眼压性青光眼（NTG）可具有特征性视野缺损和视盘损害，但眼压却始终在正常范围以内，给早期诊断带来困扰。目前认为，正常眼压性青光眼是由于视神经本身对眼压的耐受性降低，甚至不能耐受正常眼压，从而导致了正常眼压状态下的青光眼病理改变。关于视神经对眼压耐受性降低的原因，多数认为与视神经的微循环障碍、神经 - 血管调节机制异常、巩膜筛板胶原纤维变性或跨筛板压力差大等密切相关。有研究表明，正常眼压性青光眼患者中伴有血管痉挛性疾病如偏头痛、缺血性血管疾病、Raynaud 现象的比例远比正常人高。视盘出血、盘沿下方或颞下方出现切迹、视盘周围萎缩在正常眼压性青光眼患者中较为常见；视野缺损也与高眼压性原发性开角型青光眼稍有不同，正常眼压性青光眼早期视野缺损更接近中心固视点。

除眼压水平和视野损害特点不同，正常眼压性青光眼与原发性开角型青光眼具有很多的相似点。因两种青光眼眼部结构、体征、治疗基本一致，有学者甚至建议取消“正常眼压性青光眼”概念，将其归为原发性开角型青光眼的一种。部分中央角膜厚度偏薄的原发性开角型青光眼患者因为眼压测量值比实际低，从而落入正常范围被诊断为正常眼压性青光眼。另一部分原发性开角型青光眼患者白天眼压正常，但夜间峰值高于正常，如果仅靠上班时间的眼压测量结果，也容易被归为正常眼压性青光眼。

病例一 患者赵某某，男，49 岁，因体检时发现眼压高，杯盘比扩大就诊。否认青光眼家属史，既往有近视 27 年。查体：双眼矫正视力 1.0，右眼眼压 28mmHg，左眼眼压 29mmHg，双眼前房深，房角开放。小梁网色素沉积 I ～ II 级，眼底杯盘比右眼 0.7，左眼 0.9。诊断为：双眼原发性开角型青光眼，近视。（图 8-47 ～ 8-52）

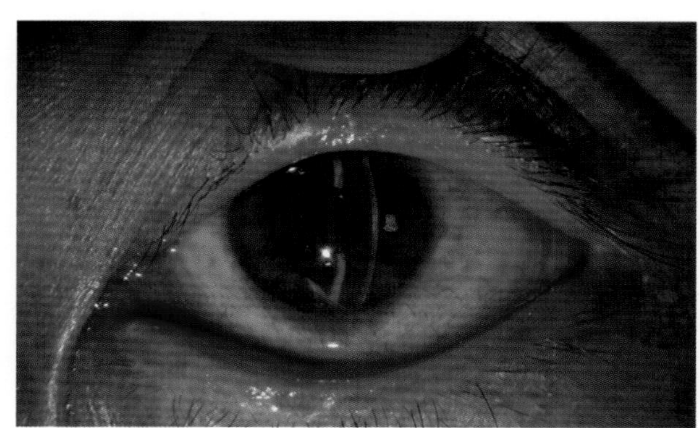

图 8-47 左眼前节照：中央前房较深（×6.3）

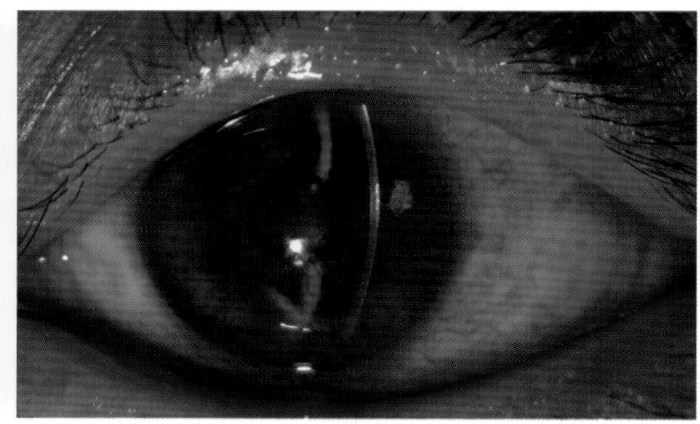

图 8-48 左眼前节中倍照（×10）

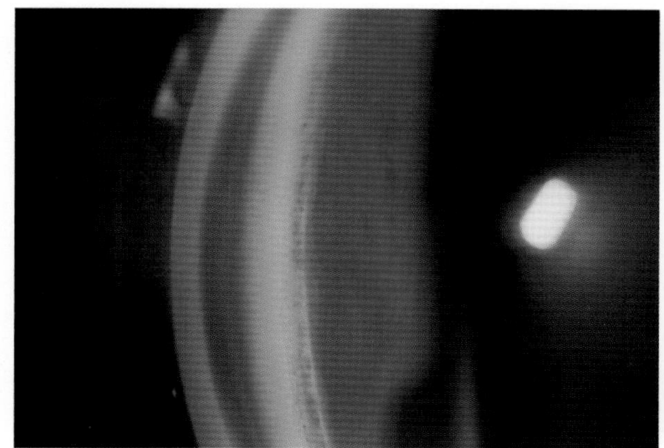

图 8-49 左眼颞侧房角开放（×16）

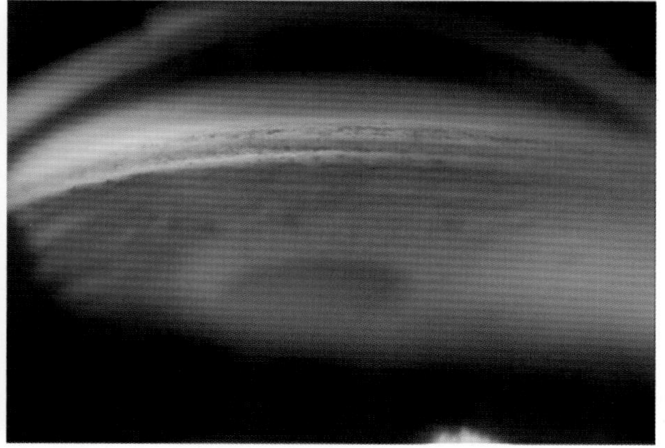

图 8-50 左眼下方房角开放，小梁网色素颗粒沉积（×16）

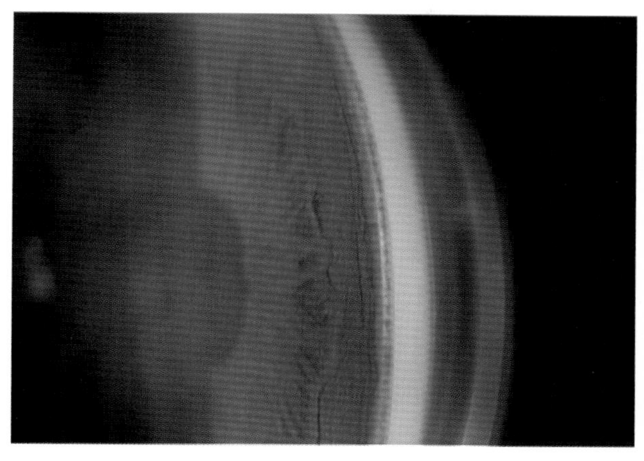

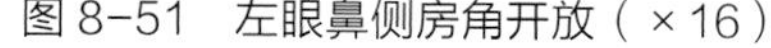

图 8-51　左眼鼻侧房角开放（×16）

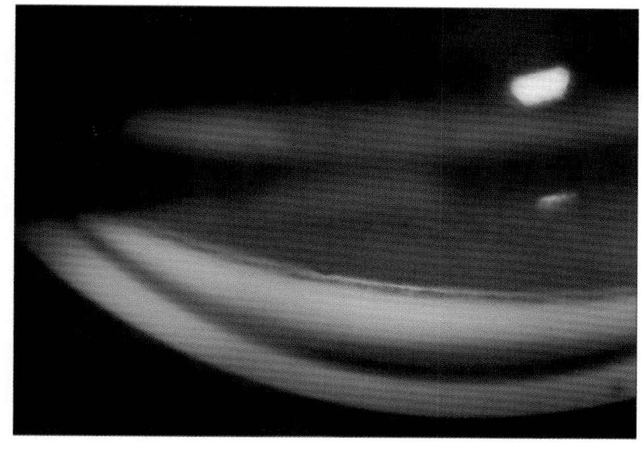

图 8-52　左眼上方房角开放（×16）

病例二　患者慕某某，女，52 岁，因体检时发现杯盘比扩大要求做青光眼排查，否认家属青光眼史。查体：右眼视力 0.4，左眼视力 0.3，右眼眼压 26mmHg，左眼眼压 29mmHg，双眼前房略浅，晶状体混浊，周边前房深度 1CT，前房角开放。杯盘比右眼 0.6，下方盘沿变窄，左眼 0.5。视野检查：右眼上方弓形暗点，左眼旁中心暗点。诊断为：原发性开角型青光眼。（图 8-53 ～ 8-60）

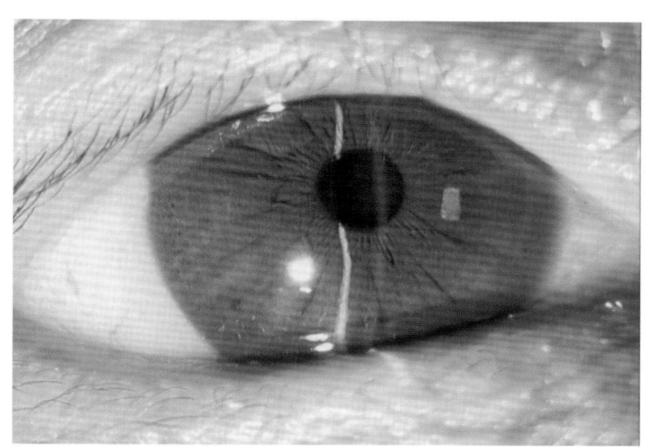

图 8-53　右眼前节照：前房中深（×10）

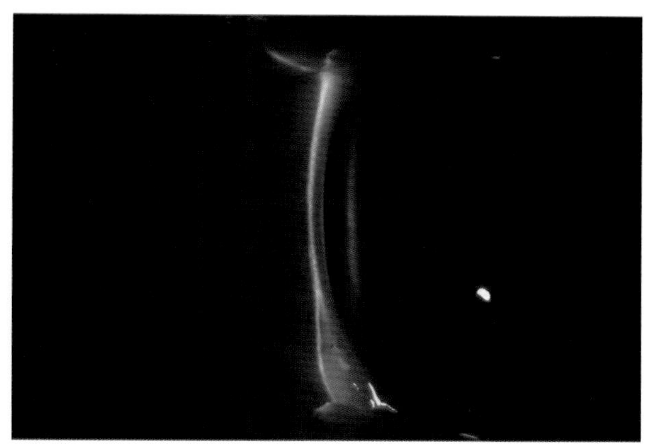

图 8-54　右眼周边前房大于 1CT（×16）

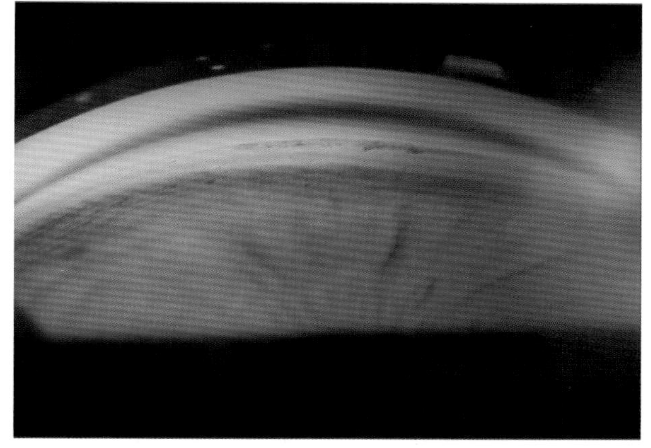

图 8-55　右眼下方房角开放（×16）

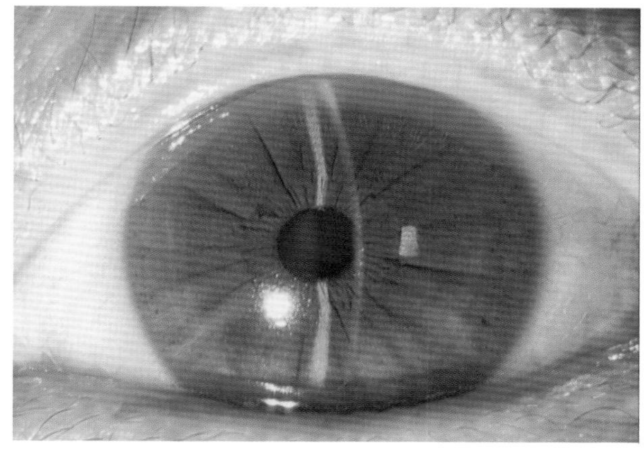

图 8-56　左眼前节照（×10）

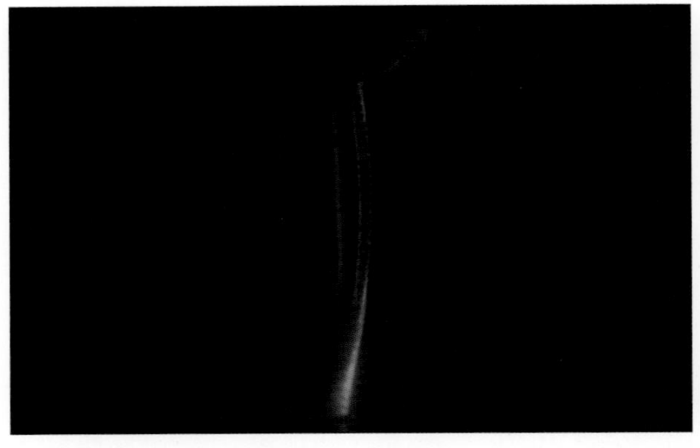

图 8-57　左眼周边前房深度大于 1CT（×16）

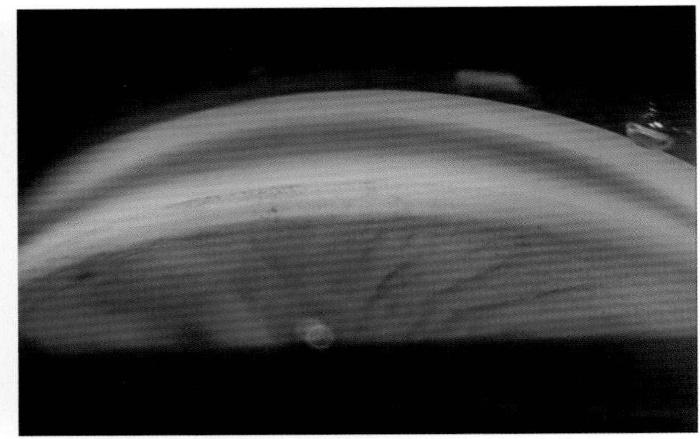

图 8-58　左眼下方房角开放（×16）

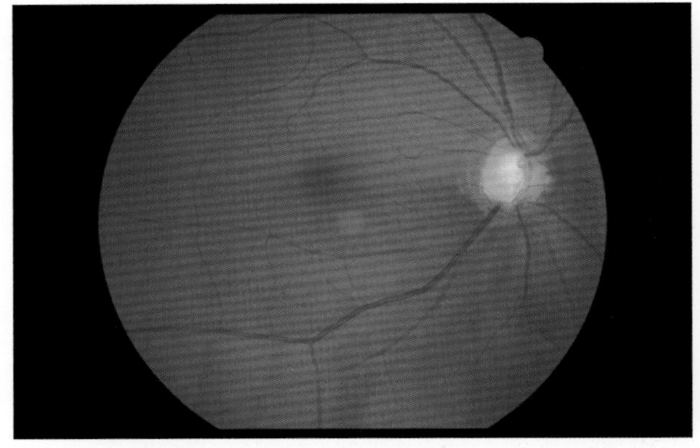

图 8-59　右眼眼底照：下方盘沿切迹，视网膜神经纤维层缺损

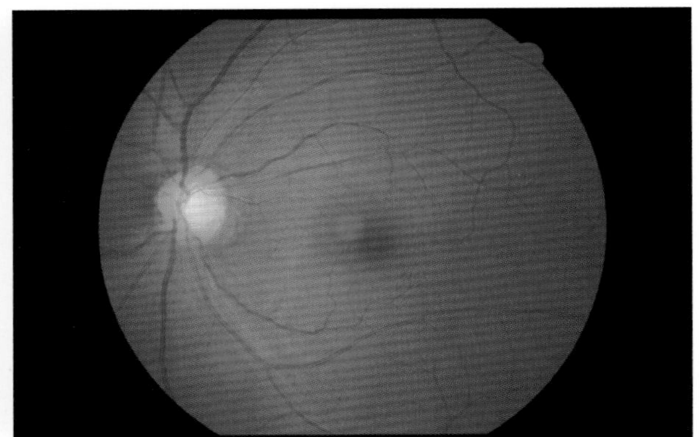

图 8-60　左眼眼底照：上方盘沿变窄

三、原发性青光眼的治疗原则

青光眼视神经损害是不可逆的，青光眼的治疗原则是去除危险因素、保护残存视功能。目前已经明确的可干预的危险因素包括：高眼压和视神经缺血。青光眼的治疗也主要针对以上危险因素。①降低眼压：采用药物、激光或手术等方式，减少房水生成和（或）增加房水流出速度以达到降低眼压的目的，是目前青光眼治疗的主要原则；②改善视神经血液循环和神经营养治疗。

1. 常用药物治疗

药物降低眼压主要通过 3 种途径。①增加房水流出：如毛果芸香碱通过缩瞳牵拉巩膜嵴和小梁网，使小梁网孔扩大减少房水流出阻力，前列腺素则增加房水经葡萄膜巩膜通道外流；②抑制房水生成，如 β 受体阻滞剂、碳酸酐酶抑制剂；③减少眼内物体积，如高渗剂通过使玻璃体脱水、减小其容积以达到降低眼压的目的。部分药物可同时通过上述两种途径降低眼压，如 α 受体激动剂即可以减少房水生成，同时增加房水引流。

（1）拟副交感神经药（缩瞳剂）。最常用的为 1% ～ 4% 的毛果芸香碱，通过兴奋瞳孔括约肌缩小瞳孔、同时增加虹膜张力，使周边虹膜远离小梁网，进而使部分关闭的房角重新开放，是治疗闭角型青光眼的一线用药。在开角型青光眼，毛果芸香碱通过牵拉巩膜嵴和小梁网，减少房水流出阻力，达到降低眼压的目的。拟副交感神经药可引起眉弓酸胀疼痛、视物发暗、近视加深和夜视差等副作用。高浓度制剂频繁点眼还可产生胃肠道反应、头痛、出汗等全身中毒反应。

（2）β 受体阻滞剂。通过抑制房水生成降低眼压，不影响瞳孔大小和调节，但降眼压幅度有限，长期应用后降压效果减弱。非选择性 β 受体阻滞剂如噻吗洛尔和盐酸左旋布诺洛尔对房室传导阻滞、窦房节病变、支气管哮喘者忌用。倍他洛尔为选择性 β_1 受体阻滞剂，呼吸道方面的副作用较轻。

（3）肾上腺素受体激动剂。β_2 受体激动剂主要有 1% 肾上腺素、0.1% 地匹福林，其降眼压机制主要为促进房水经小梁网及葡萄膜巩膜外流通道排出。用药早期，可增加房水生成，随着用药时间延长，又可抑制房水分泌。肾上腺素点眼后可导致短暂结膜贫血及瞳孔散大，禁用于闭角型青光眼；另外，需慎用于无晶状体眼，因其可导致黄斑囊样水肿。地匹福林是肾上腺素的前体，该药渗透力强，进入前房后转化为肾上腺素起作用，对患有心血管疾病的患者较为安全。选择性 α_2 受体激动剂如酒石酸溴莫尼定可同时减少房水生成和促进房水经葡萄膜巩膜外流通道排出，其对 α_1 受体作用甚微，不引起瞳孔散大，对心肺功能无明显影响。

（4）碳酸酐酶抑制剂。通过抑制碳酸酐酶活性降低眼内房水生成量，有口服和滴眼液两种剂型。口服药以乙酰唑胺为代表，久服可引起口唇面部及指（趾）麻木、全身不适、肾绞痛、血尿等，不宜长期服用。滴眼液以 1% 布林佐胺为代表，降眼压幅度小于全身用药，但全身副作用少。

（5）前列腺素衍生物。作用机制为增加房水经葡萄膜巩膜通道排出，但不减少房水生成。每晚滴 1 次，可使眼压降低 20% ～ 40%。本药全身副作用少，主要为用药后局部烧灼感、刺痒、异物感和结膜充血，长期用药可使虹膜色素沉积、颜色变深、睫毛增长、眼周皮肤色素沉着。毛果芸香碱可减少葡萄膜巩膜通道房水排出，理论上与前列腺素制剂有拮抗作用，一般认为两者不宜联合使用。

（6）高渗剂。通过提高血浆渗透压，可使玻璃体内水分向血液里渗透，从而使玻璃体体积减小，达到迅速降低眼压的效果。高渗剂降眼压作用仅能维持 2 ～ 3 小时，主要用于急性眼压升高的患者。使用高渗剂后，因颅内压降低，部分患者可出现头痛、恶心等症状，宜平卧休息。

（7）复合制剂。目前市面上已经出现多种不同降眼压机制眼药水组合成一种新的降眼压药物，称为复合制剂。最常见的组合为：前列腺素衍生物和 β 受体阻滞剂组合，以及 β 受体阻滞剂与碳酸酐酶抑制剂组合。

2. 常用抗青光眼手术和激光治疗

（1）解除瞳孔阻滞的手术。如周边虹膜切除术（peripheral iridectomy）、激光周边虹膜切开术（laser peripheral iridectomy）。基本原理是通过切除部分周边虹膜，使前后房沟通，从而避免了后房压力高于前房并将虹膜向前推挤的作用，术后周边虹膜后退，房角加宽。此类手术适合于以瞳孔阻滞为主要机制的闭角型青光眼。

（2）解除小梁网阻塞的手术。如房角切开术（gonitomy）、小梁切除术（trabeculotomy）、氩激光小梁成形术（argon laser trabeculoplasty）和选择性小梁成形术（selective trabeculoplasty）。房角切开术和小梁切除术通过切开通透性下降的小梁网内壁，使房水能够直接进入小梁网间隙、集液管和巩膜外层静脉，此类手术对于原发性婴幼儿型青光眼有很好的效果，甚至达到治愈目的。氩激光小梁成形术应用激光束烧灼小梁网色素带前缘，使小梁网相邻区域收缩，小梁网眼扩大，使房水容易流出，从而达到降低眼压的目的。氩激光小梁成形术主要适用于早期原发性开角型青光眼，或作为一种补充治疗，用于药物治疗效果不理想的原发性开角型青光眼。氩激光小梁成形术远期效果差，但治疗可重复进行。选择性小梁成形术采用倍频 Q－开关、波长 532nm 的 Nd:YAG 激光选择性作用于色素性小梁细胞，改善房水流出通道，在减少对周围组织损伤的同时，延长了降眼压效果，可重复进行。

（3）滤过性手术。如小梁切除术、非穿透性小梁手术、激光巩膜造漏术、房水引流装置植入术。滤过性手术基本原理是切除一部分角巩膜小梁组织，形成一个瘘管，房水借此引流到球结膜下间隙，由周围的毛细血管和淋巴管吸收，达到降低眼压的目的。房水引流装置植入术则是直接将引流管插入前房，将前房水引流至赤道部后经毛细血管和淋巴管吸收。此类手术主要适用于激光或药物治疗无效的原发性开角型青光眼和原发性闭角型青光眼，也适用于部分继发性青光眼和先天性青光眼。

（4）睫状体破坏性手术。如睫状体冷凝术、透热术和睫状体光凝术。基本原理是通过冷冻、透热或激光等破坏睫状体及其血管，达到减少房水生成、降低眼压的目的。睫状体破坏性手术主要适用于疼痛症状较为显著的绝对期青光眼。

第三节　继发性青光眼

Secondary Glaucoma

继发性青光眼是由于某些眼病或全身疾病，干扰或破坏了正常的房水循环，使房水流出通道受阻而引起眼压升高所导致的一类青光眼，有明确的病因。继发性青光眼常累及单眼，根据高眼压状态下房角开放或关闭，继发性青光眼可分为开角型和闭角型两大类。鉴于继发性青光眼除了眼压升高，还有比较严重的原发病同时存在，在诊断和治疗上可能比原发性青光眼更复杂。

一、青光眼睫状体炎综合征

青光眼睫状体炎综合征（glaucomato-cyclitic crisis）常见于中年男性，呈发作性眼压升高，可达

50mmHg 以上，患眼有雾视、眼胀、视物模糊、傍晚虹视等症状，发作时角膜后有羊脂状 KP，前房深，房角开放，无房水混浊和虹膜前后粘连。本病有自限性，数天内自行缓解，但易复发。滴用噻吗洛尔、糖皮质激素滴眼液、口服乙酰唑胺可缩短发作期病程。

二、糖皮质激素性青光眼

长期点用或全身使用糖皮质激素可引起眼压升高。眼压升高的时间与程度除与患者对糖皮质激素的敏感性有关，还与糖皮质激素的种类、浓度、频率以及用药时间有关。糖皮质激素性青光眼（corticosteroid-Induced glaucoma）与原发性开角型青光眼相似，明确的用药史有助于鉴别。多数患者在停药后，眼压有降低的趋势，部分患者甚至可恢复正常。但对停药后眼压仍高者，可按开角型青光眼治疗原则处理。发病隐匿的原发性开角型青光眼患者在应用糖皮质激素后眼压可明显升高，因此，对可疑青光眼或有青光眼家族史的个体应尽量避免使用糖皮质激素，另外，对临床需要长期使用糖皮质激素的患者，应密切观察眼压和眼部情况。

三、外伤性青光眼

外伤性青光眼（traumatic glaucoma）发病机制和眼压升高的原因复杂，治疗难度大，属于难治性青光眼之一。

眼部顿挫伤可引起眼压急剧升高，与前房内积血和小梁网水肿有关。药物治疗包括糖皮质激素减轻炎症反应，降眼压眼药水降低眼压，必要时口服碳酸酐酶抑制剂或静脉滴注甘露醇以控制高眼压。多数病例在前房积血吸收和小梁网水肿消退后缓解。少数病例前房积血过多、用药后眼压不降或有角膜血染时，需考虑前房冲洗，放出前房积血。

有玻璃体积血时易发生溶血性青光眼或血影细胞性青光眼，原因可能是吞噬了血红蛋白的巨噬细胞和变性的红细胞阻塞了小梁网，房水流出受阻而使眼压升高。首选药物控制眼压，无效时考虑前房冲洗，清除血影细胞。

眼部顿挫伤还可以引起房角后退、晶状体脱位，引起房角后退性青光眼（angle-recession glaucoma）；晶状体脱位或半脱位可引起瞳孔阻滞、房角关闭及继发性闭角型青光眼。

眼部外伤还可以引起眼前节复合伤，导致眼压升高，因眼压升高的机制复杂，治疗难度加大。

病例 患者王某某，男，33 岁，因右眼被木头打伤 10 年视力下降加重 1 年就诊。查体：右眼视力 0.1，左眼视力 1.0，右眼眼压 42mmHg，左眼眼压 17mmHg，右眼角膜后垂直梭形色素颗粒沉积，右眼房角浓密色素颗粒沉积，房角镜下 270° 房角后退。UBM 检查提示中周部虹膜后凹和房角撕裂。诊断为：右眼继发性青光眼，右眼房角后退，右眼色素播散，右眼顿挫伤。（图 8-61 ～ 8-63）

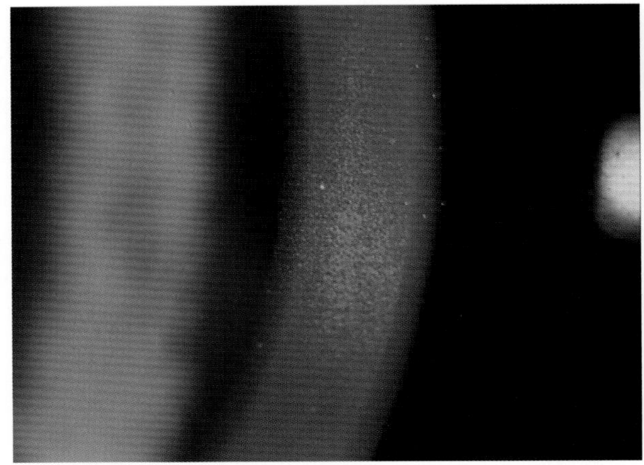
图 8-61　右眼角膜后色素颗粒沉积（×16）

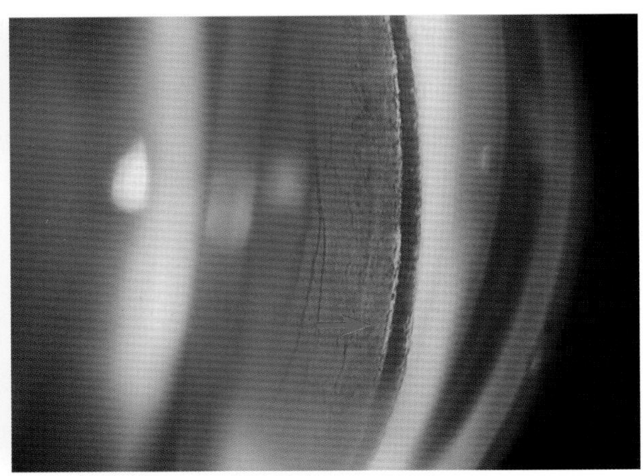
图 8-62　右眼颞侧房角撕裂（箭头），小梁网浓密色素颗粒沉积（×16）

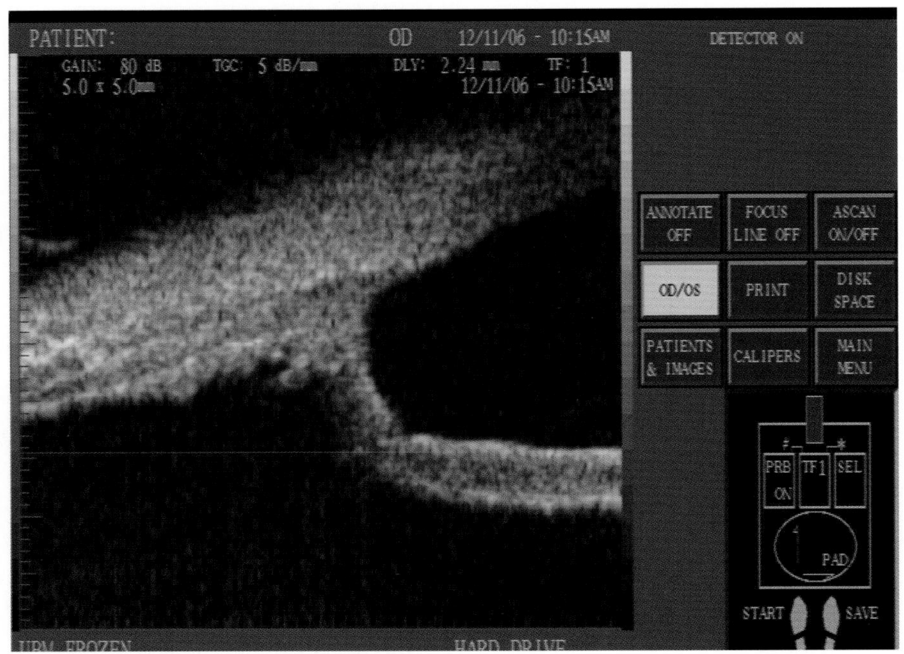

图 8-63　右眼 UBM 图：中周部虹膜后凹，房角撕裂

四、晶状体源性青光眼（lens induced glaucoma）

晶状体位置、形态异常或囊膜破损均可引起眼压升高而引起青光眼，称为晶状体源性青光眼（lens induced glaucoma）。

白内障膨胀期，晶状体体积增大，推挤虹膜向前移位，使前房变浅、房角关闭，引起急慢性闭角型青光眼，治疗时可考虑晶状体摘除加人工晶状体植入术，以解除晶状体膨胀因素。房角若已发生广泛粘连，在白内障手术时同时行房角分离术。

眼部外伤或过熟期白内障时，晶状体囊膜容易发生破裂，晶状体皮质颗粒进入前后房，随房水循环进入前房并阻塞房角；另外，吞噬了晶状体蛋白的巨噬细胞也可阻塞房角，引起眼压升高。治疗时应摘除混浊的晶状体，清除前房内晶状体皮质和颗粒物。

外伤性或自发性晶状体脱位可引起眼压升高。全脱位的晶状体可前移嵌顿在瞳孔区或坠入前房，也可向后进入玻璃体腔。坠入前房内的晶状体可行晶状体摘除术，后脱位进入玻璃体腔并引发眼压升高者，可先试行药物治疗或密切观察。玻璃体切割术、脱位晶状体摘除联合悬吊人工晶状体植入术可以提高视力。此外，晶状体全脱位或半脱位时，晶状体前后径增大、悬韧带断离、玻璃体疝等可导致瞳孔阻滞，前房变浅甚至房角关闭。治疗时，先行激光周边虹膜切开术解除瞳孔阻滞，根据术后眼压情况决定是否手术治疗。

病例 患者张某某，男，57 岁，因左眼视力下降 2 年加重 1 天就诊。查体：左眼视力光感，眼压 27mmHg，晶状体全脱位进入前房。诊断为：左眼晶状体全脱位，左眼继发性青光眼。（图 8-64）

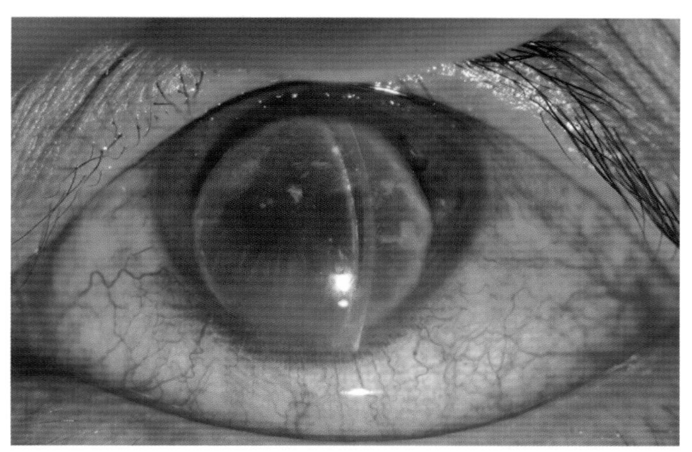

图 8-64 左眼前节照：晶状体全脱位坠入前房，球结膜混合充血（×10）

五、葡萄膜炎继发性青光眼

葡萄膜炎可通过引起虹膜前粘连、瞳孔闭锁和房角关闭引起继发性青光眼（uveitic glaucoma）。急性期内，葡萄膜炎可累及小梁网，引起小梁网水肿；另外，前房内炎症细胞和渗出物也可阻塞小梁网而引起房水引流障碍，导致青光眼。

前葡萄膜炎多引起虹膜后粘连、瞳孔闭锁，后房水难以进入前房，产生瞳孔阻滞效应，推挤虹膜向前膨隆引起房角关闭。故此，前葡萄膜炎急性期时应及时散大瞳孔，防止虹膜后粘连。一旦瞳孔闭锁形成、虹膜向前膨隆，需及时行激光周边虹膜切开术，解除瞳孔阻滞，使膨隆的虹膜恢复平坦，前房角重新开放。如因小梁网水肿、炎症细胞或渗出物阻塞小梁网，可在使用糖皮质激素后得到缓解。葡萄膜炎继发性青光眼首选药物治疗，如药物治疗不能控制眼压，可在炎症控制后行抗青光眼手术。

病例 患者王某，男，39 岁，因右眼反复眼红、眼胀、视力下降就诊，每年发作 2 ～ 4 次不等。查体：右眼视力 0.1，眼压 43mmHg，右眼球结膜混合充血，角膜后大量羊脂状 KP，瞳孔散大，光反射迟钝，前房水混浊，前房闪辉，周边前房深，房角开放。诊断：右眼继发性青光眼，右眼葡萄膜炎。（图 8-65）

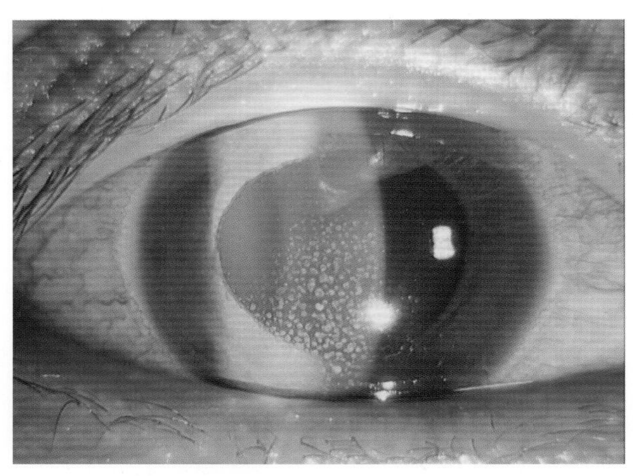

图 8-65 右眼前节照：角膜后大量羊脂状 KP，瞳孔散大，球结膜混浊充血（×10）

六、恶性青光眼

恶性青光眼又称睫状环阻滞性青光眼，多发生在眼内手术后，少数情况下，缩瞳治疗也可诱发本病。患者常有眼轴短、前房狭小、晶状体－睫状体间隙狭小等解剖结构特点，部分患者是由于晶状体直径大所致。发病机制为眼内手术导致睫状体水肿或睫状肌收缩，晶状体赤道部与睫状环相接触，房水难以进入后房转而向玻璃体腔内迷流，并形成水囊，导致玻璃体腔内体积膨胀，将晶状体虹膜隔向前推移，引起房角关闭。恶性青光眼发生时，UBM 扫描图显示为前后房均变浅或消失。该病治疗难度大，按闭角型青光眼缩瞳治疗后病情反加重。恶性青光眼一旦确诊应立即采用 1% ～ 2% 的阿托品充分麻痹睫状肌，使晶状体赤道部与睫状环分离，房水循环得以恢复，眼压下降。部分患者需长期滴用阿托品散瞳，避免复发。严重病例需行晶状体切除联合前部玻璃体切割术。

病例 患者冯某，男，56 岁，因双眼慢性闭角型青光眼行小梁切除术后前房浅 1 个月就诊。查体：右眼视力 0.1，左眼眼前指数；右眼眼压 19mmHg，左眼眼压 31mmHg；右眼角膜水肿，前房浅Ⅰ°，瞳孔散大，直径 4.5mm；左眼角膜水肿，前房浅Ⅱ°，中央前房裂隙状，虹膜后粘连，晶状体混浊，双眼上方滤过泡扁平，周边虹膜切口通畅，眼底模糊。UBM 检查显示：左眼前后房消失。诊断为：左眼恶性青光眼，双眼慢性闭角型青光眼，双眼抗青术后，双眼白内障。（图 8-66 ～ 8-68）

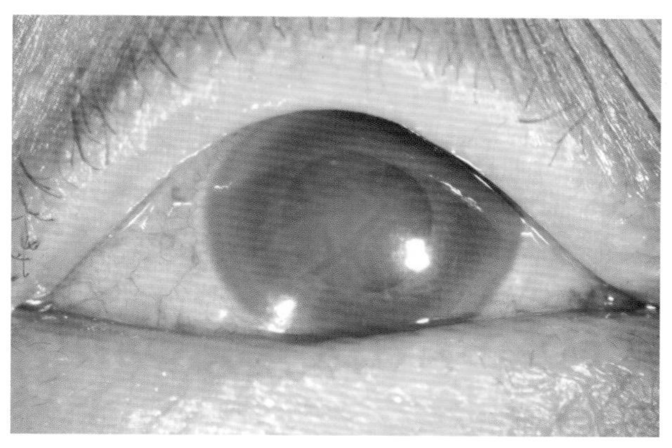

图 8-66 右眼前节照：角膜水肿，前房浅，瞳孔散大，上方虹膜周切口通畅（×10）

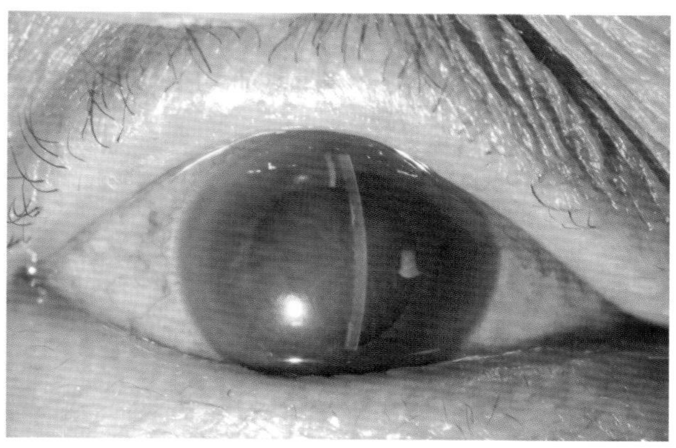

图 8-67 右眼前节裂隙照：中央前房浅，角膜水肿，后弹性层皱褶（×10）

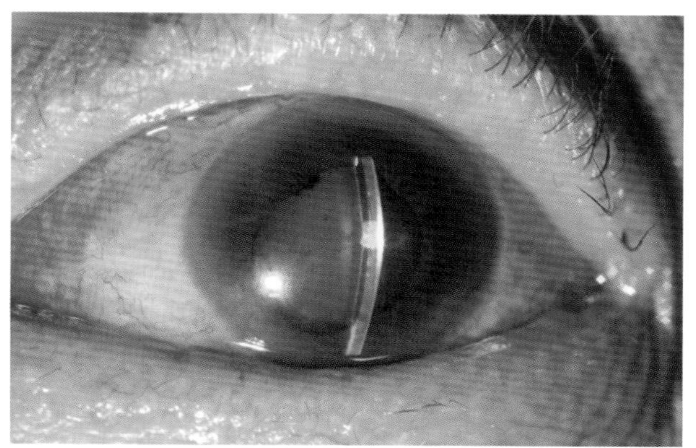

图 8-68 左眼裂隙照：中央前房浅Ⅱ°，呈裂隙状，部分虹膜后粘连，晶状体混浊，周边前房消失（×10）

七、虹膜角膜内皮综合征

虹膜角膜内皮综合征（iridocorneal endothelial syndrome，ICE）可能与疱疹病毒感染有关，多见于中青年女性，几乎均为单眼发病。根据体征不同可分为进行性虹膜萎缩、科根－里斯（Cogan-Reese）虹膜痣综合征和钱德勒（Chandler）综合征三种亚型，各亚型相互区别，但均有角膜内皮异常和不同程度角膜水肿，前房角进行性关闭并伴发青光眼。本病无特殊治疗，早期可用房水生成抑制剂控制眼压，若无效应及时实施滤过性手术。常规小梁切除术往往因细胞样膜长入滤过通道而失败，可选择引流阀植入术。

病例一 患者朱某某，男，43 岁，因右眼间歇性眼胀、视力下降 6 年就诊，既往诊断右眼 Cogan-Reese 虹膜痣综合征、继发性青光眼，并行小梁切除术。查体：右眼光感，眼压 46mmHg，右眼角膜水肿，虹膜表面大量深棕色带蒂结节，瞳孔散大，瞳孔缘色素上皮外翻，上方滤过泡瘢痕化。诊断为：右眼 Cogan-Reese 虹膜痣综合征，继发性青光眼，右眼抗青术后眼压失控。（图 8-69 ～ 8-71）

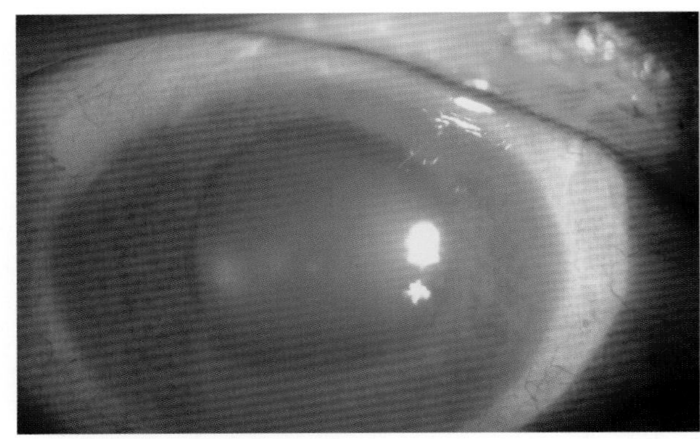

图 8-69　右眼前节照：角膜水肿，虹膜表面深棕色带蒂结节，瞳孔散大，部分色素上皮外翻（×10）（北京同仁医院眼科陈琳主治医师提供）

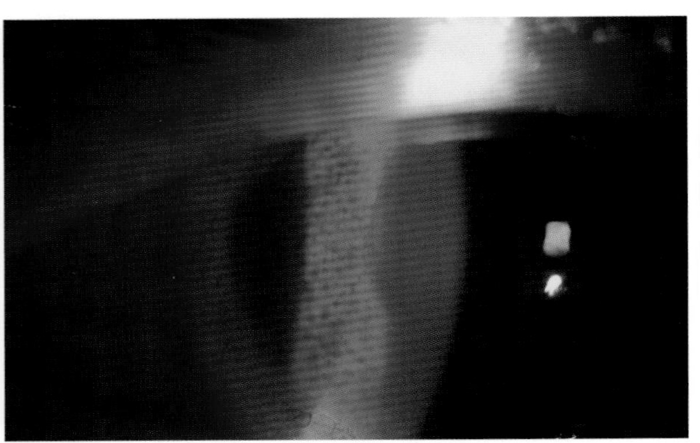

图 8-70　颞侧虹膜表面弥漫性深棕色带蒂结节（×10）（北京同仁医院眼科陈琳主治医师提供）

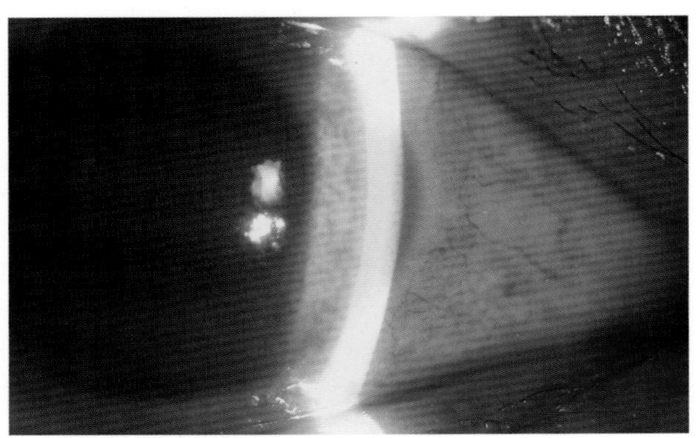

图 8-71　鼻侧虹膜表面带蒂色素结节（×10）（北京同仁医院眼科陈琳主治医师提供）

病例二　患者刘某某，女，40 岁，因右眼间歇性眼胀、视力下降半年就诊。查体：右眼视力 0.2，左眼视力 0.8，右眼眼压 35mmHg，左眼眼压 19mmHg，右眼角膜内皮粗糙，虹膜纹理稀疏，部分前粘连，瞳孔变形，色素上皮外翻。诊断为：右眼虹膜角膜内皮综合征，右眼继发性青光眼。（图 8-72 ～ 8-75）

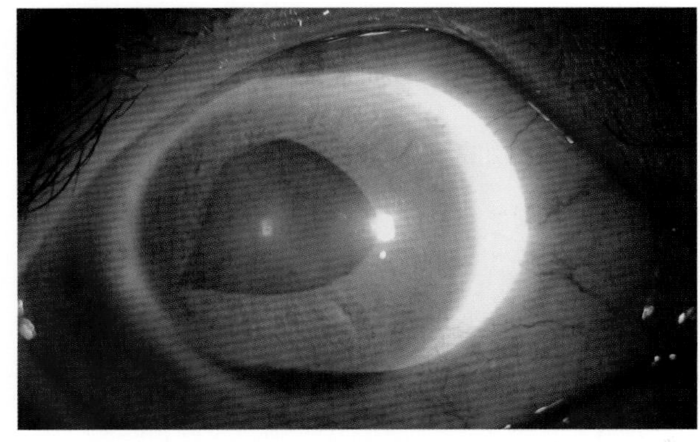

图 8-72　右眼前节照：角膜轻微水肿，虹膜纹理稀疏，部分虹膜前粘连，瞳孔变形（×10）（北京同仁医院眼科陈琳主治医师提供）

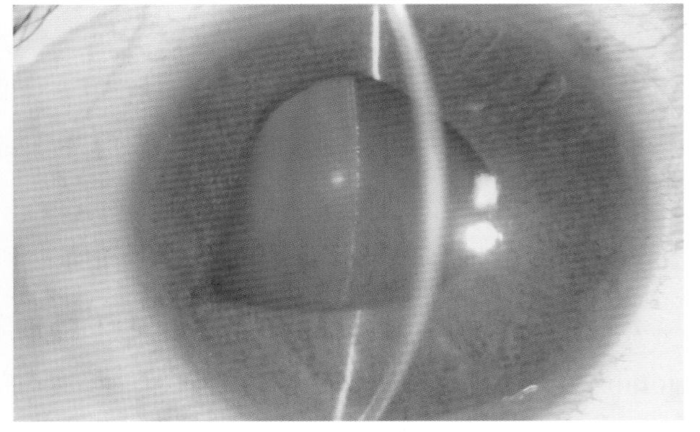

图 8-73　右眼裂隙照：周边前房浅，虹膜前粘连（×16）（北京同仁医院眼科陈琳主治医师提供）

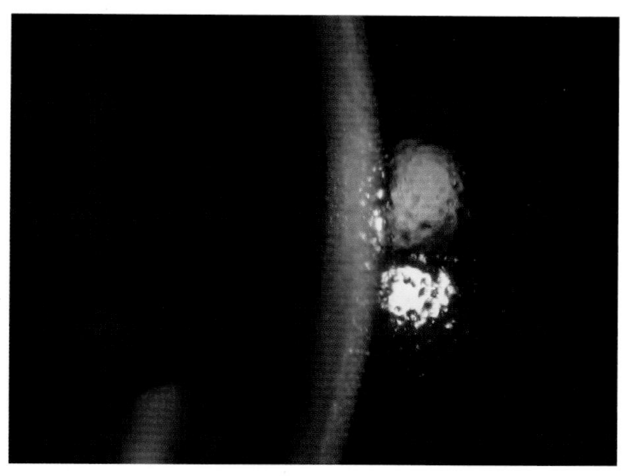

图 8-74 右眼角膜裂隙照：角膜内皮呈碎银末样改变（×16）（北京同仁医院眼科陈琳主治医师提供）

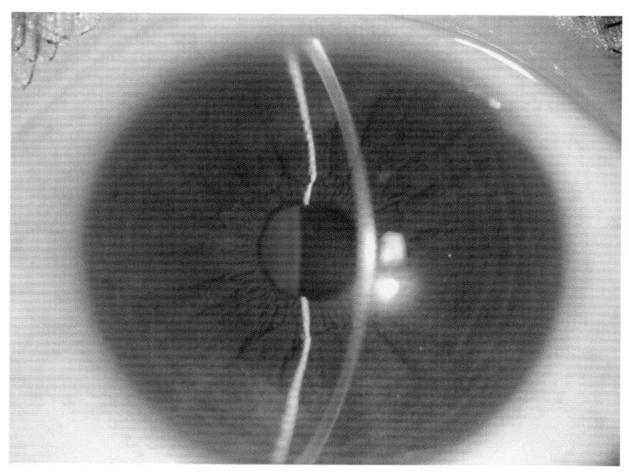

图 8-75 左眼前节裂隙照未见明显异常（×16）（北京同仁医院眼科陈琳主治医师提供）

八、色素性青光眼

色素性青光眼（pigmentary glaucoma）多见于成年男性，25 ～ 40 岁常见，多伴有近视。发病原因为中周部虹膜后凹，与晶状体悬韧带、晶状体前表面摩擦，导致虹膜后表面色素上皮层破损，大量色素颗粒脱失并进入后房。脱落的色素颗粒随房水循环沉积在眼前段各个部位所表现出来的一组综合征称为色素播散综合征（pigment dispersion syndrome，PDS），主要包括：角膜后垂直梭形色素颗粒沉积、虹膜前表面弥漫性色素颗粒沉积、小梁网均匀一致性色素颗粒沉积、晶状体悬韧带色素颗粒沉积和玻璃体前界膜附着部位环形色素沉积。在白种人，虹膜后表面色素缺失后，在裂隙灯光照瞳孔和玻璃体腔内时，可见中周部轮辐状虹膜透照现象（iris transillumination defects，ITDs），是色素播散综合征最具特征性的临床表现。但在有色人种包括中国人，由于虹膜基质层和前界膜厚且含有大量色素颗粒，罕有虹膜透照现象。因为缺乏特征性 ITDs 现象，给中国人色素播散综合征患者的筛查和诊断带来一定的困难。

大量的色素颗粒沉积于小梁网可导致小梁网房水滤过功能降低，眼压升高并发生青光眼，称为色素性青光眼。色素性青光眼是由于色素颗粒沉积小梁网所致，治疗原则包括：①解除反向瞳孔阻滞避免虹膜后表面色素颗粒进一步释放；②降低眼压。激光周边虹膜打孔术可以有效解除反向瞳孔阻滞，阻止色素脱落。为了避免激光治疗过程中产生更多的色素颗粒，事先可用氩激光或氪激光将打孔部位进行烧灼，使该处虹膜变薄，然后用低能量 Nd:YAG 激光将变薄的虹膜击穿。激光周边虹膜打孔术后，反向瞳孔阻滞解除，虹膜恢复平坦并与晶状体悬韧带分离，色素颗粒脱落停止。

已经沉积在小梁网的色素颗粒可随着时间的推移数量逐渐减少，小梁网色素带颜色变浅。病理学研究显示，部分色素颗粒可进入小梁网间隙，并随房水循环流出眼外。激光周边虹膜打孔术后，先辅以药物降低眼压，若治疗后眼压不能达到靶眼压水平，应考虑实施滤过性手术。

病例一　患者孙某某，女，47 岁，因双眼视物模糊、视力下降加重半年就诊。查体：双眼近视，矫正视力右眼 0.6，左眼 0.5；右眼眼压 26mmHg，左眼眼压 25mmHg；角膜后垂直梭形色素颗粒沉积，前房深，中周部虹膜后凹，晶状体悬韧带色素颗粒沉积；杯盘比右眼 0.8，左眼 0.5。诊断为：色素性青光眼，屈光不正。（图 8-76 ～ 8-79）

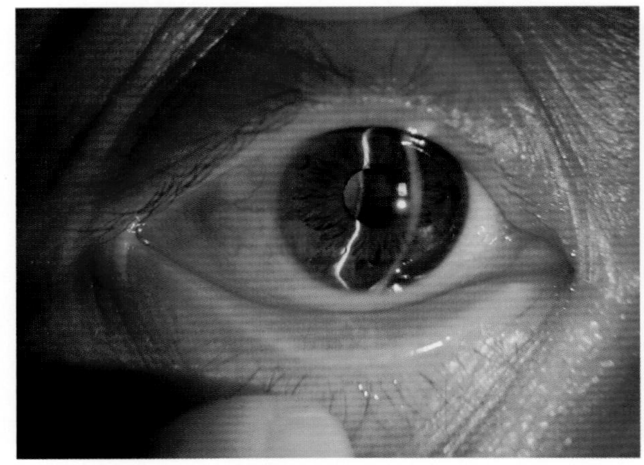

图 8-76　右眼中周部虹膜后凹，裂隙灯光带在中周部虹膜面向后反折（×6.3）

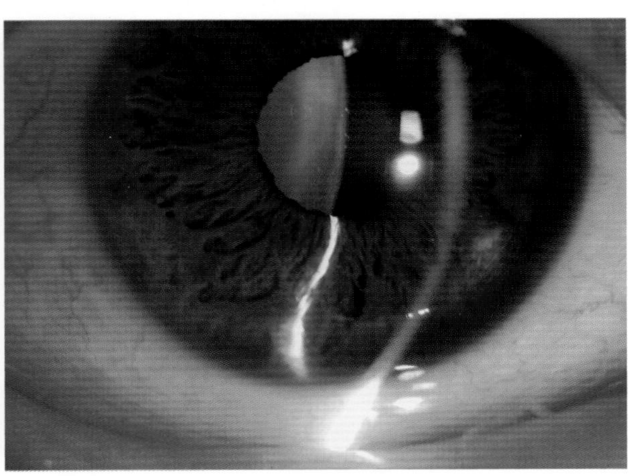

图 8-77　右眼下方虹膜后凹高倍照（×16）

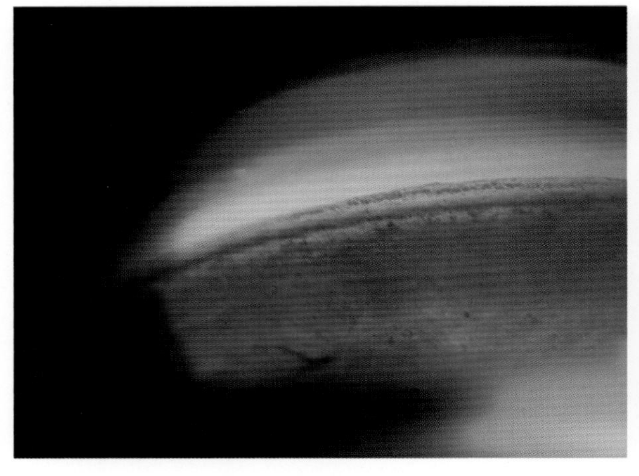

图 8-78　房角和小梁网色素颗粒沉积（×16）

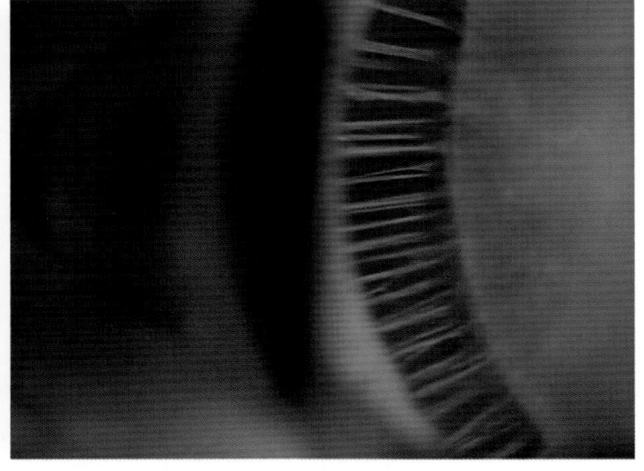

图 8-79　晶状体悬韧带数量减少，色素颗粒沉积（×16）

病例二　患者陈某某，女，32 岁，因双眼间歇性眼胀，视物模糊就诊。查体：视力右眼 0.5，左眼 0.3；右眼眼压 29mmHg，左眼眼压 34mmHg；双眼角膜后垂直梭形色素颗粒沉积，虹膜前表面散在色素颗粒沉积，小梁网均匀一致性色素颗粒沉积，晶状体后表面环形色素颗粒沉积，散瞳之后发现晶状体悬韧带大量色素颗粒沉积；杯盘比右眼 0.7，左眼 0.9；双眼视野缺损。UBM 图示：双眼虹膜后凹。诊断为：色素性青光眼，屈光不正。（图 8-80 ～ 8-86）

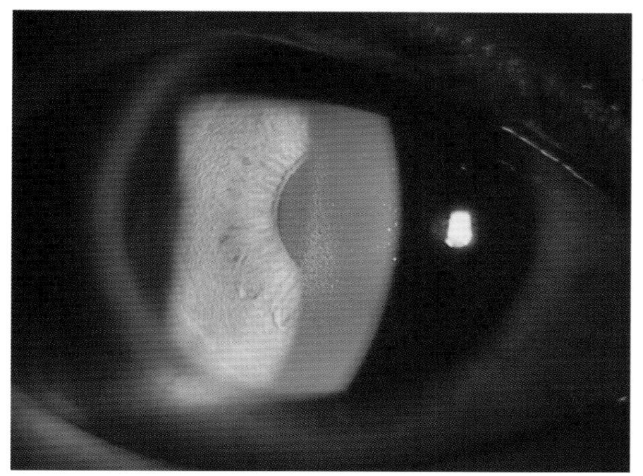

图 8-80　角膜后垂直梭形色素颗粒沉积（×10）

图 8-81　小梁网均匀一致性色素颗粒沉积（×16）

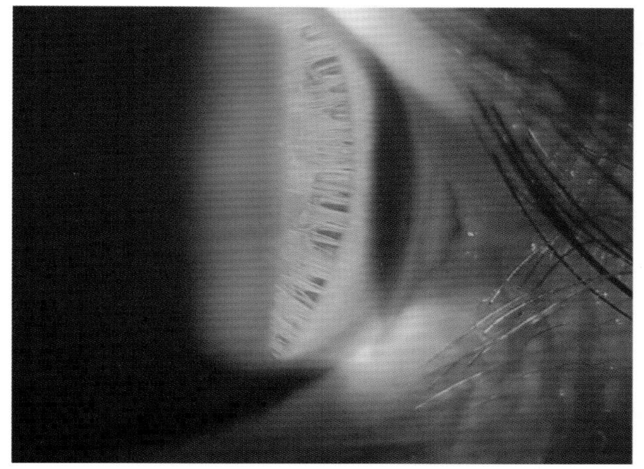

图 8-82　晶状体悬韧带色素颗粒沉积（×16）

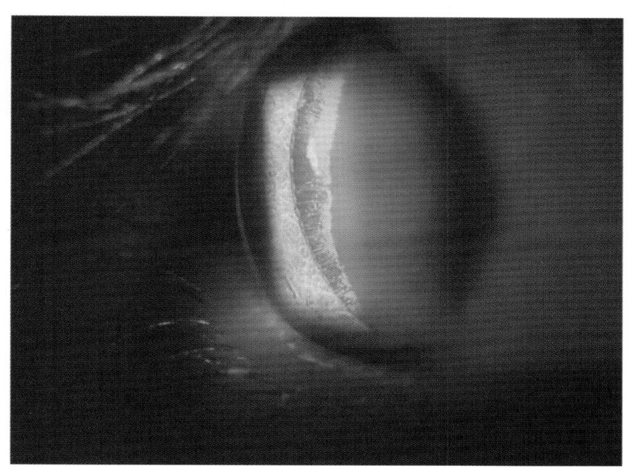

图 8-83　晶状体后表面环形色素颗粒沉积 ×16

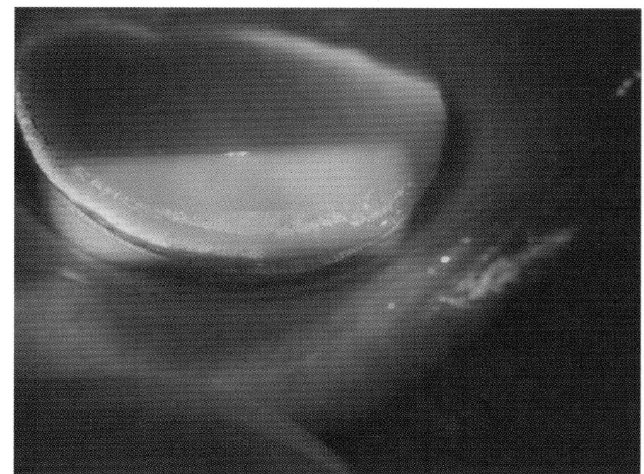

图 8-84　下方环形色素沉积（×16）

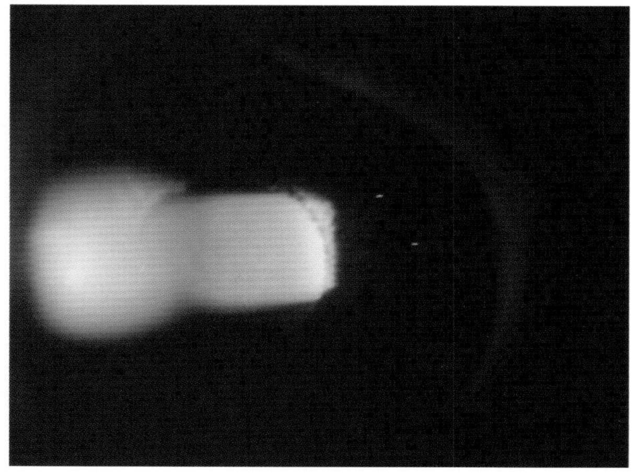

图 8-85　没有发现中周部轮辐状虹膜透照现象，在粗大的虹膜隐窝里发现细小透照现象（暗室，×10）

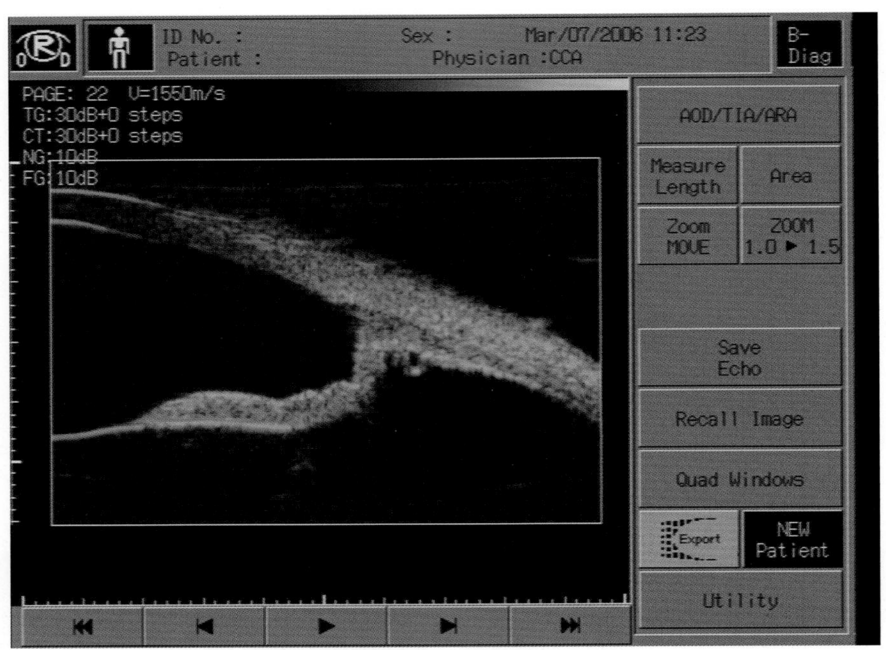

图 8-86　UBM 图示：中周部虹膜后凹并与晶状体悬韧带和前表面接触

九、新生血管性青光眼

新生血管性青光眼（neovascular glaucoma，NVG）是由于各种原因所导致的视网膜组织广泛缺血，缺血的视网膜组织分泌大量的血管内皮细胞生长因子（vascular endothelial growth factor，VEGF）。VEGF 使虹膜、前房角产生大量新生血管，病变初期新生血管膜封闭房角和房水流出通道，导致眼压升高；后期新生血管膜产生收缩、牵拉，使虹膜根部与小梁网粘连、房角关闭，眼压进一步升高。引起视网膜缺血的常见原因有：视网膜静脉阻塞、糖尿病性视网膜病变、眼缺血综合征、长期慢性高眼压等。

新生血管性青光眼及其原发病常导致严重的视功能障碍，治疗棘手，属于难治性青光眼。药物和激光治疗很难有效降低眼压，小梁切除术术后滤过通道常因快速瘢痕化而失败。房水引流装置植入术降眼压效果稍好一些，被部分医生作为首选，但也受到滤过通道瘢痕化的困扰，长期效果成疑。对视功能严重受损或已经没有光感的患者，治疗目的限于解除患者的疼痛。睫状体破坏手术或激光治疗可以减少房水生成、降低眼压，起到缓解眼痛的作用。近年来，抗 VEGF 药物广泛使用，在治疗眼底原发病的同时，也促进了新生血管性青光眼的治疗效果。抗 VEGF 药物眼内注射后虹膜及房角的新生血管数量减少甚至暂时“消失”，为抗青光眼手术操作提供了一个窗口期，此期内手术，出血风险大大降低，有利于提高手术成功率。患者眼压下降后，角膜水肿好转，可尽快行视网膜光凝术以减少 VEGF 的生成。

病例一　患者沙某某，男，37 岁，因双眼糖尿病性视网膜病变行玻璃体切割加眼内硅油充填术后眼胀 1 个月就诊。查体：双眼视力眼前指数，右眼眼压 45mmHg，左眼眼压 47mmHg，双眼角膜水肿，虹膜表面新生血管，瞳孔散大，色素上皮外翻，前房内发现硅油颗粒。诊断为：双眼新生血管性青光眼，双眼玻璃体切割加眼内硅油充填术后，双眼糖尿病性视网膜病变，糖尿病。（图 8-87 ～ 8-90）

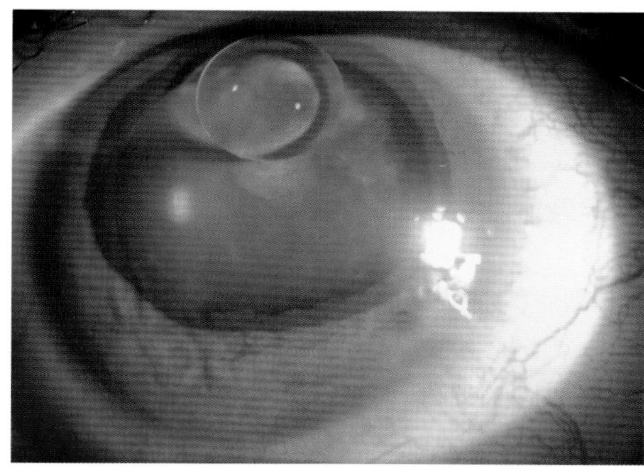

图 8-87 右眼前节照：虹膜新生血管，瞳孔散大，色素上皮外翻，晶状体混浊，前房内硅油溢漏（×10）（北京同仁医院眼科陈琳主治医师提供）

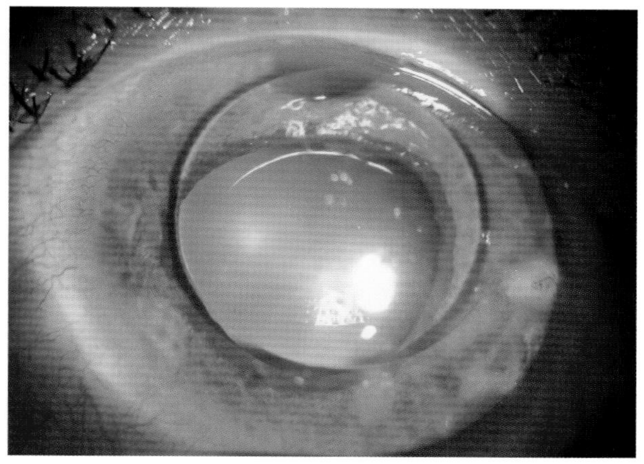

图 8-88 左眼前节照：左眼角膜轻微水肿，虹膜表面新生血管，瞳孔散大，色素上皮外翻，前房内大的硅油粒，上方周边虹膜切口通畅（×10）（北京同仁医院眼科陈琳主治医师提供）

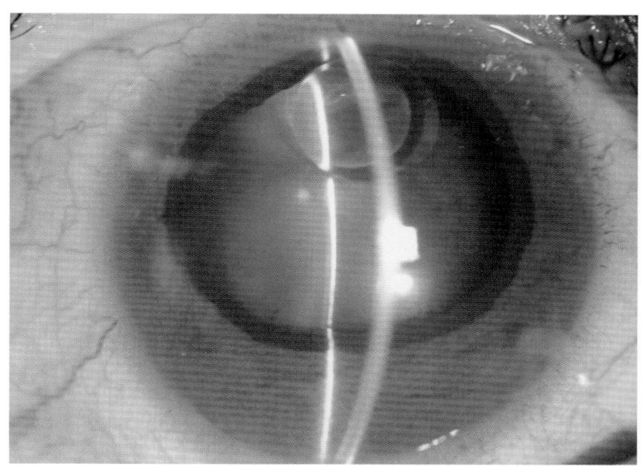

图 8-89 右眼前节裂隙照（×10）（北京同仁医院眼科陈琳主治医师提供）

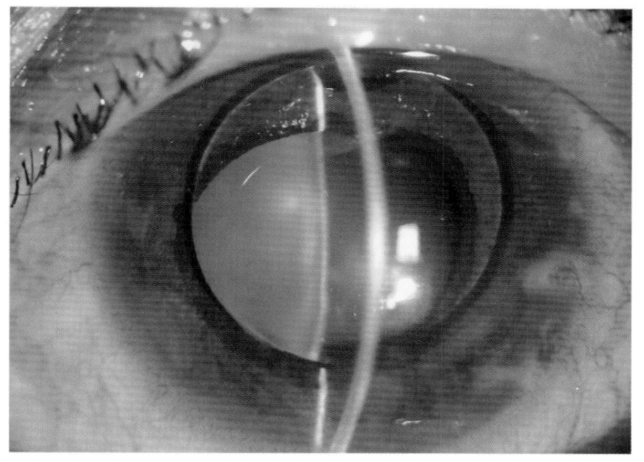

图 8-90 左眼前节裂隙照（×10）（北京同仁医院眼科陈琳主治医师提供）

病例二 患者方某某，女，56 岁，因左眼眼胀视力下降 3 年就诊，3 年前被诊断为“慢性闭角型青光眼”，有急性发作史，做过前房穿刺，然后滴用抗青光眼药物。查体：右眼视力 0.6，左眼眼前指数，右眼眼压 19mmHg，左眼眼压 47mmHg，左眼前房浅，周边前房 0 ～ 1/4 CT，鼻下方瞳孔缘新生血管，虹膜后粘连，晶状体混浊，右眼前房略浅，周边前房 1/3 CT。诊断为：左眼新生血管性青光眼，双眼慢性闭角型青光眼。（图 8-91 ～ 8-95）

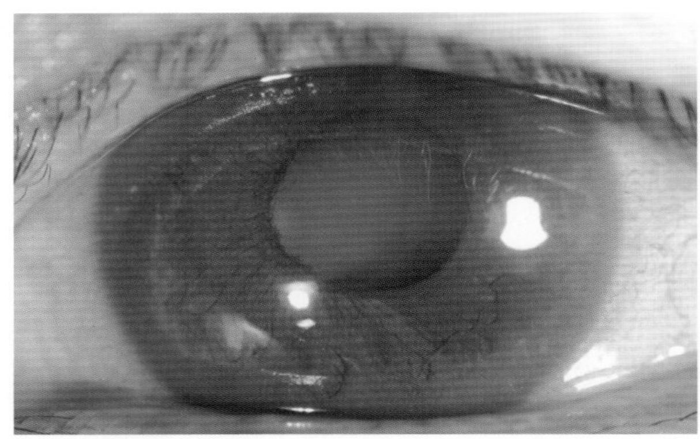
图 8-91　左眼前节照：鼻下方 6 ~ 9 点方位瞳孔缘虹膜新生血管，后粘连，晶状体混浊（×10）

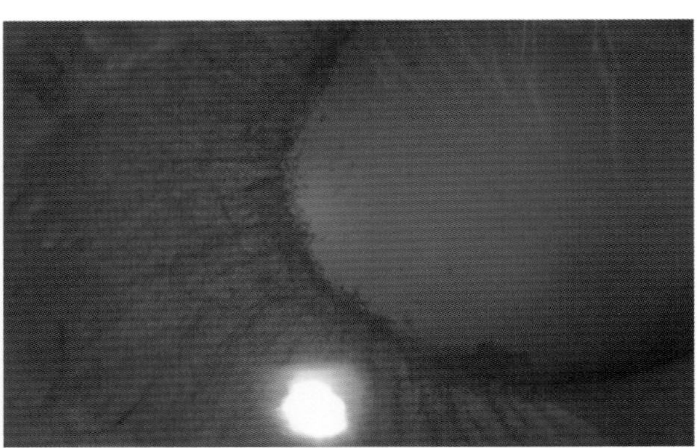
图 8-92　左眼瞳孔缘新生血管高倍照（×25）

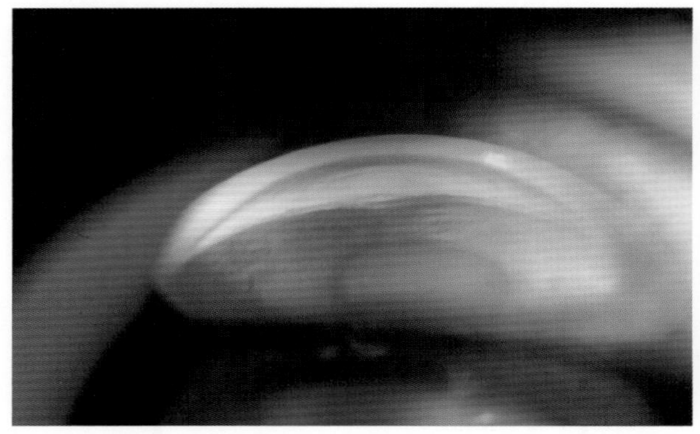
图 8-93　左眼激光虹膜打孔 + 房角分离术后下方房角开放，少量积血（×10）

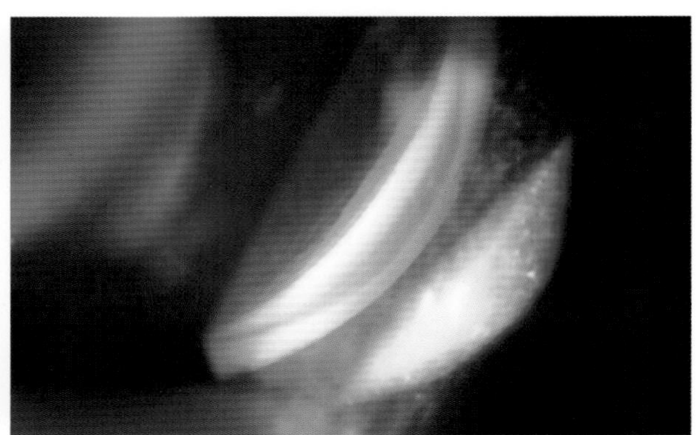
图 8-94　左眼房角分离术后鼻上方房角开放（×10）

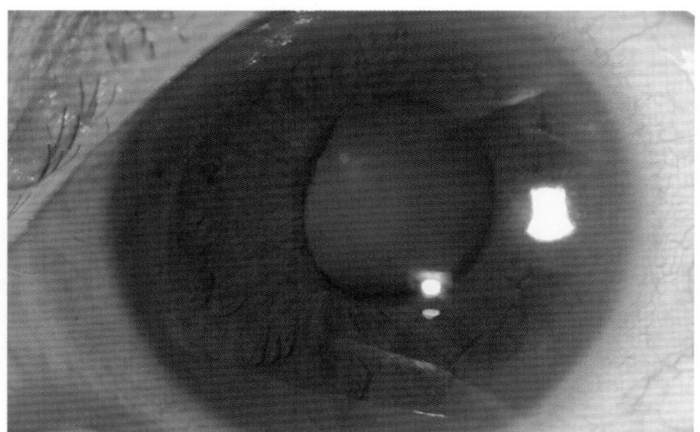
图 8-95　左眼房角分离术后眼压下降至 12mmHg，鼻下方瞳孔缘新生血管消失（×10）

十、玻璃体视网膜手术后继发性青光眼

玻璃体视网膜手术后常见并发症之一是继发性青光眼，导致青光眼的原因复杂，治疗难度大。手术后早期眼压升高常出现在巩膜外加压、环扎术、眼内气体或硅油充填术等，原因可能与眼内容

积减少或玻璃体腔内充填物过多有关，直接导致眼压升高。药物降眼压无效时可能需要手术干预，如调整外加压硅胶位置、调整环扎带松紧度，眼内有过多充填物时考虑放出部分气体或硅油。此外，玻璃体腔内惰性气体膨胀、硅油乳化、巩膜环扎、外加压还可引起晶状体虹膜隔前移和房角关闭；眼内炎、脉络膜上腔出血渗漏、涡静脉受压或损伤均可导致脉络膜水肿、睫状突前旋，引起闭角型青光眼。眼内硅油长期存留，乳化的硅油颗粒可进入前房内并漂浮滞留于上方房角并导致房水流出阻力增加，引起继发性青光眼。

病例 患者冉某某，男，25 岁，因右眼视网膜脱离复位手术后 5 个月，发现眼压高就诊。查体：右眼视力 0.1，左眼 0.3；右眼眼压 39mmHg，左眼眼压 17mmHg；右眼角膜透明，前房内和虹膜表面散在乳化硅油颗粒，上方房角大量乳化硅油颗粒蓄积。诊断为：右眼继发性青光眼，视网膜脱离复位＋眼内硅油充填术后，眼内硅油乳化，双眼屈光不正。（图 8-96 ～ 8-99）

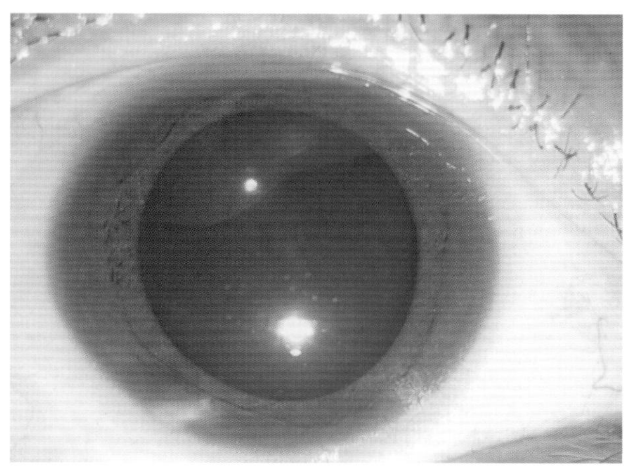

图 8-96 右眼前节照：虹膜表面散在乳化硅油颗粒（×10）

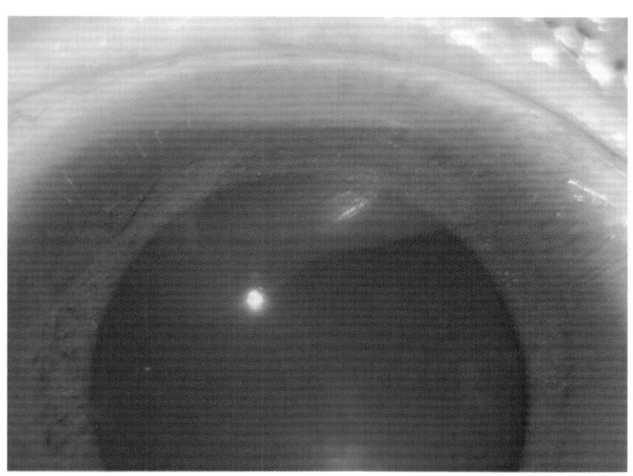

图 8-97 右眼上方房角硅油颗粒漂浮，虹膜表面乳化硅油粒（×16）

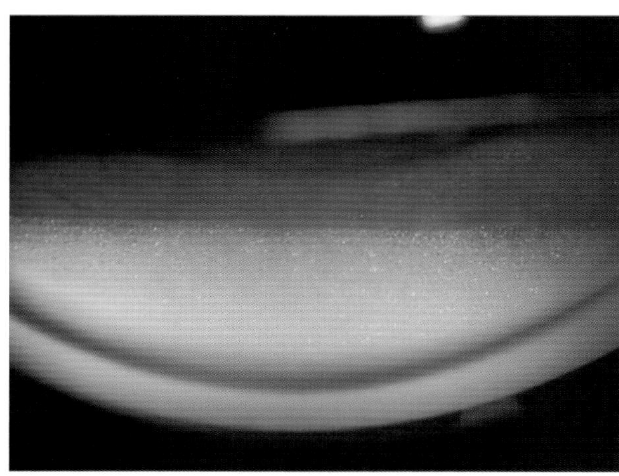

图 8-98 上方房角内乳化硅油颗粒漂浮并阻塞房角（×16）

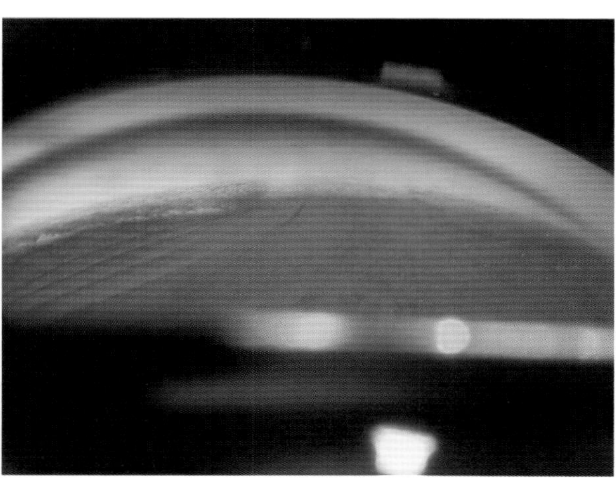

图 8-99 下方房角虹膜前粘连、小梁网色素颗粒沉积（×16）

第四节　先天性青光眼

Congenital Glaucoma

先天性青光眼是指胎儿发育过程中，前房角房水引流结构发育异常，小梁网 -Schlemm 管系统不能有效发挥房水引流功能导致眼压升高所引起的一类青光眼。根据发病年龄以及是否合并全身其他异常，可分为：婴幼儿型青光眼、青少年型青光眼以及合并眼部或全身发育异常的先天性青光眼。

一、婴幼儿型青光眼

婴幼儿型青光眼（infantile glaucoma）见于新生儿或婴幼儿时期。近半数患儿在出生时就有临床表现，80% 的患儿在 1 周岁以内得到确诊。常为双眼发病，男性多于女性。虽然部分家族显示常染色体显性遗传，但大多数患儿表现为常染色体隐性遗传，外显率不全且有变异，或呈多基因遗传疾病表现。

1. 临床表现

（1）症状。畏光、流泪、眼睑痉挛是本病的三大特征性症状，新生儿或婴幼儿出现这些症状时，应警惕先天性青光眼的可能，并做进一步检查。

（2）体征。角膜水肿、直径增大，前房加深。正常婴幼儿水平角膜直径一般不超过 10.5mm，先天性青光眼患儿角膜水平直径常超过 12mm，且伴有角膜上皮性水肿，角膜外观呈毛玻璃样混浊或无光泽。有时可见到后弹性层破裂时留下的条纹状混浊（Haab 纹），出现在角膜的深层，多呈同心圆分布。

（3）其他体征。眼压升高、房角结构异常、视杯扩大及眼轴增加。这些体征的存在对确诊先天性青光眼至关重要，但须在全身麻醉下进行检查。婴幼儿青光眼常常具有特征性深前房，房角镜下可见虹膜根部附着位置前移、房角隐窝缺失、周边虹膜色素上皮掩盖房角，部分患儿出现葡萄膜小梁网增厚致密。视杯呈垂直性或同心圆性扩大，眼压控制后，部分大视杯可能逆转。

2. 治疗

由于药物的毒副作用，长时间药物治疗的价值有限，手术是治疗婴幼儿型青光眼主要的治疗方式。多数病例可以通过房角切开或小梁切除术控制眼压，联合小梁切除术，可以提高手术成功率。

角膜混浊本身可导致弱视，高眼压引起的眼球扩大可引起轴性近视。此外，后弹性层破裂可产生散光，这些病变或异常需在眼压控制后尽早采取适当措施进行治疗以防治弱视。

二、青少年型青光眼

青少年型青光眼（juvenile glaucoma）的发病与遗传有关，部分病例的遗传基因锁定在 1q21 ～ 1q31。由于 3 岁以后眼球壁组织弹性减弱，眼压增高通常不引起畏光、流泪、角膜增大等症状和体征。除眼压有较大波动外，青少年型青光眼临床表现类似原发性开角型青光眼，处理原则也基本一致，在抗青光眼药物不能有效降低眼压时，行小梁切除术。

三、先天性青光眼合并眼部或全身发育异常

这一类青光眼同时伴有角膜、虹膜、晶状体、视网膜、脉络膜等异常，或伴有全身其他组织器官的发育异常，多以综合征的形式表现出来，如前房角发育异常（如 Axenfeld-Rieger 综合征），先天性无虹膜或虹膜缺失，伴有颜面部和脉络膜血管瘤的先天性青光眼（如斯特奇 – 韦伯综合征），伴有骨骼、心脏以及晶状体形态或位置异常的青光眼（如马方综合征、马切山尼综合征）等。

合并眼部或全身异常的先天性青光眼，青光眼仅仅是病变的一部分，在治疗青光眼的同时需要考虑到伴随病变和异常的处理，给治疗增添了许多困难和不确定因素，预后较其他先天性青光眼要差。这一类青光眼常需要通过手术来降低眼压。

病例一　患儿宗某某，男，14 岁，因双眼先天性青光眼术后高眼压就诊。查体：右眼视力 0.02，左眼 0.2；右眼眼压 41mmHg，左眼眼压 21mmHg；右眼角膜水肿，Haab 纹，左眼角膜透明，周边虹膜切开通畅，双眼上方滤过泡 II 型，局限。诊断为：双眼婴幼儿型青光眼，双眼抗青光眼术后高眼压。（图 8–100 ～ 8–105）

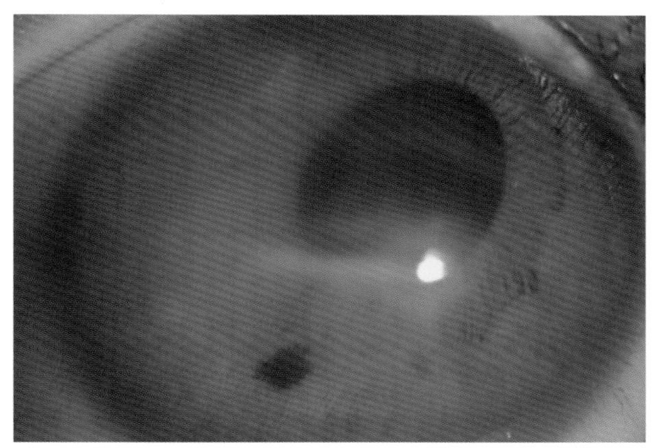

图 8–100　右眼前节照：角膜上皮水肿，Haab 纹，前房深，瞳孔变形（×16）（北京同仁医院眼科中心陈虹教授提供）

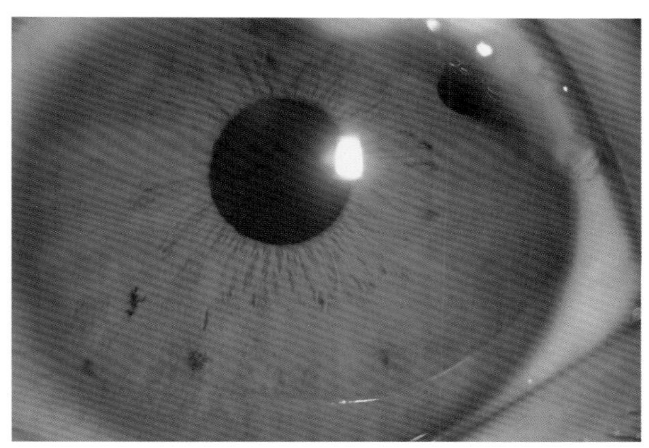

图 8–101　左眼前节照：角膜透明，上方和颞上方周边虹膜切口通畅（×16）（北京同仁医院眼科中心陈虹教授提供）

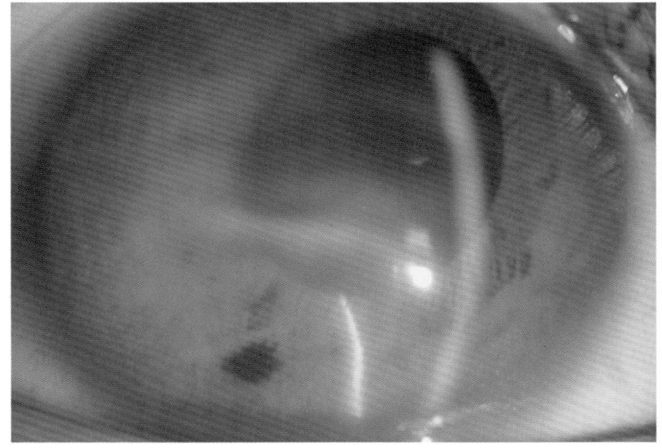

图 8–102　右眼前节裂隙照：前房深，角膜水肿和 Haab 纹（×16）（北京同仁医院眼科中心陈虹教授提供）

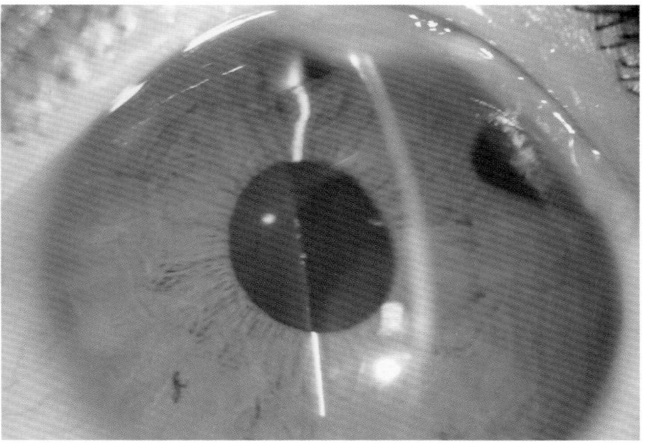

图 8–103　左眼前节裂隙照：前房深，角膜透明，晶状体前囊色素颗粒沉积（×16）（北京同仁医院眼科中心陈虹教授提供）

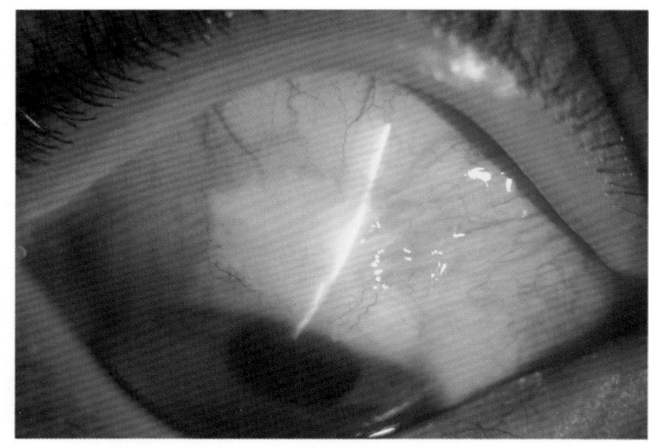
图 8-104 右眼上方滤过泡局限，结膜充血（×10）（北京同仁医院眼科中心陈虹教授提供）

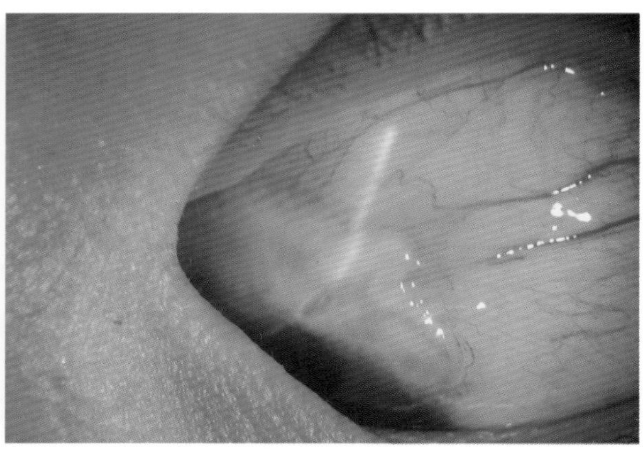
图 8-105 左眼颞上方薄壁滤过泡局限，周围结膜血管充血（×10）（北京同仁医院眼科中心陈虹教授提供）

病例二 患者楼某，女，19 岁，双眼眼压高、视物模糊 1 年就诊，已滴用拉坦前列素滴眼液（适利达）3 个月。查体：右眼视力 0.7，左眼 0.9；右眼眼压 23mmHg，左眼眼压 19mmHg；双眼前房深，球结膜充血，前房角宽，大量梳状韧带覆盖小梁网表面，左右眼对称；杯盘比双眼 0.7，右眼旁中心暗点。诊断为：双眼青少年性青光眼。（图 8-106 ～ 8-108）

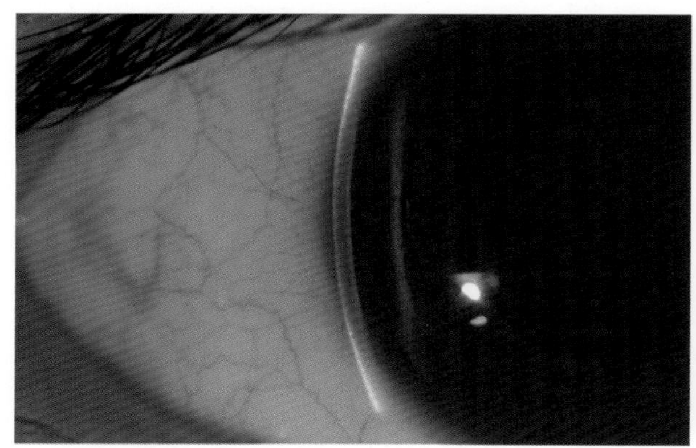
图 8-106 右眼周边前房大于 1CT（van Herick 法）

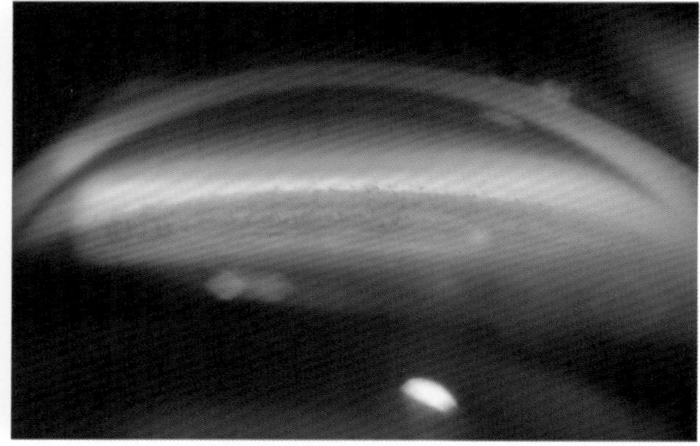
图 8-107 右眼下方房角：大量梳状韧带（×16）

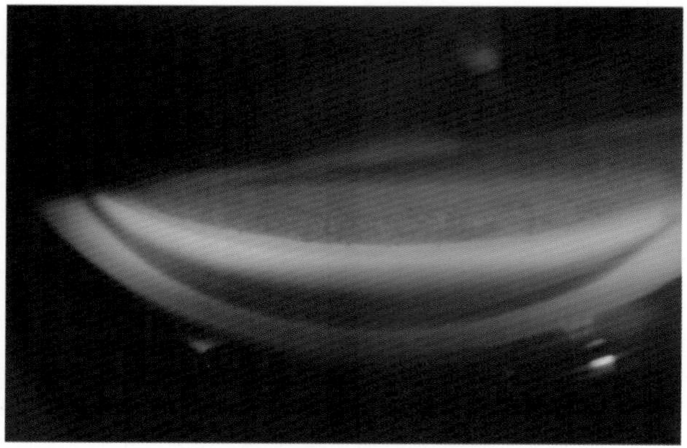
图 8-108 右眼上方房角也有大量梳状韧带（×16）

第九章

眼底疾病

Disorders of the Fundus

玻璃体是一种透明的胶样组织，位于晶状体后玻璃体腔内，占据眼球内容积的 4/5，由水、胶原和透明质酸组成，其中，水占 98%，胶原和透明质酸占 2%。视网膜是紧邻玻璃体后的半透明膜状组织，内含光感受器和各种神经元细胞，是感受光刺激、形成视觉的组织结构。通常，玻璃体视网膜疾病不会引起眼部疼痛或不适感，主要表现为眼前黑影、中心或周边视力下降、视物变形及色觉异常等。

通过透明的屈光介质，借助直接检眼镜、间接检眼镜 OCT、扫描激光检眼镜（scanning laser ophthalmoscopy，SLO）、FFA、ICGA 及各种电生理检查，裂隙灯显微镜加前置镜或接触镜，医师可以直接观察玻璃体和视网膜（图 9-1），它们是眼底检查的基本方法之一，也是玻璃体视网膜疾病诊断的主要手段。

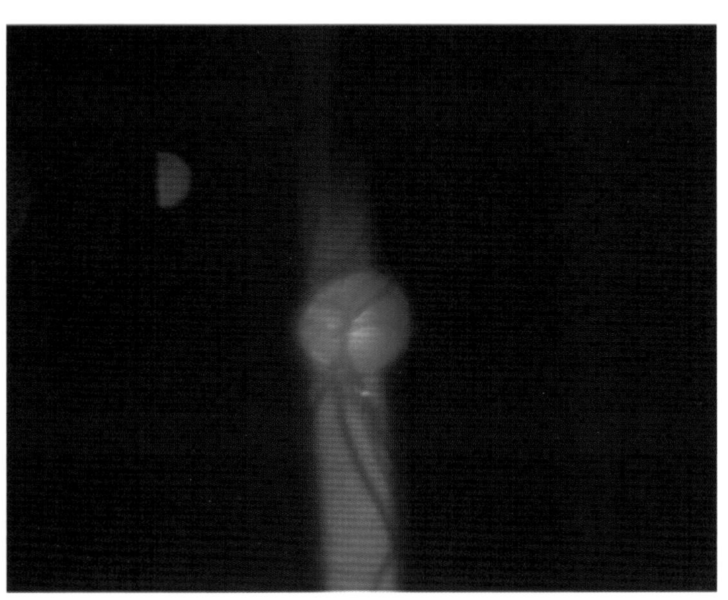

图 9-1　正常视盘裂隙灯显微镜加前置镜照相。可见视盘呈淡红色，边界清晰，视杯区域颜色略淡，血管走行清晰

第一节　玻璃体疾病

Disorders of the Vitreous Body

一、玻璃体混浊与玻璃体后脱离

1. 玻璃体混浊

正常玻璃体呈透明凝胶状。老化过程中，或者玻璃体变性时，凝胶状玻璃体可脱水收缩，其内水分与胶原分离，称为玻璃体液化。玻璃体混浊（vitreous opacities）是常见的玻璃体退行性病变或异常，是由于玻璃体的胶原成分浓缩，或其他不透明组织细胞进入玻璃体内所致。

玻璃体混浊主要的临床表现为眼前黑影漂浮并随眼球运动而飘动。合并玻璃体后脱离时，脱离的玻璃体可对视网膜造成牵拉，患者会出现闪光感。眼底检查可见玻璃体内出现不透明或半透明絮状或点状“阴影”，在红光反射背景下随着眼球运动而飘动。（图 9–2）

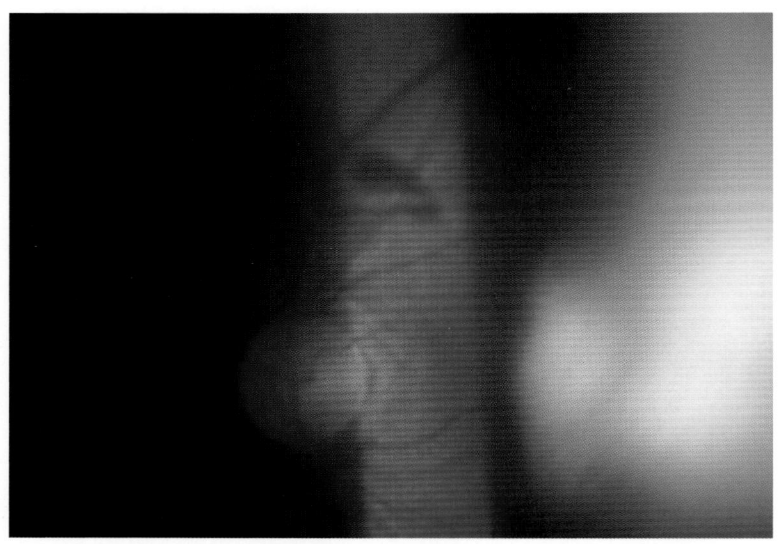

图 9–2　玻璃体混浊（裂隙灯显微镜加前置镜照相）。视盘上方可见一黑色不规则的漂浮物，可随眼球运动而漂浮

2. 玻璃体后脱离（posterior vitreous detachment, PVD）

液化的玻璃体突破玻璃体临界面进入视网膜内界膜前面产生玻璃体后脱离，一般从玻璃体中央开始，以后逐渐扩大。飞蚊症与闪光感是其主要症状。裂隙灯显微镜加前置镜检查多数可以发现灰白色环状混浊或不透明的环状团块，悬浮于视盘前与脱离了的玻璃体后界面之间，称为 Weiss 环，可随眼球转动而飘动。（图 9-3，9-4）

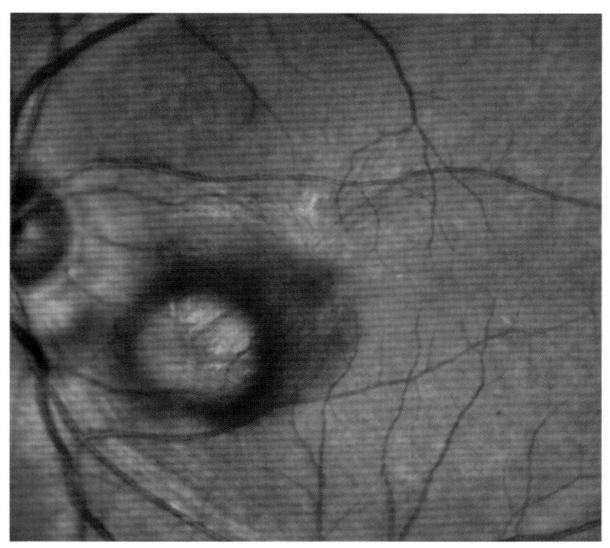

图 9-3 玻璃体后脱离 Weiss 环（激光眼底照相）。视盘颞下方可见不透明的环形混浊

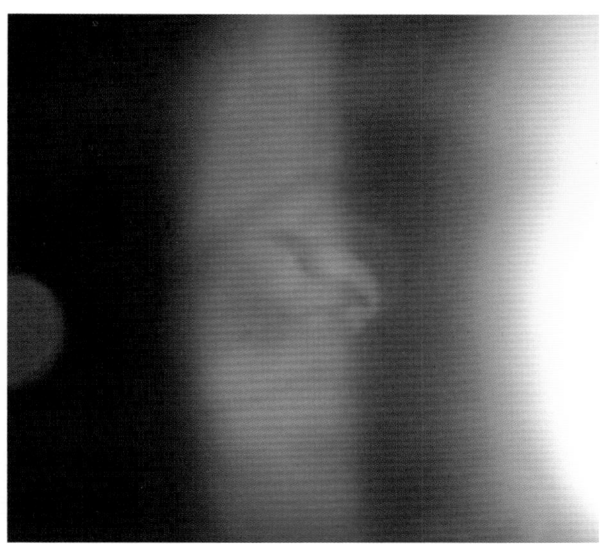

图 9-4 玻璃体后脱离 Weiss 环（裂隙灯显微镜加前置镜照相）。视盘旁灰白色的环状混浊，随眼球运动而飘动

二、玻璃体积血

玻璃体本身并无血管，不发生出血。任何原因导致葡萄膜、视网膜血管或者新生血管破裂出血，都可能进入并蓄积于玻璃体内，称为玻璃体积血（vitreous hemorrhage）。根据积血量的多少，患者症状可从视力不受影响或轻度下降到视力仅存光感。眼底检查也可因积血遮挡而模糊不清，甚至完全看不见视网膜结构。（图 9-5）

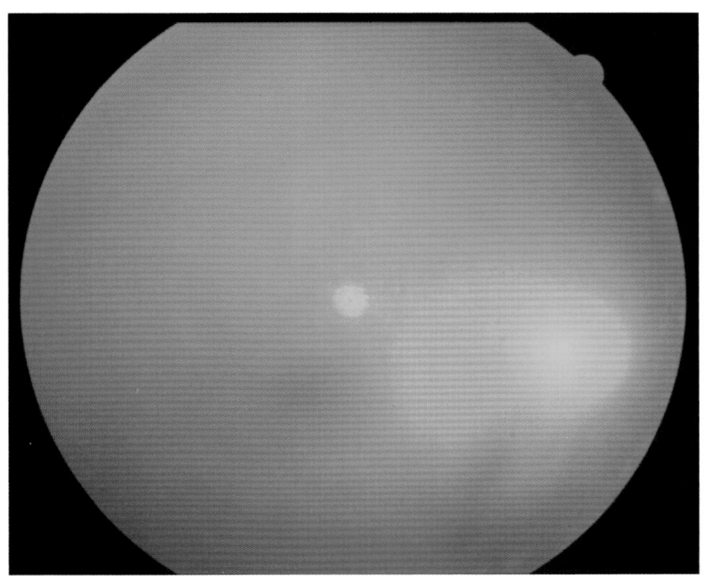

图 9-5 玻璃体积血（眼底像）。玻璃体混浊，淡红色，眼底结构不清

第二节 视网膜疾病

Retinal Diseases

一、视网膜脱离

视网膜脱离（retinal detachment，RD）主要包括孔源性视网膜脱离、渗出性视网膜脱离及牵拉性视网膜脱离，而孔源性视网膜脱离是最常见的类型。

1. 孔源性视网膜脱离（rhegmatogenous retinal detachment，RRD）

孔源性视网膜脱离早期床症状表现为闪光感和飞蚊症，当裂孔位于下方时，上述症状可不明显。大量液体通过一个或多个视网膜裂孔进入视网膜下腔导致视网膜局限脱离时，患者会出现视物遮挡和眼前黑影。脱离范围累及黄斑时，视力可骤然下降。视网膜裂孔、玻璃体液化和玻璃体视网膜牵拉是引起孔源性视网膜脱离的三大要素。视网膜裂孔或单个发生或多个并存，为视网膜全层裂孔，形状多为圆形或马蹄形。裂孔的存在是孔源性视网膜脱离发生的关键因素，根据成因不同，可将裂孔分为撕裂孔、萎缩孔和离断孔。玻璃体后脱离时，重力的牵拉作用通常导致撕裂孔，往往位于视网膜上方象限，当液体进入视网膜下腔时会迅速导致视网膜脱离。（图 9-6 ～ 9-14）

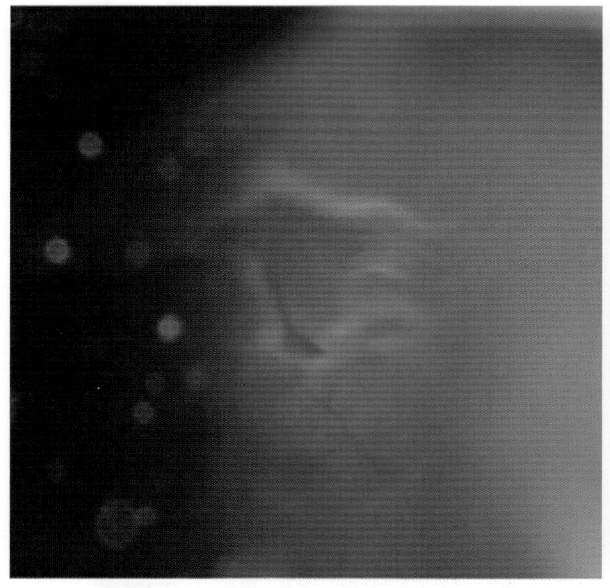

图 9-6 不完全马蹄孔（裂隙灯显微镜加前置镜照相）。呈 L 形，有一个裂孔顶盖，顶端被玻璃体向前牵引

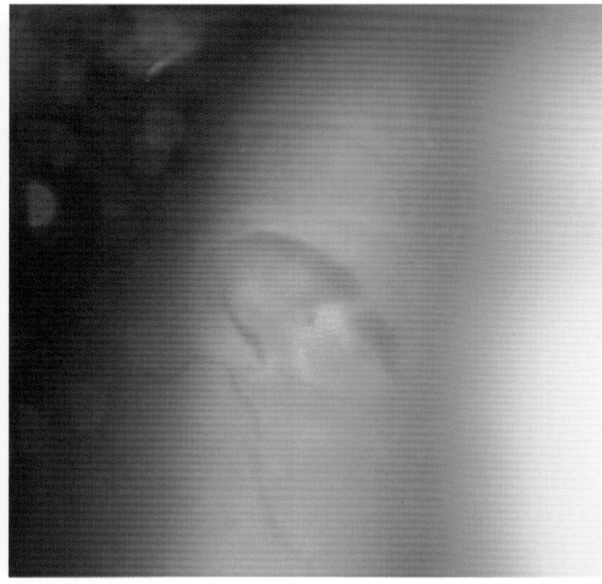

图 9-7 新鲜马蹄孔（裂隙灯显微镜加前置镜照相）。裂孔盖膜与视网膜部分分离，孔上可见血管跨越，周围视网膜脱离

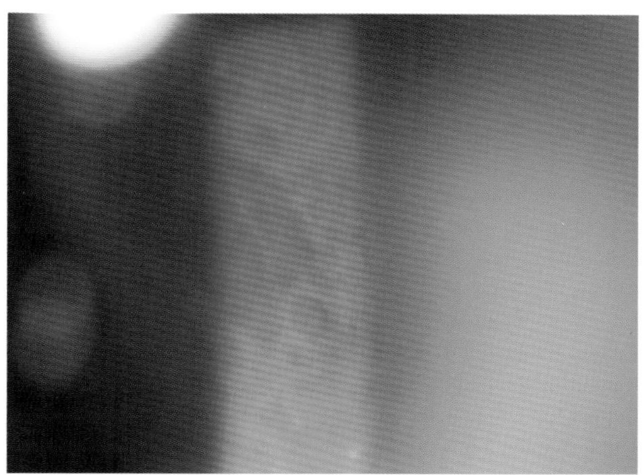

图 9-8　圆形裂孔（裂隙灯显微镜加前置镜照相）。由慢性视网膜萎缩所致，多位于周边网膜

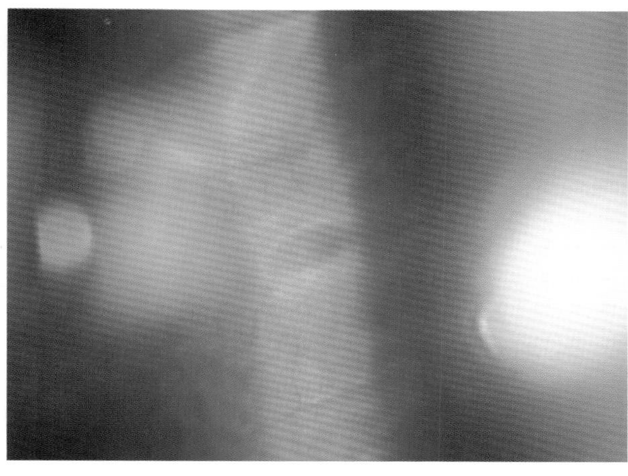

图 9-9　椭圆形裂孔（裂隙灯显微镜加前置镜照相）。可见上方起伏不平的视网膜，颜色灰白，其上血管迂曲爬行，可随眼球运动而抖动

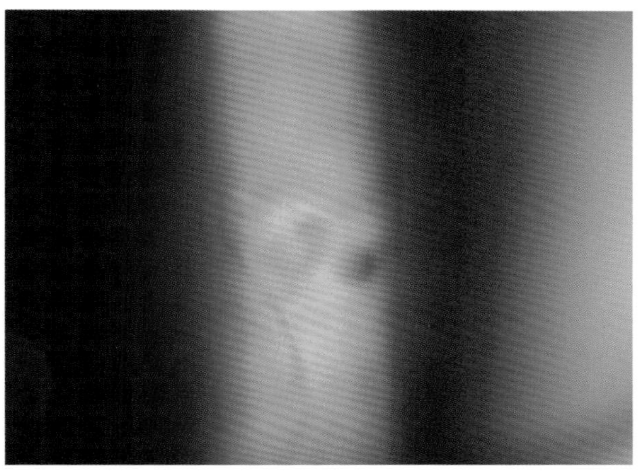

图 9-10　多发视网膜裂孔（裂隙灯显微镜加前置镜照相）。圆形裂孔左右排列，大小相仿

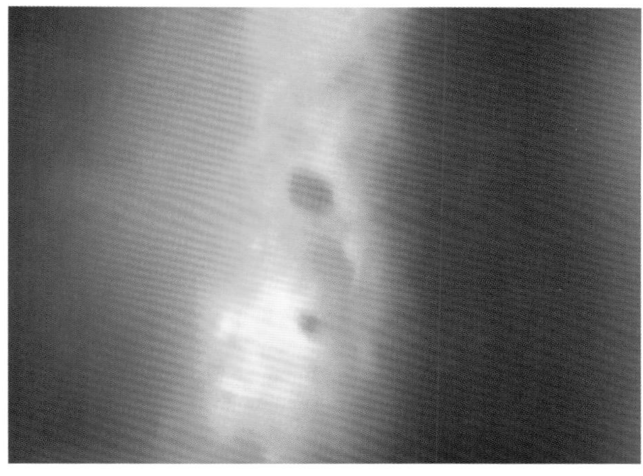

图 9-11　多发视网膜裂孔（裂隙灯显微镜加前置镜照相）。上下排列的一大一小裂孔，周围视网膜呈灰白色隆起，提示视网膜脱离

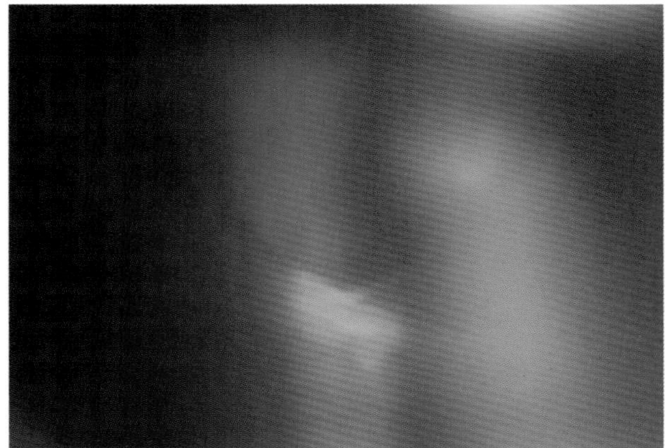

图 9-12　离断孔（裂隙灯显微镜加前置镜照相）。玻璃体牵拉造成锯齿缘离断，锯齿缘视网膜环状分离伴玻璃体粘附于其后缘

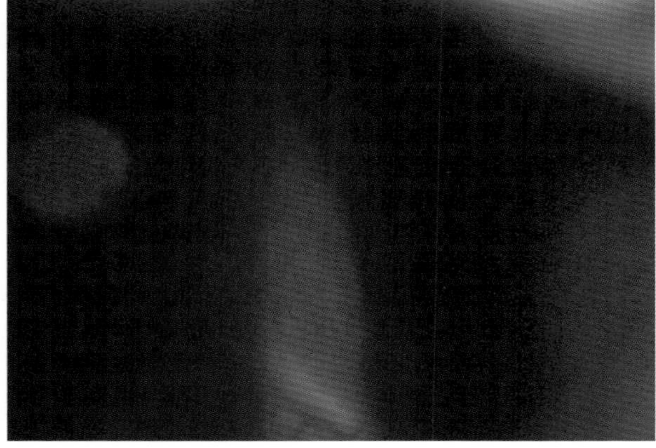

图 9-13　视网膜脱离（裂隙灯显微镜加前置镜照相）。苍白的视网膜起伏不平，表面可见迂曲的血管

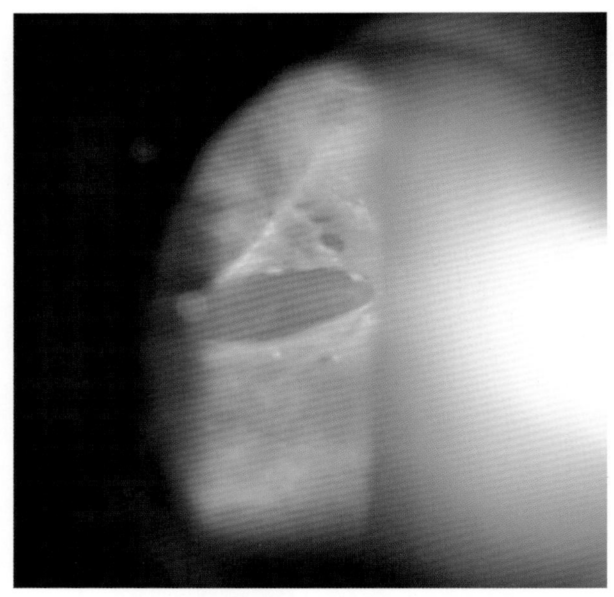

图 9-14　视网膜多发裂孔（裂隙灯显微镜加前置镜照相）。视网膜椭圆形的大裂孔上方 3 个圆形小裂孔，下方盖膜卷曲，裂孔上方有多条血管跨越

孔源性视网膜脱离应该尽早施行视网膜复位手术，手术的目的在于尽早封闭所有视网膜裂孔并尽可能消除或减轻玻璃体对视网膜的牵拉。视力预后与术前黄斑是否脱离、脱离时间长短等密切相关。黄斑部未受累或视网膜脱离在 1 周之内的患者预后良好；黄斑部受累且超过 1 个月，术后视力不易恢复；视网膜脱离时间越长预后则越差。（图 9-15，9-16）

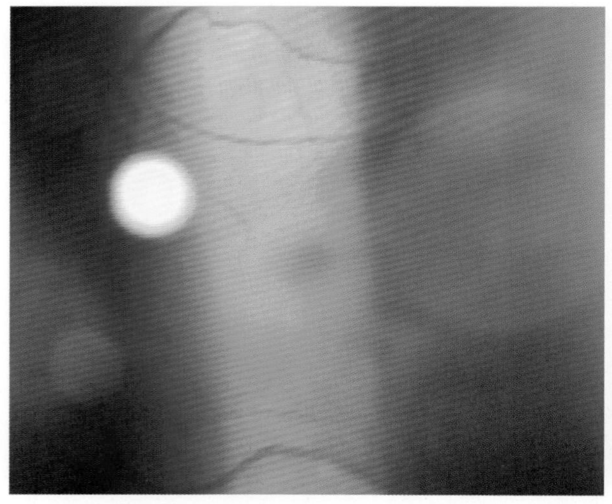

图 9-15　颞上方孔源性视网膜脱离累及黄斑（裂隙灯显微镜加前置镜照相）。可见灰白色条状隆起的视网膜，表面血管迂曲，视网膜随眼球运动而晃动，黄斑区颜色变淡且隆起

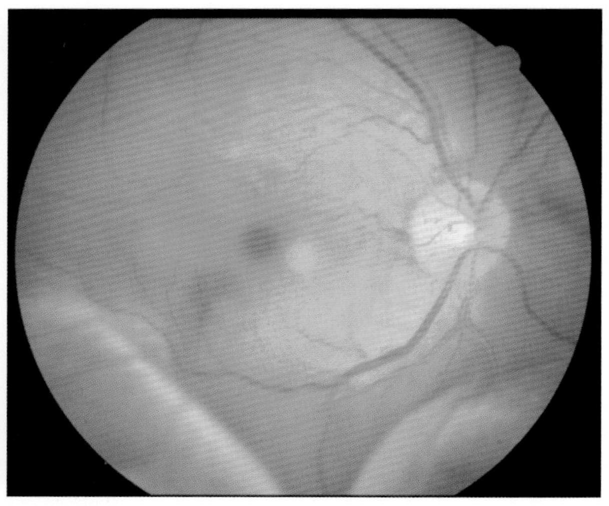

图 9-16　下方孔源性视网膜脱离（眼底像）。下方可见灰白色波纹状隆起的视网膜，表面血管迂曲

2. 渗出性视网膜脱离（exudative retinal detachment，ERD）

渗出性视网膜脱离又分浆液性视网膜脱离（serous retinal detachment）和出血性视网膜脱离（hemorrhagic retinal detachment）。渗出性视网膜脱离是全身或局部病变累及视网膜或脉络膜血液循环，引起液体蓄积到视网膜下腔隙而造成。通常表现为球形或大泡状视网膜脱离，范围从局限到全视网膜不等。引起渗出性视网膜脱离的常见眼部疾病有原田病（Harada disease）、交感性眼炎、后葡萄膜炎、葡萄膜渗漏综合征、眼内寄生虫如视网膜下囊尾蚴以及各种视网膜脉络膜肿瘤等。（图 9–17，9–18）

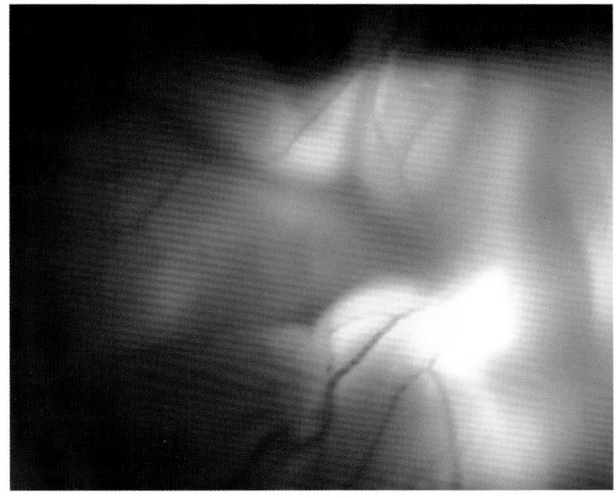

图9–17 渗出性视网膜脱离（裂隙灯显微镜加前置镜照相）。可见多个球形视网膜隆起，表面光滑而非波纹状，视盘不可见

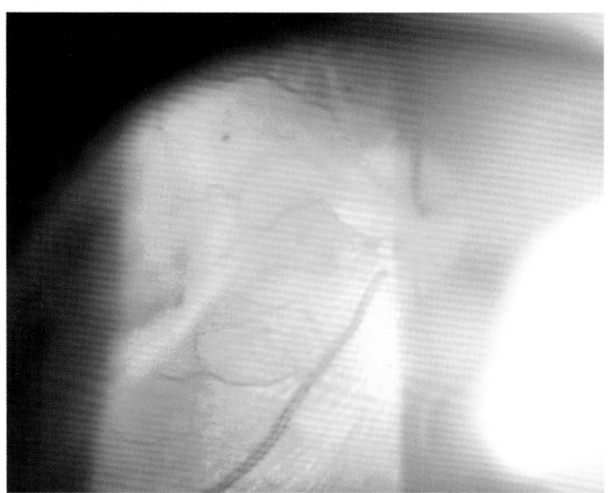

图 9–18 渗出性视网膜脱离治疗后（裂隙灯显微镜加前置镜照相）。经激素治疗，球形隆起的视网膜脱离平复，视盘可见

3. 牵拉性视网膜脱离（tractional retinal detachment，TRD）

多由于玻璃体视网膜的增殖膜或机化条索收缩从而牵拉视网膜所致。牵拉性视网膜脱离的程度和范围与机化组织和视网膜粘连的部位及密切程度相关。部分孔源性视网膜脱离可伴发增殖性玻璃体视网膜病变，机化组织的收缩会引起牵拉性视网膜脱离，使得视网膜脱离的原因更复杂。在裂隙灯显微镜加前置镜照相时，牵拉性视网膜脱离往往呈现出条索状或不规则形状，视网膜形态固定，有时可因牵拉形成小的视网膜裂孔，也可呈现出孔源性视网膜脱离的外观特征。

眼外伤、视网膜血管病变引起玻璃体积血、眼内手术、葡萄膜炎等均可引发玻璃体混浊并导致视网膜前或视网膜下机化条索带形成，造成牵拉性视网膜脱离。视网膜血管病变所引起的牵拉性视网膜脱离眼底检查可见其原发病，如增生型糖尿病性视网膜病变、视网膜静脉阻塞、视网膜血管炎、视网膜血管瘤等。（图 9–19 ～ 9–26）

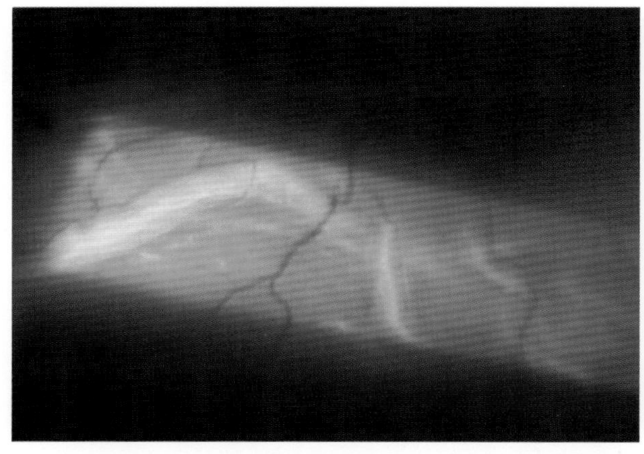
图9-19　牵拉性视网膜脱离(裂隙灯显微镜加前置镜照相)。可见脱离的视网膜呈条索状，形态固定，视网膜下可见灰白色机化条索

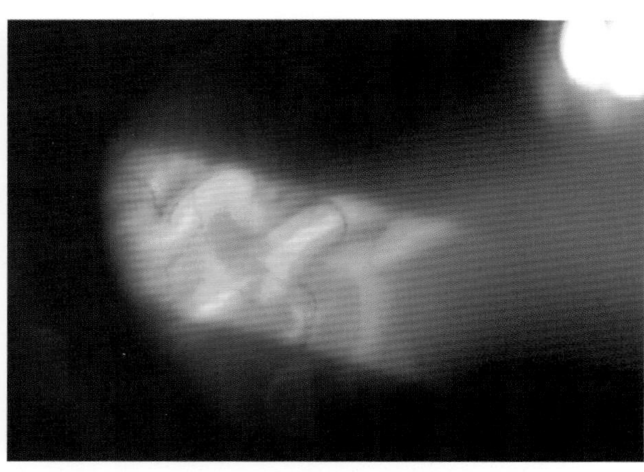
图9-20　牵拉性视网膜脱离(裂隙灯显微镜加前置镜照相)。多个条索状隆起的视网膜，形态固定，视网膜血管扭曲，视网膜下可见灰白色机化条索

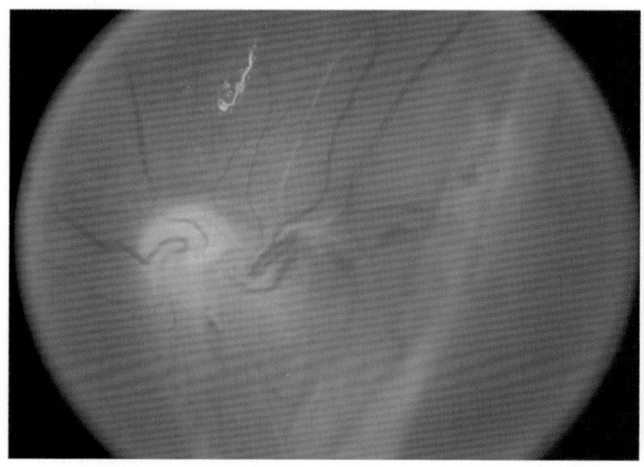
图9-21　视网膜毛细血管瘤引起的牵拉性视网膜脱离（眼底像）。视盘下方橘红色瘤体向玻璃体内突出生长，邻近视网膜异常增厚并脱离，血管迂曲

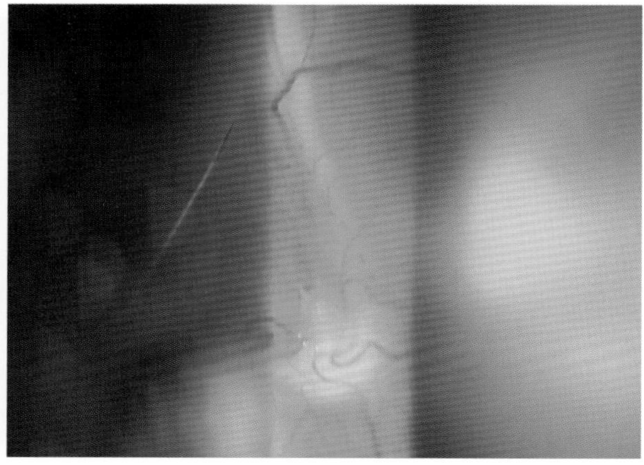
图9-22　视网膜毛细血管瘤引起牵拉性视网膜脱离（裂隙灯显微镜加前置镜照相）。局部脱离和增厚的视网膜，形态固定，其上可见迂曲的血管

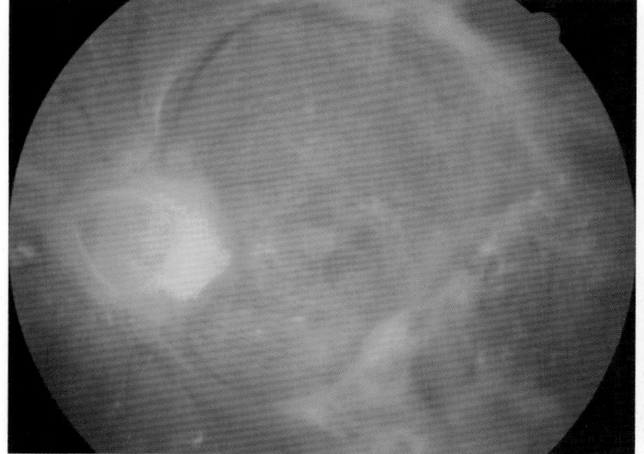
图9-23　增生型糖尿病性视网膜病变引起的牵拉性视网膜脱离（眼底像）。后极部和视盘周围可见广泛灰白色视网膜脱离，视网膜下可见白色机化条索

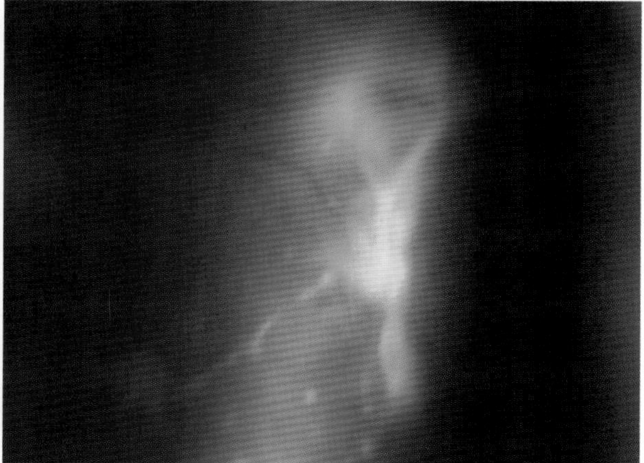
图9-24　增生型糖尿病性视网膜病变引起的牵拉性视网膜脱离（裂隙灯显微镜加前置镜照相）。视网膜隆起、脱离，视网膜前灰白色机化条索形成

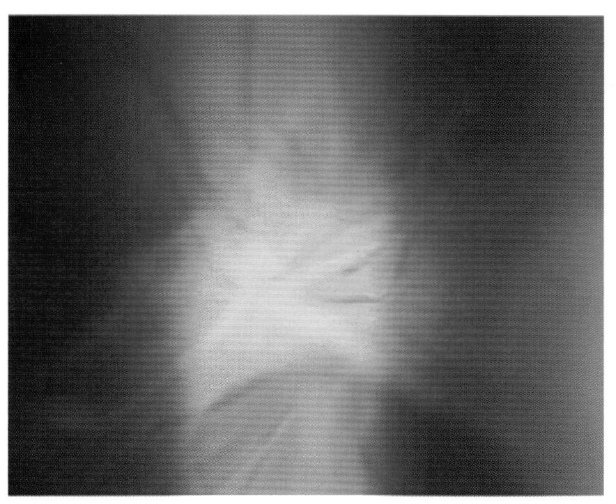

图 9-25 增生型糖尿病性视网膜病变引起的牵拉性视网膜脱离（裂隙灯显微镜加前置镜照相）。视盘前可见大量机化膜，引起视盘周围牵拉性视网膜脱离

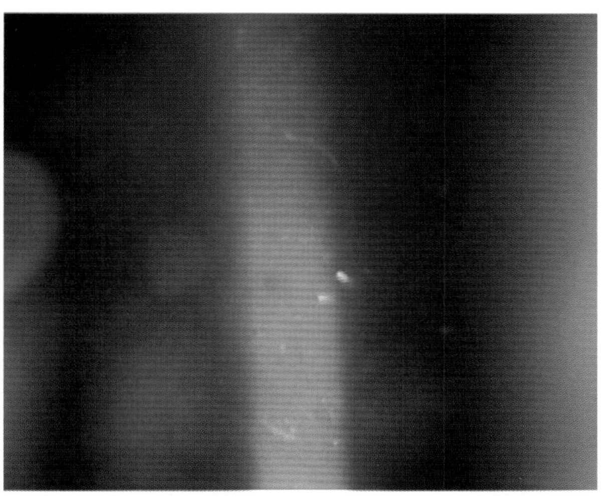

图 9-26 牵拉性视网膜脱离累及黄斑（裂隙灯显微镜加前置镜照相）。黄斑区可见大量渗出，中心凹隆起，中心反光不明显

二、黄斑裂孔

黄斑裂孔（macular hole）是指黄斑中心全层神经上皮缺失。其中眼部无明显原发病（如屈光不正、外伤及其他玻璃体视网膜病变）而出现的黄斑裂孔称为特发性黄斑裂孔。继发于眼顿挫伤、长期黄斑囊样变性破裂等的黄斑裂孔，为继发性黄斑裂孔。临床症状主要是视力下降和视物变形，非全层性的黄斑裂孔可保留较好的视力。裂隙灯显微镜加前置镜或接触镜检查可见黄斑中心出现暗红色的圆形或不规则的裂孔，边缘锐利。伴有视网膜脱离时，裂孔外周视网膜增厚呈灰色。将裂隙灯光带调窄投照到黄斑裂孔上，患者可主诉光带中断，称为 Watzke 征阳性。OCT 检查可以明确诊断，并确定是否伴有视网膜脱离及黄斑部视网膜前膜（简称黄斑前膜）。黄斑裂孔较少引发视网膜脱离，对合并视网膜脱离的病例，常需要行玻璃体手术，联合气体填充促使裂孔闭合。（图 9-27 ~ 9-29）

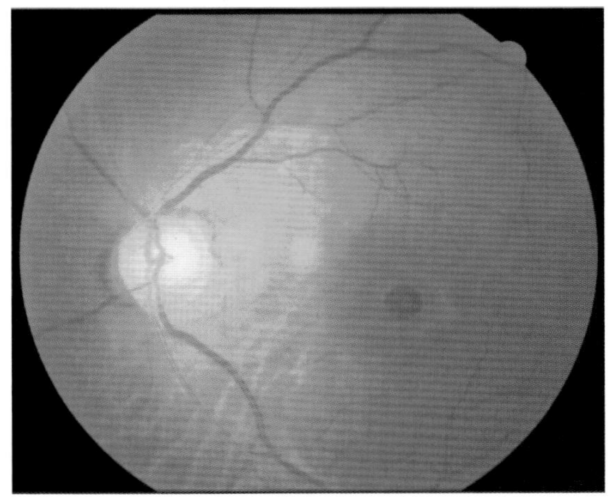

图 9-27 黄斑裂孔（眼底像）。黄斑裂孔区呈暗红色、圆形，边缘清晰

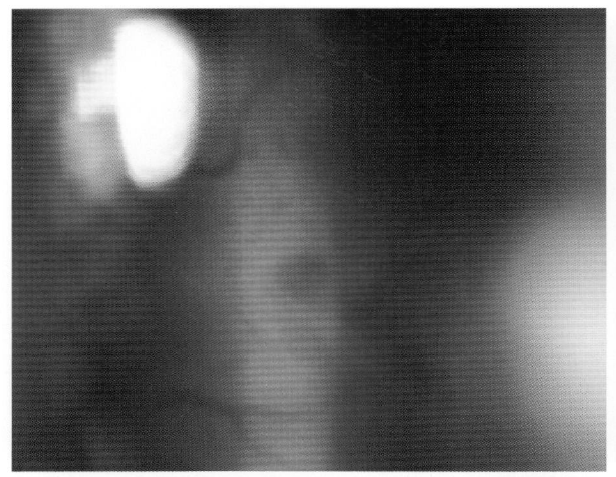

图 9-28 黄斑裂孔伴局部视网膜脱离（裂隙灯显微镜加前置镜照相）。暗红色黄斑裂孔周围视网膜脱离，呈浅灰色，视网膜增厚

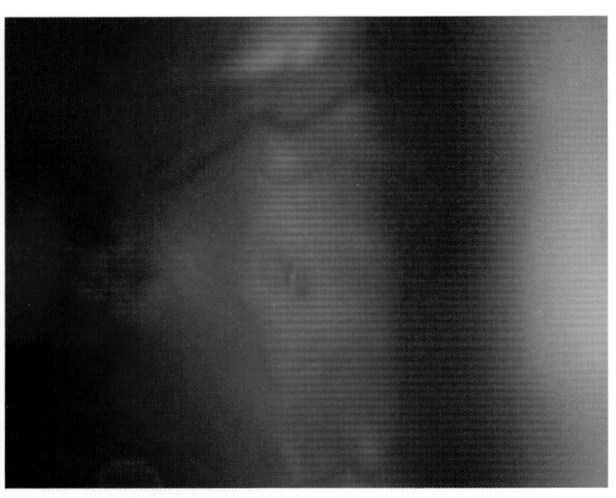

图 9-29 黄斑裂孔伴局部视网膜脱离（裂隙灯显微镜加前置镜照相）。黄斑区暗红色长椭圆形裂孔，上、下方可见灰白色脱离的视网膜，其上血管迂曲

三、黄斑前膜（macular epiretinal membrane, MEM）

视网膜前膜是由多种原因引起视网膜胶质细胞及 RPE 细胞迁徙至玻璃视网膜交界面，并增殖形成纤维膜。视网膜前膜可在视网膜任何部位发生，发生在黄斑及其附近的纤维细胞膜称为黄斑部视网膜前膜（macular epiretinal membrane, MEM），简称黄斑前膜。一般分为特发性黄斑前膜和继发性黄斑前膜。因黄斑前膜的厚度、部位不同以及是否伴有视网膜牵拉，患者的临床表现也可不同。轻者无症状或仅有轻度视力下降，而随着黄斑前膜的收缩，患者可诉视力下降、视物变形或有闪光感。裂隙灯显微镜加前置镜检查可见黄斑区有金箔样反光，增厚的前膜可呈灰白色。当黄斑前膜出现皱缩牵拉视网膜时，可见视网膜血管迂曲、黄斑水肿、中心反光消失，严重者可引起视网膜脱离。若患者出现严重视力下降可考虑玻璃体视网膜手术剥除黄斑前膜。（图 9-30 ～ 9-33）

图 9-30 黄斑前膜（裂隙灯显微镜加前置镜照相）。黄斑区被灰白色前膜覆盖，视网膜血管迂曲

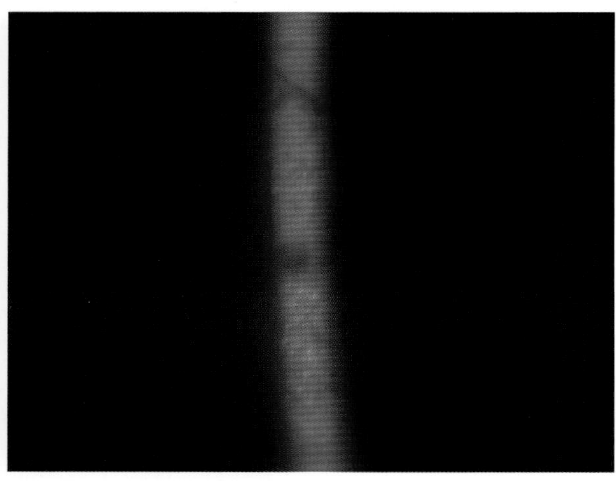

图 9-31 黄斑前膜伴黄斑裂孔（裂隙灯显微镜加前置镜照相）。黄斑区金箔样反光，中心凹处可见暗红色边界清晰的黄斑裂孔

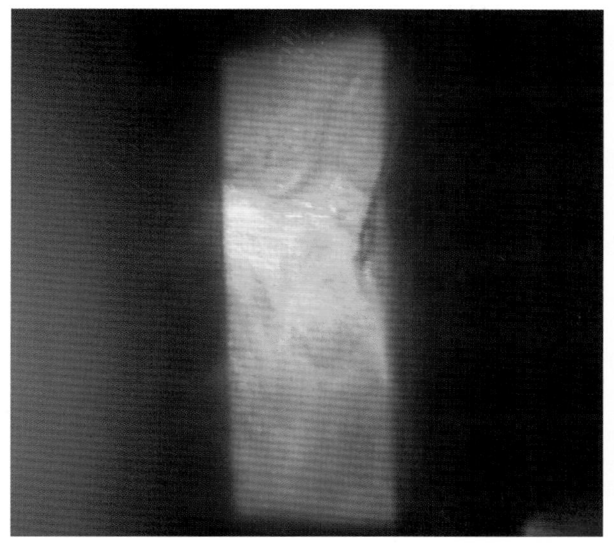

图 9-32 黄斑前膜（裂隙灯显微镜加前置镜照相）。黄斑区大片灰白色增厚的前膜，血管走行迂曲

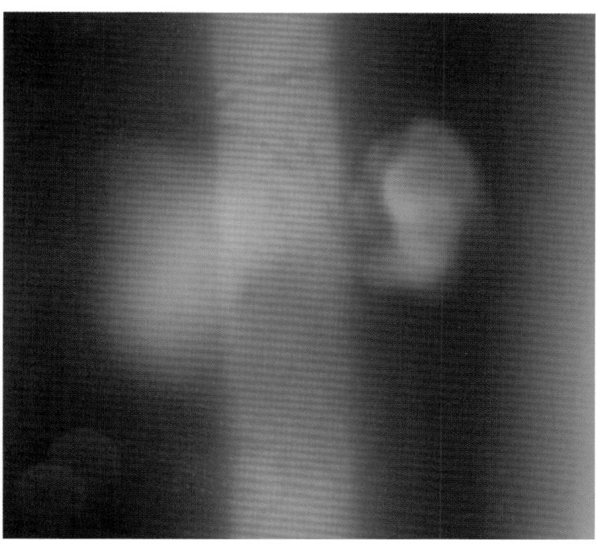

图 9-33 黄斑前膜术后（裂隙灯显微镜加前置镜照相）。黄斑前膜消失，视网膜平复，但黄斑中心反光尚未恢复

四、年龄相关性黄斑变性

年龄相关性黄斑变性（age related macular degeneration，ARMD）是一组与年龄密切相关的黄斑部退行性疾病。主要特征是：黄斑部玻璃膜疣形成、RPE 异常、RPE 和脉络膜毛细血管的地图样萎缩及黄斑新生血管。玻璃膜疣是 ARMD 的早期表现，一般不会引起视力下降。玻璃膜疣、黄斑区的地图状萎缩及 RPE 改变通常为干性 ARMD 的临床表现，患者多主诉中心视力进行性下降。而湿性 ARMD 则表现为视力急剧下降伴视物变形，视野中心有暗点，这是由于 Bruch 膜受损和（或）脉络膜形成新生血管并破裂出血所致。（图 9-34 ～ 9-36）

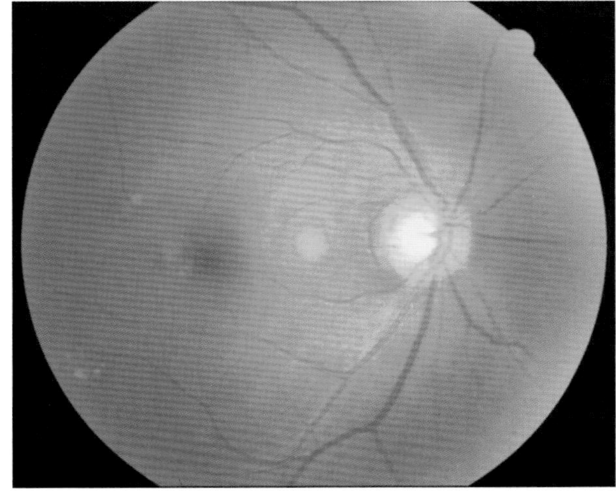

图 9-34 黄斑区散在玻璃膜疣（眼底像）。可见黄斑区点状、片状黄白色渗出物

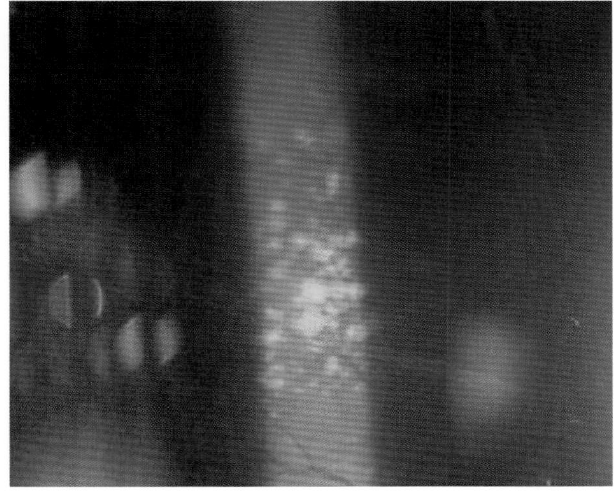

图 9-35 玻璃膜疣（裂隙灯显微镜加前置镜照相）。黄斑区大片玻璃膜疣，相互融合

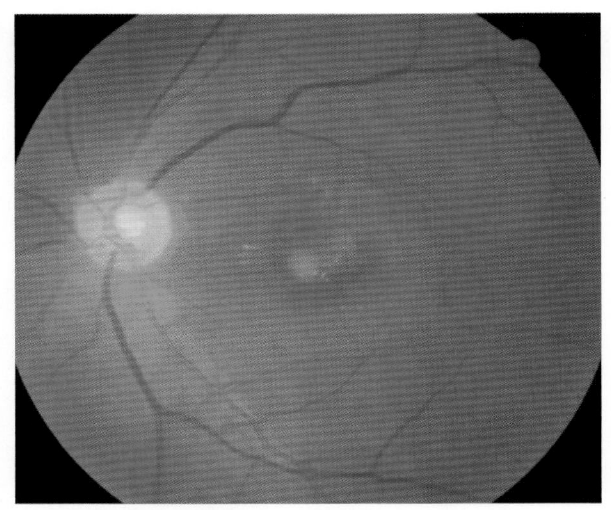

图 9-36　湿性 ARMD（眼底像）。黄斑区玻璃膜疣、出血

五、糖尿病性视网膜病变

糖尿病性视网膜病变（diabetic retinopathy，DR）是糖尿病最常见的微血管并发症之一，早期患者可无自觉症状，累及黄斑时逐渐出现视力下降、眼前漂浮物等症状。后期可因玻璃体出血、牵拉性视网膜脱离、黄斑水肿导致严重视力减退，甚至失明。按病变的严重程度一般将 DR 分为非增生型（背景型）DR 和增生型 DR。常见临床表现如下。

1. 非增生型糖尿病性视网膜病变（nonproliferative diabetic retinopathy, NPDR）

（1）微血管瘤。微血管瘤是 NPDR 视网膜损害的最早期表现。血管的异常渗透性或视网膜血管的无灌注区导致了微血管瘤的形成。裂隙灯显微镜加前置镜检查可见眼底出现边界清楚的红色斑点，直径一般小于 125μm，边缘锐利，多位于棉绒斑的边缘或是出血斑的中心。（图 9-37）

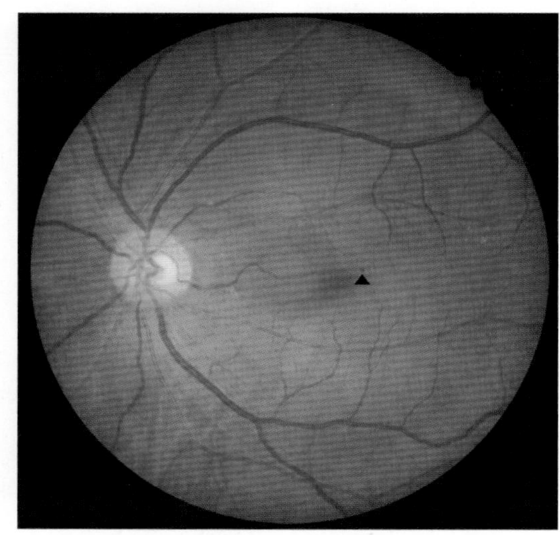

图 9-37　NPDR 微血管瘤（眼底像）。可见后极部孤立的微血管瘤（黑色三角）

（2）出血。通常由于脆弱的毛细血管发生渗漏所致。小的视网膜出血通常为不规则的红色斑点，边缘及密度不均，通常大于 125μm。大的视网膜出血呈片状或火焰状。暗红色、卵圆形的出血多为视网膜深层出血。（图 9–38 ～ 9–40）

（3）硬性渗出。硬性渗出是由于脂蛋白或其他蛋白从异常的视网膜血管中渗出造成，通常表现为边缘锐利的白色或微黄色的沉积物，呈块状或旋涡状排列，常位于外层视网膜。（图 9–41）

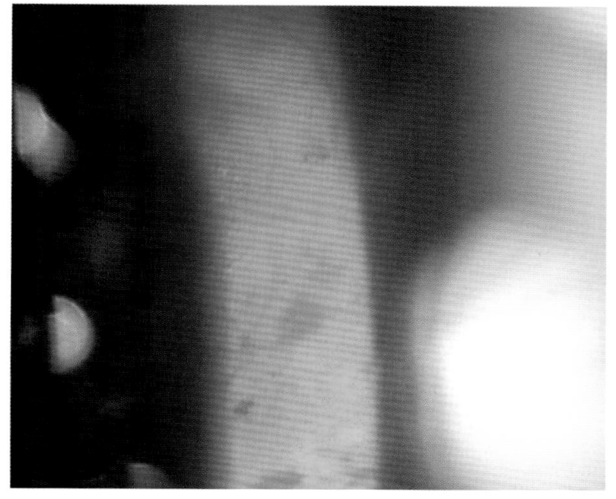

图 9–38　NPDR 出血（裂隙灯显微镜加前置镜照相）。可见片状和火焰状出血，位于神经纤维层下

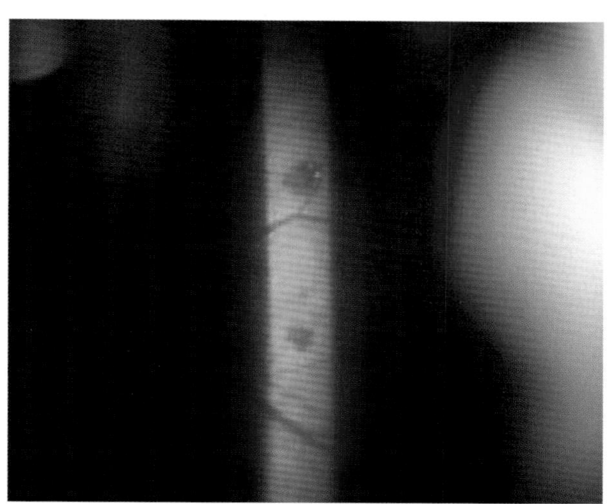

图 9–39　NPDR 视网膜深层出血（裂隙灯显微镜加前置镜照相）。呈暗红色、卵圆形出血斑，位于视网膜深层

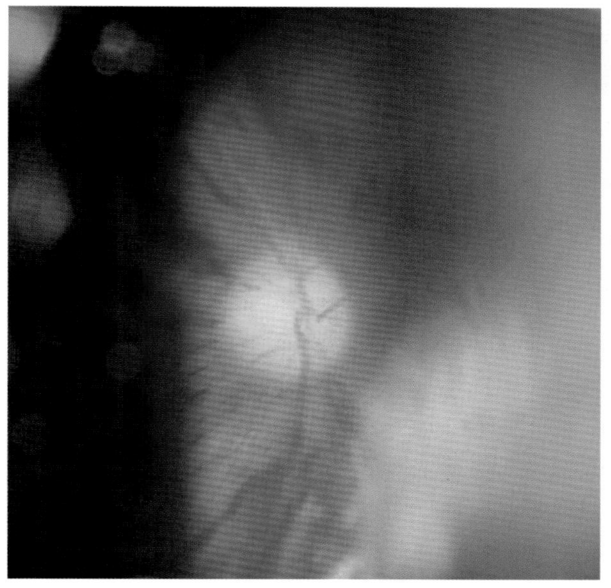

图 9–40　NPDR 视网膜出血（裂隙灯显微镜加前置镜照相）。视盘周围火焰状出血伴渗出

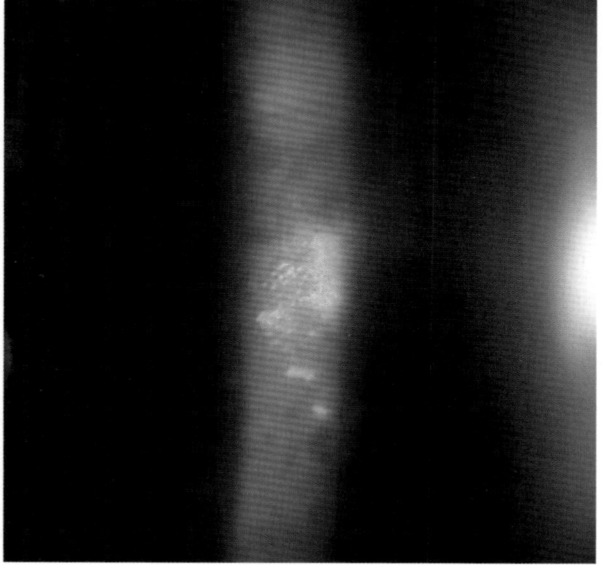

图 9–41　NPDR 硬性渗出（裂隙灯显微镜加前置镜照相）。可见后极部大量黄白色沉积物伴局部片状出血

（4）棉绒斑。棉绒斑的发生是由于小动脉阻塞，视网膜血流减少导致视网膜神经纤维层缺血。视网膜缺血影响神经纤维轴浆流并造成视网膜神经节细胞轴突内碎片的堆积和细胞水肿。棉绒斑呈现为边界不清、松软的灰白色斑块，多见于动脉附近或动脉分叉处。（图 9–42，9–43）

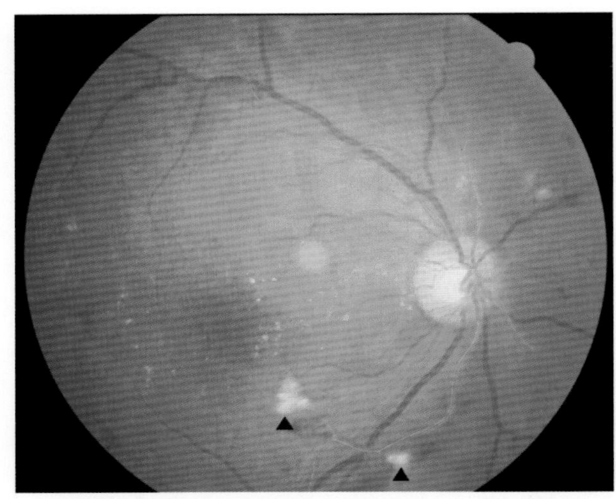

图 9-42　NPDR 棉绒斑（眼底像）。可见血管周围出现灰白色斑片棉绒斑（黑色三角）

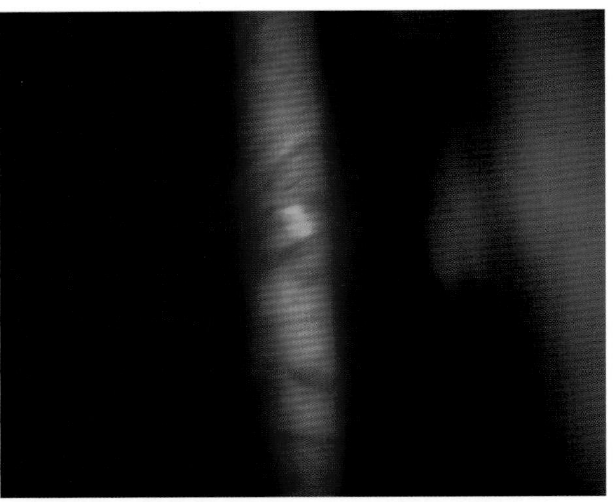

图 9-43　NPDR 棉绒斑（裂隙灯显微镜加前置镜照相）。片状出血的中间可见黄白色、边缘不清的斑片棉绒斑

（5）视网膜血管异常。NPDR 的视网膜血管异常通常包括小动脉闭塞、静脉扩张及视网膜内微血管异常。视网膜小动脉闭塞可见血管呈白线状，通常见于 NPDR 晚期患者；静脉扩张是静脉走行迂曲，严重时可呈串珠样；微血管异常多表现为视网膜内血管的节段扭曲，来源于毛细血管和侧支循环的建立，通常位于视网膜无灌注区周围。（图 9-44）

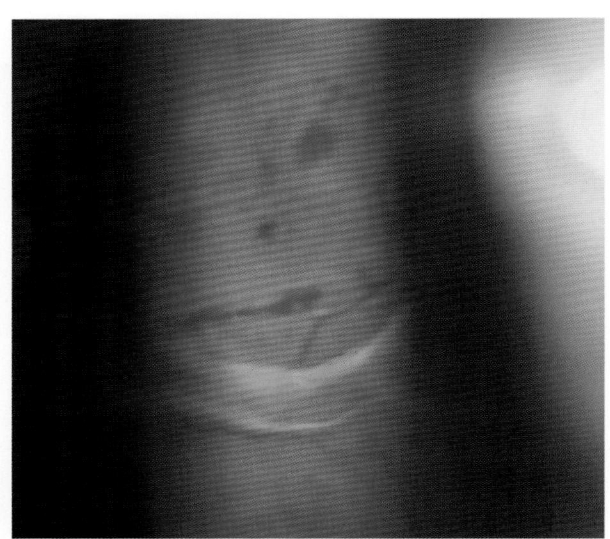

图 9-44　NPDR 视网膜血管异常（裂隙灯显微镜加前置镜照相）。视网膜闭塞血管周围出现迂曲的血管

2. 增生型糖尿病性视网膜病变（proliferative diabetic retinopathy, PDR）

（1）新生血管。PDR 最重要的标志是视网膜新生血管的形成和增生。新生血管出现在视盘上及其附近称为视盘新生血管，出现在其他部位则称为视网膜新生血管。新生血管由视网膜表面长入内界膜与玻璃体后界面间，形成纤维血管膜。新生血管容易破裂出血，导致大量玻璃体积血、机化，

后期可导致牵拉性视网膜脱离。（图 9-45 ～ 9-47）

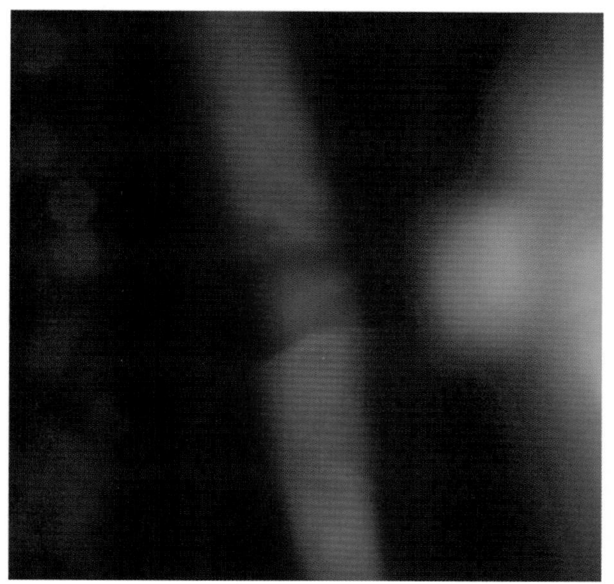

图 9-45　视盘新生血管破裂引起出血（眼底像）。出血位于视网膜内界膜与玻璃体后界膜之间，形成“赭色膜”

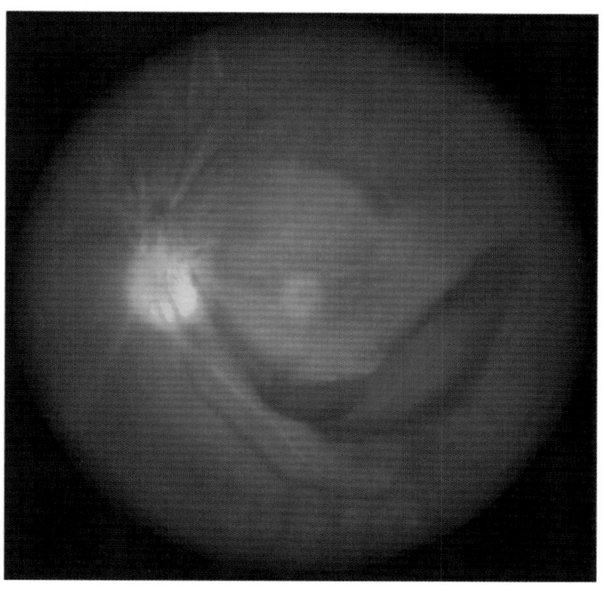

图 9-46　视盘新生血管破裂引起出血（裂隙灯显微镜加前置镜照相）。黄斑下方的片状暗红色出血

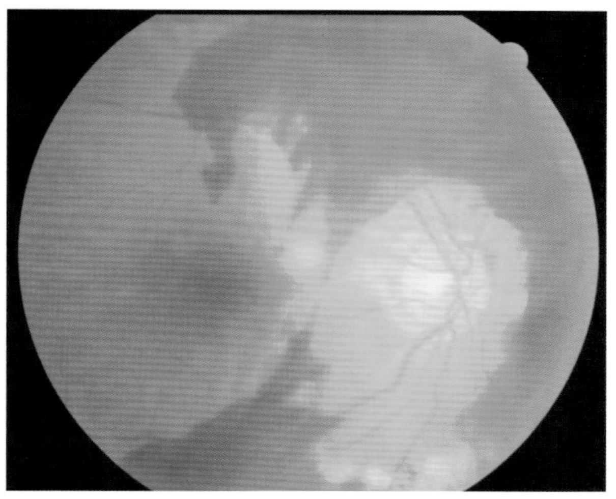

图 9-47　视网膜新生血管引起的大片出血（眼底像）。出血较厚，密度不均，遮挡其后视网膜

（2）玻璃体积血。新生血管破裂血液进入玻璃体，称为玻璃体积血。玻璃体积血会引起视力急剧下降，少量玻璃体积血可在短期内吸收，而大量玻璃体积血需要数月才能吸收。如积血不能完全吸收，则会形成白色或灰白色的机化条索。裂隙灯显微镜加前置镜检查可见玻璃体出血、混浊，严重者眼底无法窥入。

（3）牵拉性视网膜脱离。PDR 晚期，增生的纤维组织会形成半透明的机化膜，之后收缩并牵拉与其相连的视网膜，可导致牵拉性视网膜脱离或黄斑异位。（图 9-48 ～ 9-50）

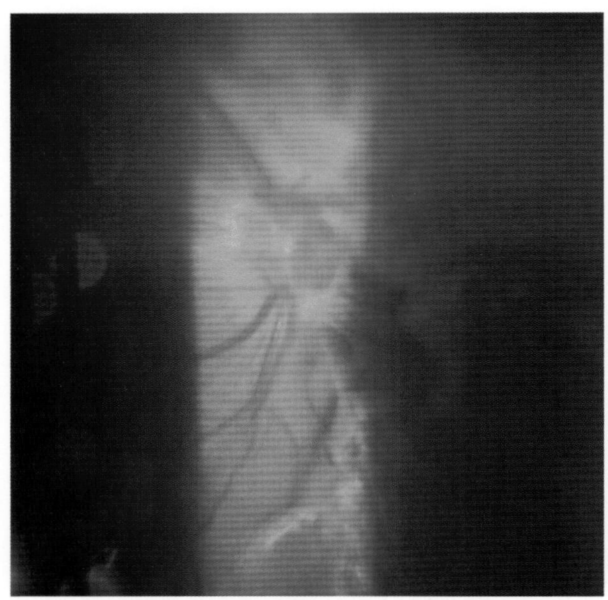

图 9-48　PDR 视盘前增生膜形成（裂隙灯显微镜加前置镜照相）。视盘周围大片增生膜形成，视盘下方出血，并导致牵拉性视网膜脱离

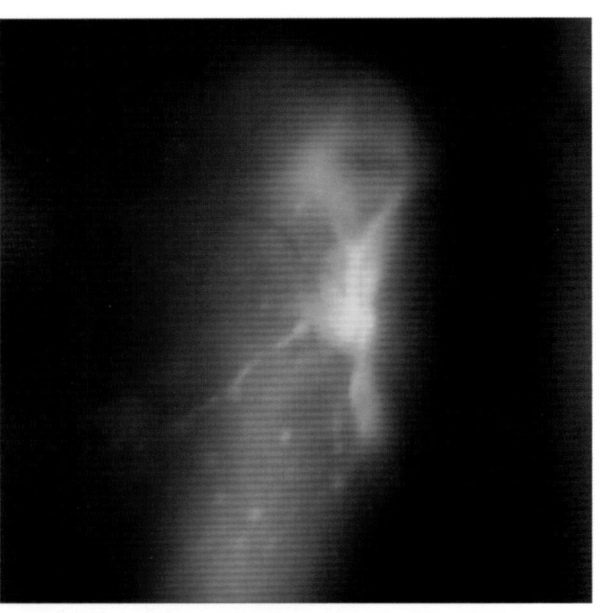

图 9-49　PDR 视盘下增生膜引起牵拉性视网膜脱离（裂隙灯显微镜加前置镜照相）。灰白色的视网膜隆起，形态固定

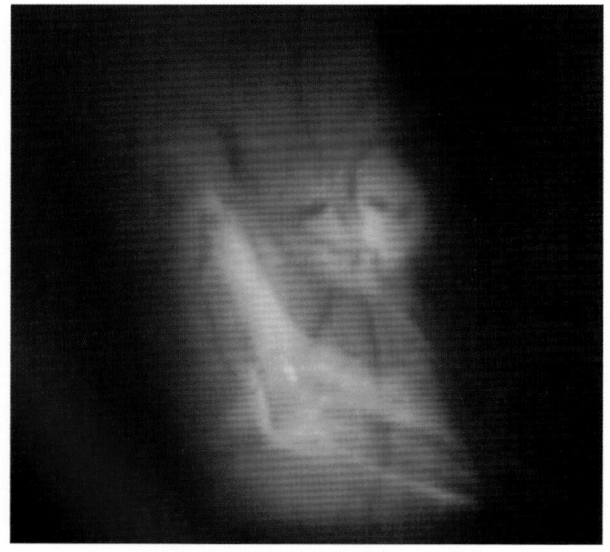

图 9-50　牵拉性视网膜脱离（裂隙灯显微镜加前置镜照相）。机化膜牵拉引起视网膜脱离，血管走行迂曲

六、视网膜血管病变

1. 视网膜动脉阻塞（retinal artery occlusion, RAO）

视网膜中央动脉阻塞，多发生在老年人，单眼发生，患者常主诉无痛性视力急剧下降，视力受损的程度与阻塞部位及阻塞的程度有关。眼底检查可见后极部视网膜水肿呈灰白色，黄斑部呈红色，

即“樱桃红点”。视网膜各级动脉变细。如存在睫状视网膜动脉，其供应区可呈现正常眼底颜色，多为舌行或矩形橘色区域。（图 9–51 ～ 9–53）

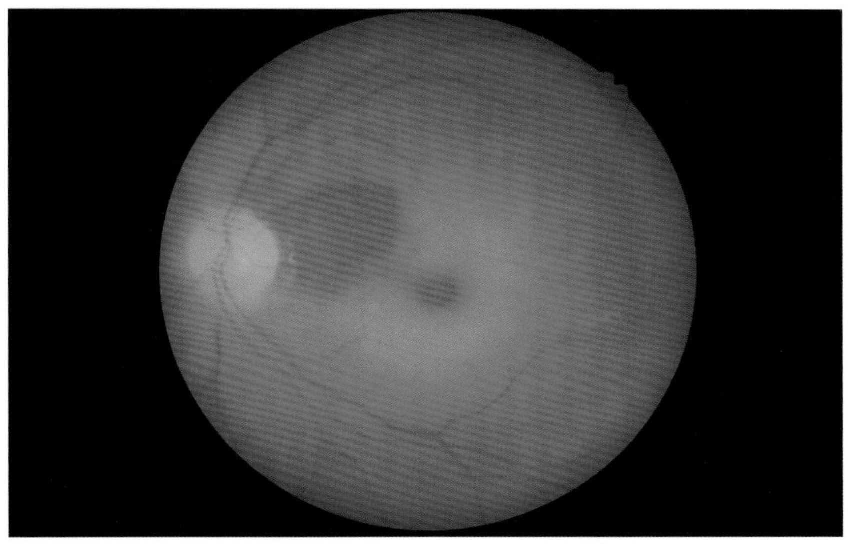

图 9–51　视网膜中央动脉阻塞（眼底像）。后极部视网膜弥漫水肿，黄斑呈现樱桃红点。由于存在睫状视网膜动脉，视盘颞上方残留舌形“正常”颜色视网膜区域

图 9–52　视网膜中央动脉阻塞（裂隙灯显微镜加前置镜照相）。黄斑及周围视网膜水肿，中心呈樱桃红点

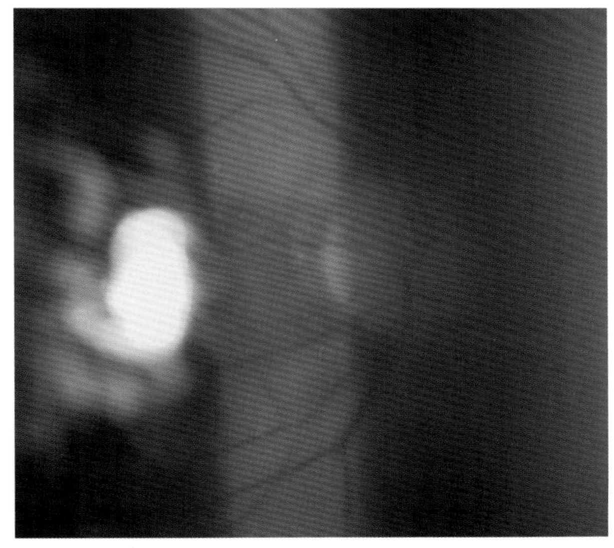

图 9–53　视网膜中央动脉阻塞（裂隙灯显微镜加前置镜照相）。视盘颞侧残留部分“正常”颜色视网膜

2. 视网膜静脉阻塞（retinal vein occlusion, RVO）

视网膜静脉阻塞是常见的视网膜血管病变之一。根据静脉阻塞的位置不同分为视网膜中央静脉阻塞、半侧中央静脉阻塞、分支静脉阻塞和黄斑小分支静脉阻塞。患者通常主诉无痛性视力下降。眼底检查可见视网膜静脉迂曲扩张、视网膜弥漫或局部出现火焰状的出血、棉绒斑，视盘及黄斑水肿。（图 9–54 ～ 9–60）

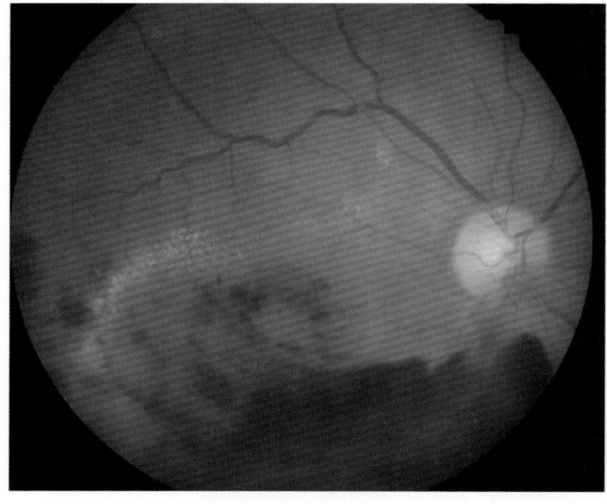

图 9-54 视网膜分支静脉阻塞（眼底像）。视网膜颞下方扇形出血，局部可见黄白色渗出，颞下方分支静脉充盈、迂曲

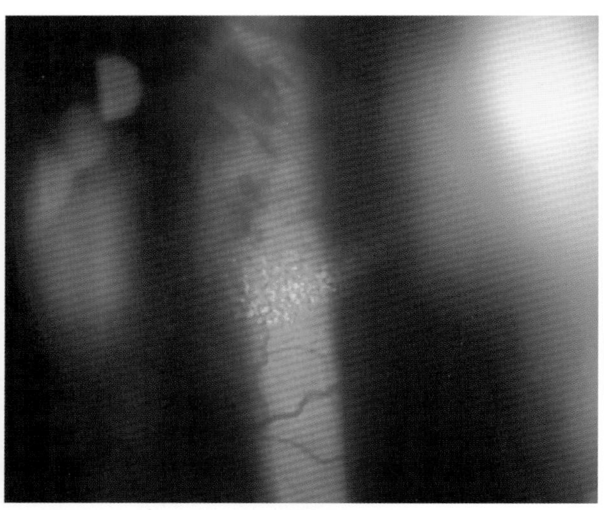

图 9-55 视网膜分支静脉阻塞（裂隙灯显微镜加前置镜照相）。黄斑下方火焰状出血，散在黄白色渗出

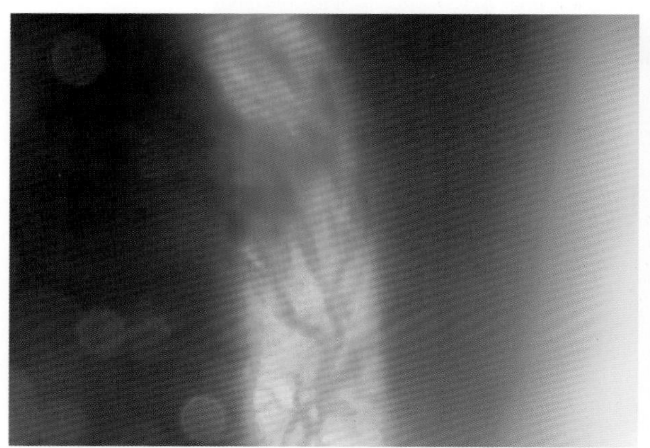

图 9-56 视网膜分支静脉阻塞（裂隙灯显微镜加前置镜照相）。视盘上方火焰状出血

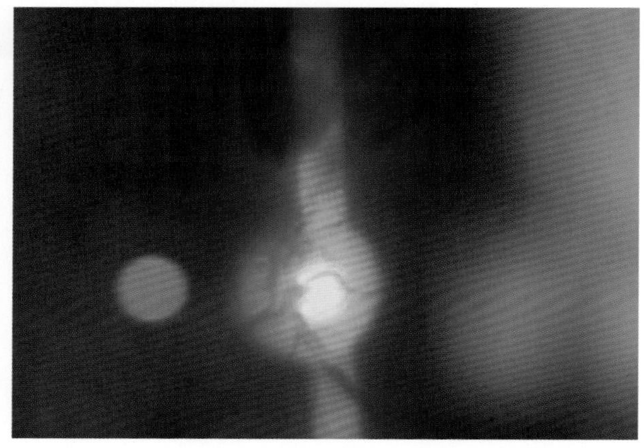

图 9-57 视网膜分支静脉阻塞（裂隙灯显微镜加前置镜照相）。视盘上方出血较浓密

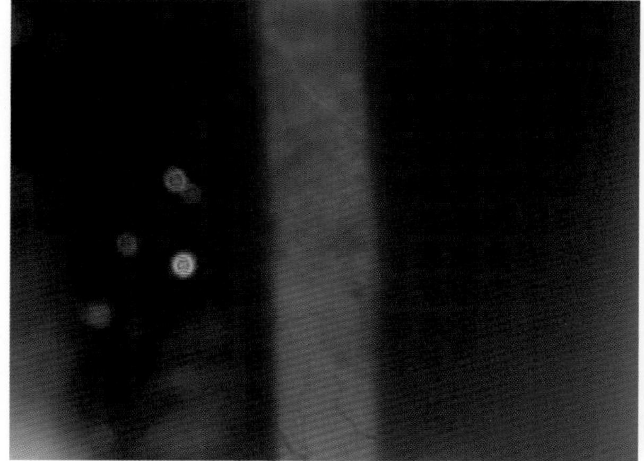

图 9-58 视网膜分支静脉阻塞合并黄斑囊样水肿（裂隙灯显微镜加前置镜照相）。视网膜上方火焰状出血，黄斑处颜色稍深，中心凹反光不清

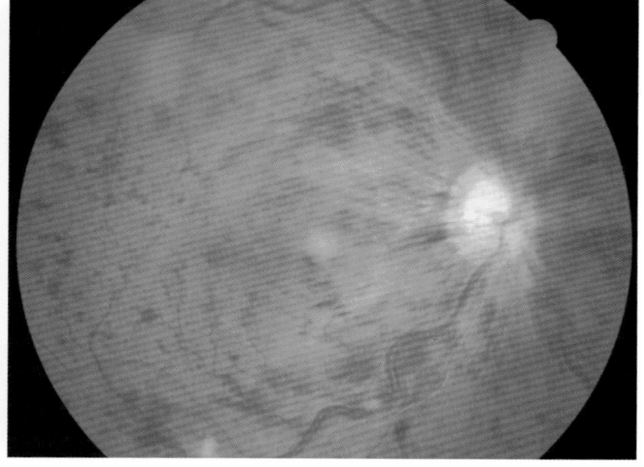

图 9-59 视网膜中央静脉阻塞（眼底像）。后极部视网膜可见弥漫性火焰状出血，下方局部可见棉绒斑，黄斑部水肿

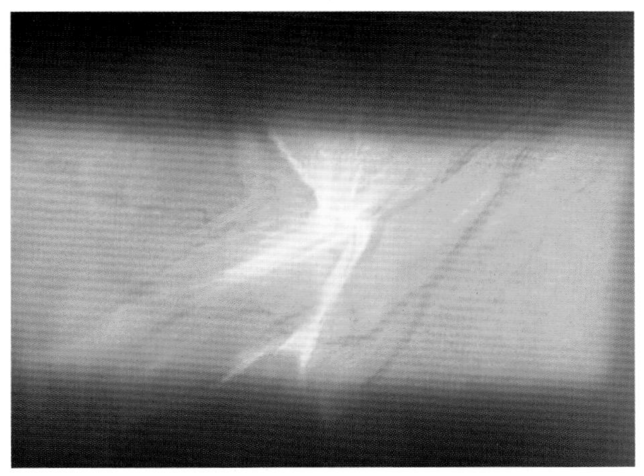

图 9-60　视网膜静脉阻塞后期（裂隙灯显微镜加前置镜照相）。灰白色纤维增殖膜形成，小血管闭塞

3. 视网膜大动脉瘤（retinal macroaneurysm）

视网膜大动脉瘤的特征性表现为眼底单个或多个视网膜动脉管壁呈局限性扩张，多见于老年女性。多位于周边部，未累及黄斑者可无症状，随着病程进展，大动脉瘤会引起黄斑水肿、渗出，进而导致视力下降。（图 9-61，9-62）

图 9-61　视盘下方的视网膜大动脉瘤（裂隙灯显微镜加前置镜照相）。视盘下方瘤体出血

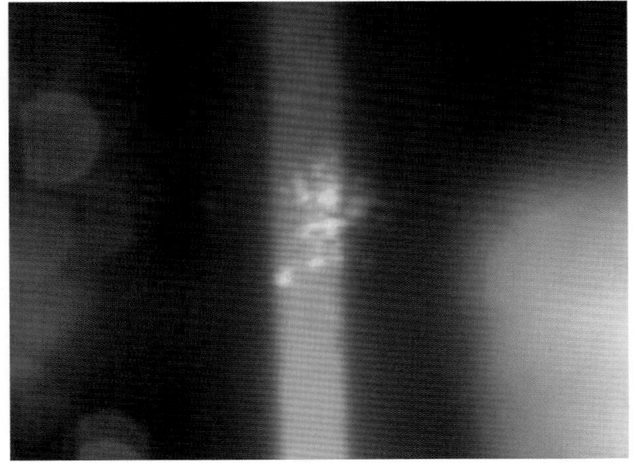

图 9-62　视网膜大动脉瘤合并黄斑渗出（裂隙灯显微镜加前置镜照相）。黄斑部片状黄白色渗出

七、病理性近视

屈光度超过 −6.00D 为高度近视，当其出现眼轴进行性增加（大于 26mm）并伴有眼底病理改变时，称为病理性近视（pathological myopia）。病理性近视的主要症状为进行性的屈光度数增加，当黄斑出血时，可导致视力突然下降。脉络膜萎缩、RPE 及 Bruch 膜破裂常会导致视力缓慢下降，累及黄斑时伴有视物变形。

病理性近视常见眼底损害包括：视盘周围大片萎缩弧、豹纹状眼底、后巩膜葡萄肿、黄斑出血及 Fuchs 斑、脉络膜萎缩、新生血管及黄斑劈裂等。（图 9–63 ～ 9–65）

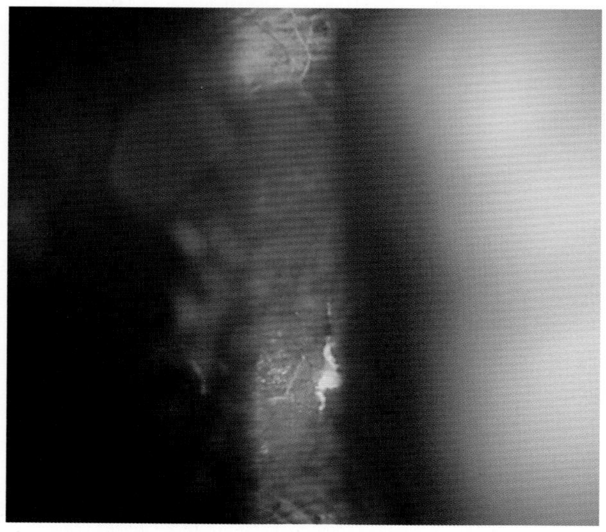

图 9–63　病理性近视（裂隙灯显微镜加前置镜照相）。后极部大片脉络膜萎缩

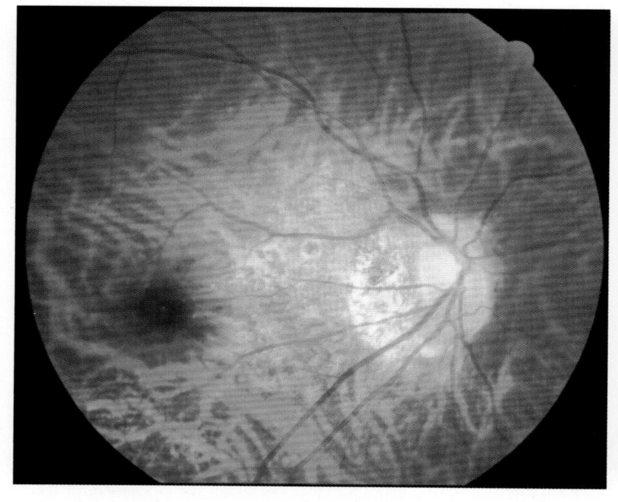

图 9–64　病理性近视视网膜下出血及 Fuchs 斑（眼底像）。眼底呈豹纹状，黄斑部可见呈黑色近圆形微隆起斑（Fuchs 斑），周围可见圆形视网膜下出血

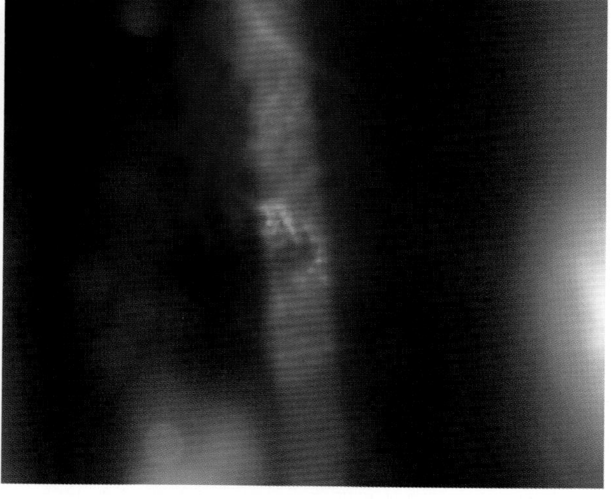

图 9–65　病理性近视眼底改变（裂隙灯显微镜加前置镜照相）。黄斑部视网膜下出血及 Fuchs 斑，局部视网膜色素上皮萎缩

八、外层渗出性视网膜病变

外层渗出性视网膜病变（external exudative retinopathy）又称 Coats 病，大多数见于男性儿童。最常见的临床表现为失用性斜视、白瞳和视力损害。眼底检查可见扩张的毛细血管及多发性黄白色渗出病灶。随着视网膜下及视网膜内渗出的增加，最终会造成渗出性视网膜脱离。（图 9–66，9–67）

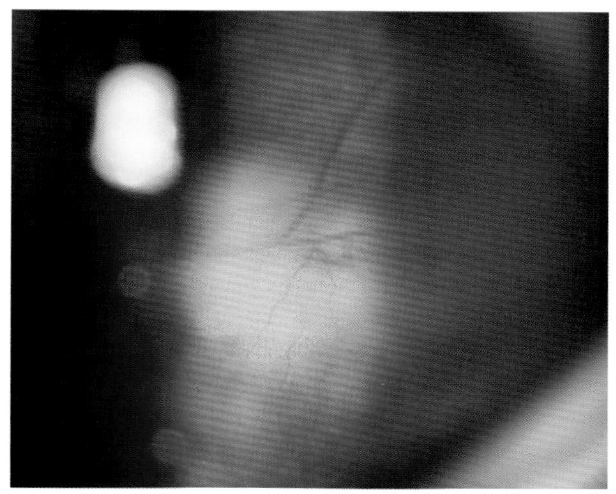
图 9-66 外层渗出性视网膜病变（裂隙灯显微镜加前置镜照相）。黄白色渗出伴渗出性视网膜脱离

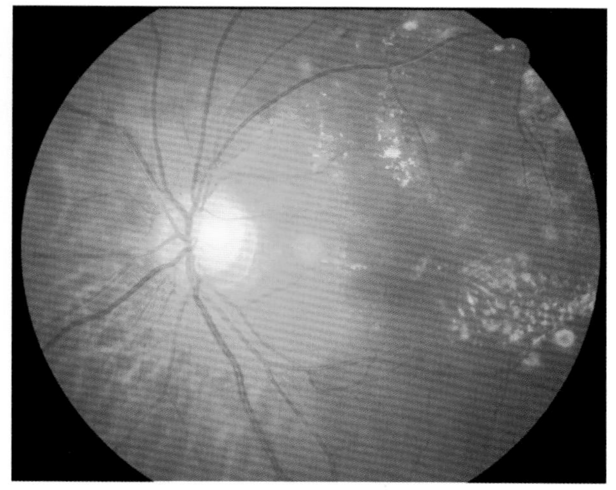
图 9-67 外层渗出性视网膜病变治疗后（眼底像）。病灶周围及黄斑区残留黄白色渗出，部分小血管闭塞

九、视网膜色素变性

原发性视网膜色素变性

视网膜色素变性（retinitis pigmentosa, RP）是一组以进行性感光细胞及色素上皮功能丧失为共同表现的遗传性视网膜变性疾病。绝大多数为双眼发病，多起于儿童或青少年，夜盲常是最早出现的症状，之后视野进行性缩小，后期黄斑受累并导致中心视力减退，视力严重下降直至失明。

特征性眼底改变为视网膜色素变性三联征：视盘颜色蜡黄、视网膜血管一致性变细、骨细胞样色素沉着。部分患者合并有后极白内障、青光眼。（图 9-68，9-69）

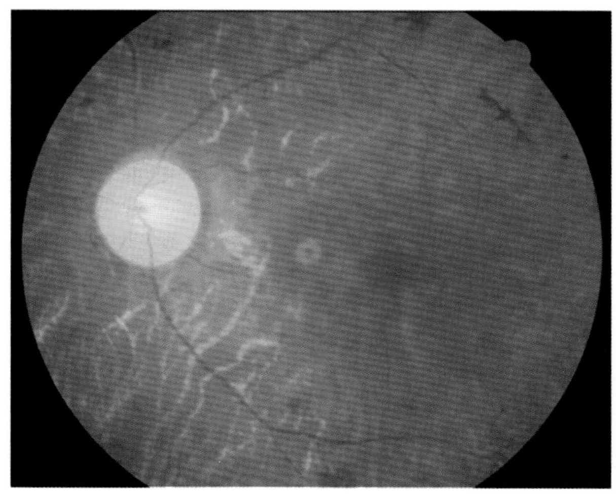
图 9-68 原发性视网膜色素变性（眼底像）。视盘颜色蜡黄，视网膜血管一致性变细，周边视网膜骨细胞样色素沉着，脉络膜大血管暴露

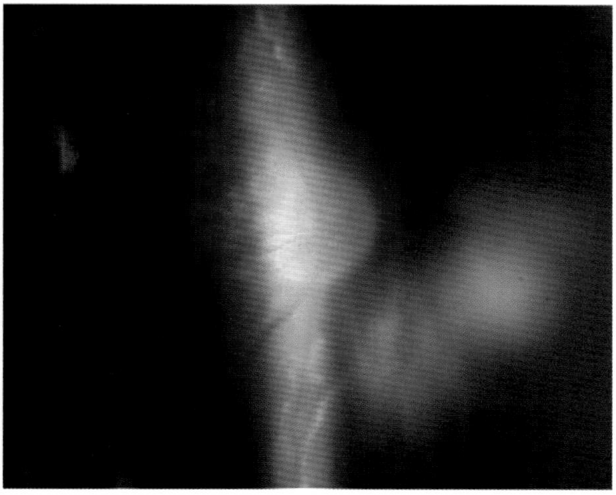
图 9-69 原发性视网膜色素变性（裂隙灯显微镜加前置镜照相）。视盘颜色蜡黄，周围视网膜色素上皮萎缩

十、先天性视盘发育异常

先天性视盘小凹（congenital pit of the optic disc）

先天性视盘小凹是一种先天性发育异常疾病，一般认为和胚胎裂闭合不完全有关。患者多无症状，当伴有黄斑浆液性脱离时会出现视力下降。眼底表现为视盘颞侧可见一边界清楚的灰白色凹陷，形态多为圆形或椭圆形，小凹表面有灰白色胶质组织覆盖。（图 9–70，9–71）

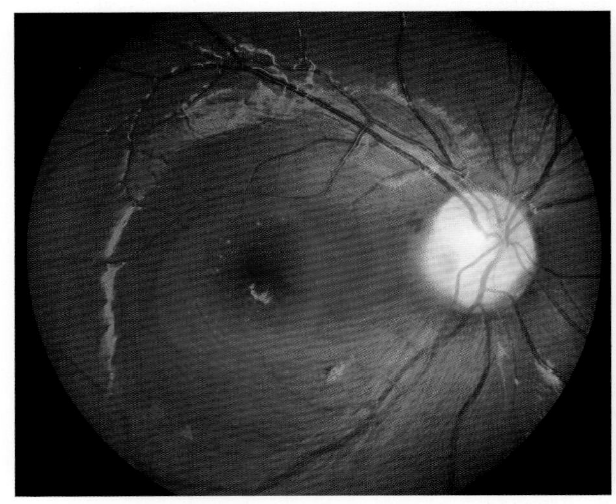

图 9–70　先天性视盘小凹（眼底像）。视盘颞侧可见一椭圆形凹陷，黄斑部及周围视网膜出现圆形的浆液性脱离

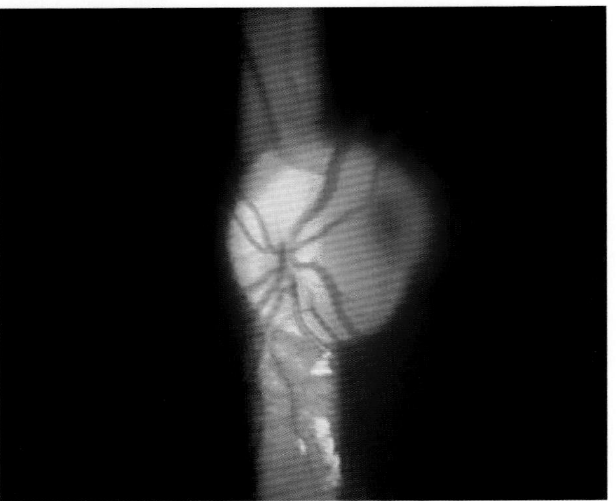

图 9–71　先天性视盘小凹（裂隙灯显微镜加前置镜照相）。视盘颞侧可见一椭圆形暗区

第三节　脉络膜疾病

Choroidal Disease

一、脉络膜脱离

脉络膜血管内皮之间是疏松连接，当血管外压力突然降低时，血浆成分可经过疏松的连接处渗出到血管外，积聚在脉络膜上腔，称为脉络膜脱离（choroidal detachment）。脉络膜脱离的主要原因包括：低眼压、脉络膜循环障碍和严重低蛋白血症。

眼底检查可见棕褐色环形或球形隆起。当累及黄斑时，可导致严重视力下降。（图 9–72 ～ 9–74）

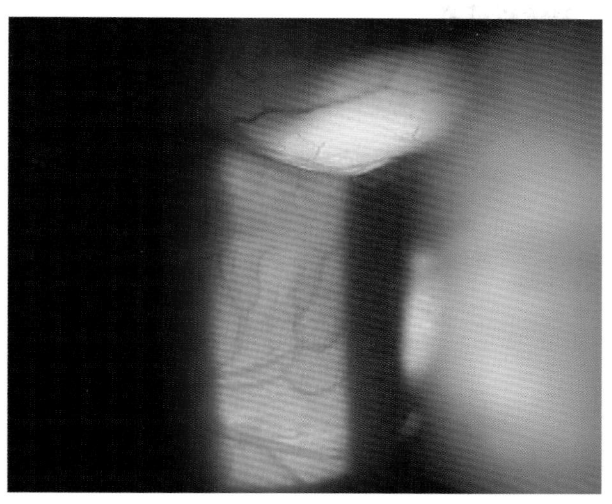

图 9-72　黄斑区上方脉络膜脱离（裂隙灯显微镜加前置镜照相）。可见黄斑区上方 1 个球形的隆起，表面光滑

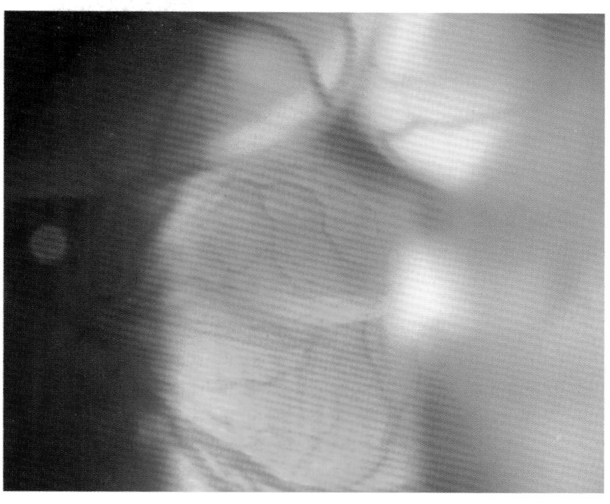

图 9-73　脉络膜脱离（裂隙灯显微镜加前置镜照相）。黄斑区上方多个球形隆起，表面光滑，颜色较暗

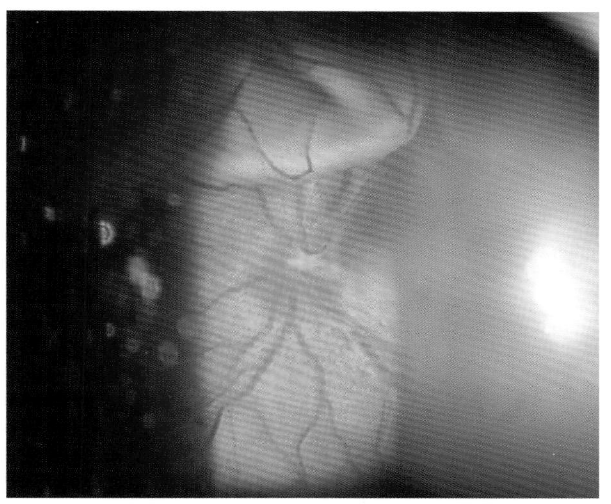

图 9-74　视盘周围脉络膜脱离（裂隙灯显微镜加前置镜照相）。视盘上方不规则隆起，表面光滑

二、脉络膜肿瘤

1. 脉络膜黑色素瘤

脉络膜黑色素瘤（choroid melanoma）是成年人最常见的原发性眼内肿瘤。最初症状多为视力下降、视物变形、色觉改变及不同程度的视野缺损。肿瘤可呈现两种生长方式：一种为局限性生长向玻璃体腔隆起，典型的脉络膜黑色素瘤为头大、颈窄的蘑菇状形态，表面可见黄白色玻璃膜疣及棕色色素颗粒；另一种为弥漫性生长，沿脉络膜平面发展，表现为脉络膜普遍增厚。（图 9-75 ～ 9-77）

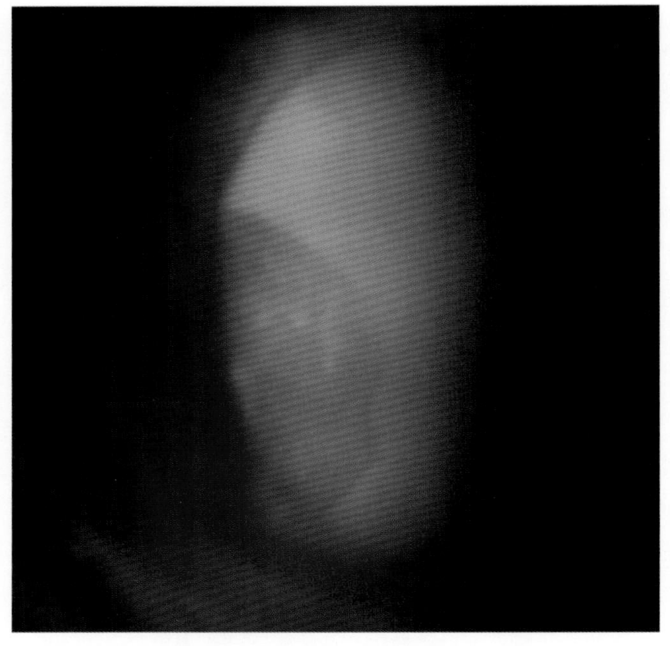

图 9-75　脉络膜黑色素瘤（裂隙灯显微镜加前置镜照相）。表现为圆形的棕褐色占位，表面有黄白色颗粒

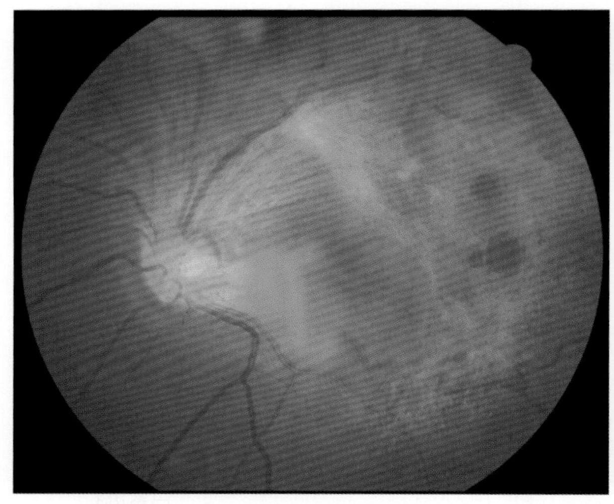

图 9-76　脉络膜黑色素瘤继发视网膜脱离（眼底像）。病灶周围出现灰白色的视网膜脱离

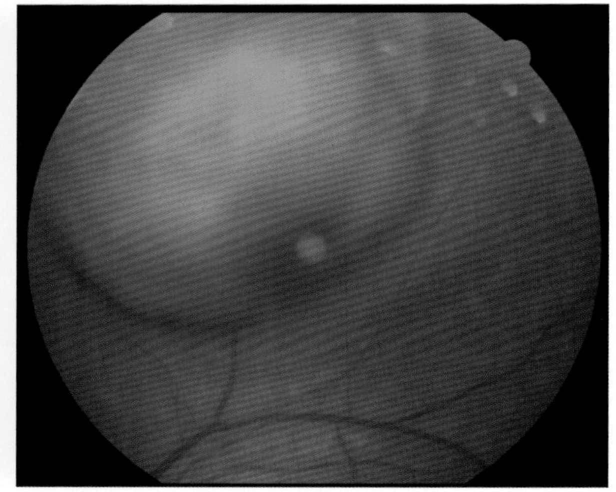

图 9-77　脉络膜黑色素瘤（眼底像）。视盘颞上方出现球形、边界清楚的局限隆起

2. 脉络膜血管瘤

脉络膜血管瘤（hemangioma of the choroid）是一种良性的血管肿瘤，可孤立地出现于眼后极部，或弥漫性地侵入脉络膜，缓慢生长。早期患者无明显症状，后期可出现眼前黑影、视力减退、视物变小或变形。眼底检查可见病变为杏黄或橘红色，圆形隆起，表面可有色素沉着，多伴不同程度的视网膜脱离。（图 9-78 ～ 9-81）

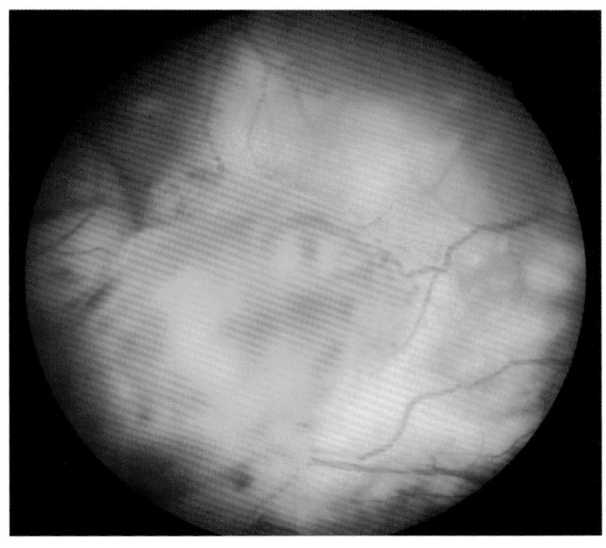

图 9-78 脉络膜血管瘤（眼底像）。瘤体呈红白相间，表面覆盖丰富的血管，瘤体周围可见视网膜脱离

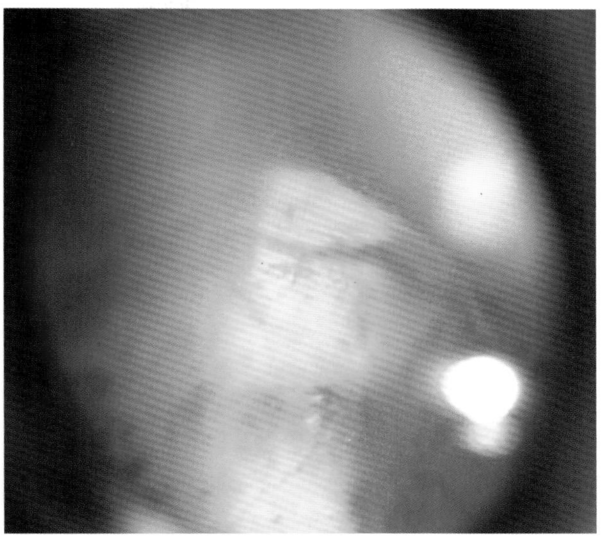

图 9-79 脉络膜血管瘤（裂隙灯显微镜加前置镜照相）。瘤体呈红白相间，凹凸不平，表面覆盖丰富的血管，玻璃体混浊

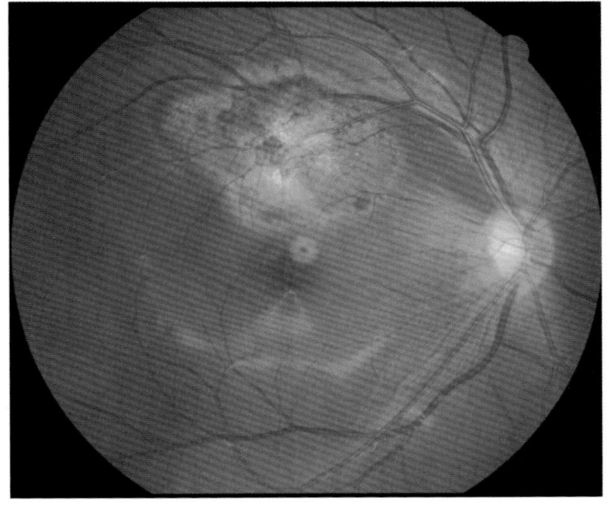

图 9-80 脉络膜血管瘤后期（眼底像）。黄斑上方脉络膜隆起，局部视网膜萎缩，瘤体呈棕褐色

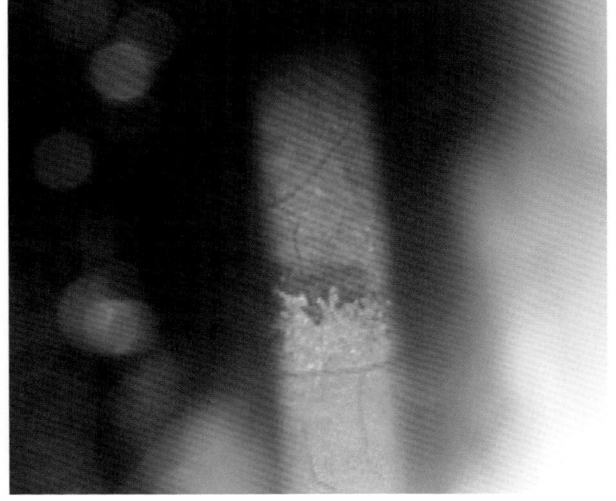

图 9-81 脉络膜血管瘤治疗后（裂隙灯显微镜加前置镜照相）。局部脉络膜隆起，视网膜萎缩变薄、色素沉着

3. 视盘黑色素细胞瘤

视盘黑色素细胞瘤（melanocytoma of optic disc）由 Zimmerman 及 Garron 于 1962 年命名。Gogan 和 Yanoff 称之为痣（nevus），未获公认。本病是一种原发于视盘的良性肿瘤，较少见，大多见于中年人，女性略多于男性。99% 为单眼发病，左右眼无差别。大多数病例无任何症状，在检查眼底时才被发现。仅极少数患者出现比较显著的中心视力下降，甚或失明。视野方面，除肿瘤占位相应的生理盲点扩大外，亦仅有极少数能检出与生理盲点相连接的视神经纤维束性视野缺损，郑邦

和与铃木茂挥认为这是由于肿瘤压迫引起视盘缺血所致。眼底检查，黑色素细胞瘤可发生于视盘任何部位，以颞侧或颞下侧较多，占视盘面积的一半以下，亦有累及整个视盘及其相邻接处的视网膜，肿瘤大小一般在 1PD 左右，隆起度约在 1mm（3.00D）左右。（图 9-82-9-85）

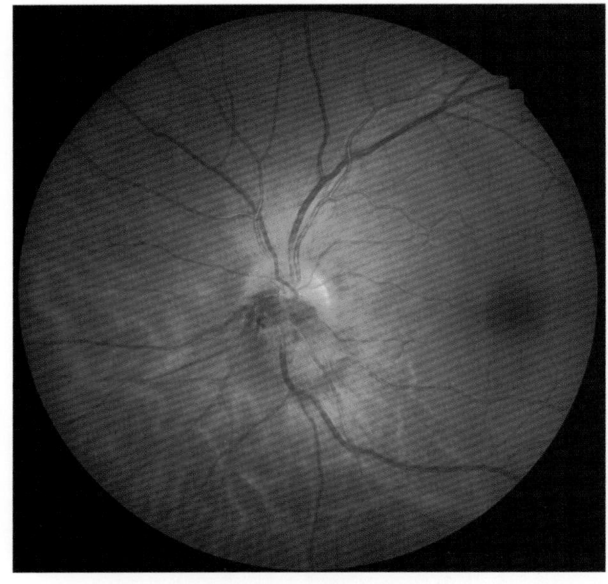

图 9-82　左眼视盘黑色素细胞瘤彩色眼底照相。视盘下半部黑色轻度隆起

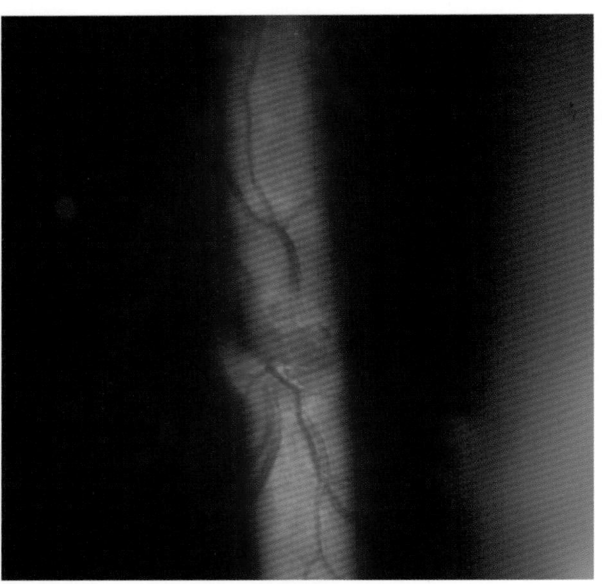

图 9-83　图 9-82 病例的裂隙灯显微镜下所见。病变部位隆起，边界清晰

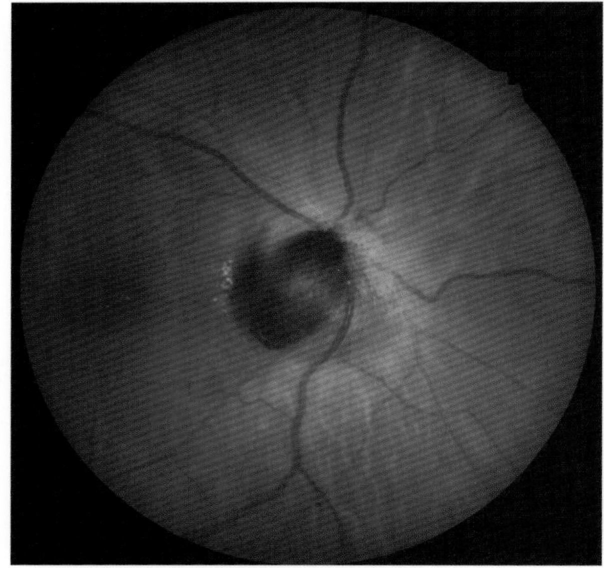

图 9-84　右眼视盘黑色素细胞瘤彩色眼底照相。近整个视盘的黑色病变，隆起，颞侧可见黄色点状渗出

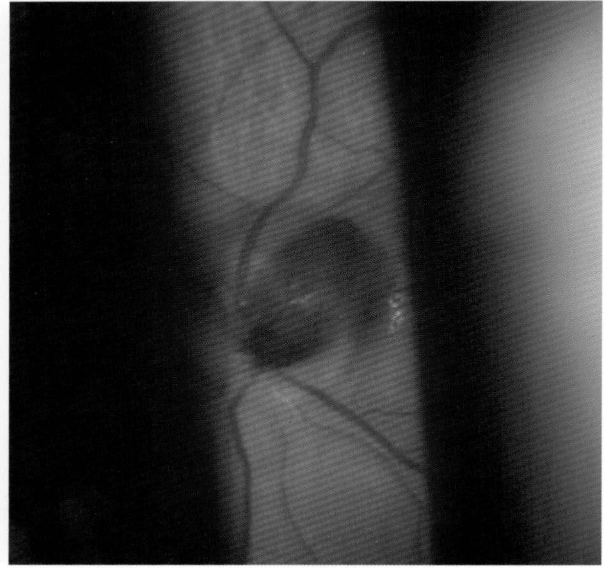

图 9-85　图 9-84 病例的裂隙灯显微镜下所见。累及整个视盘的黑色病变，隆起，边界清晰，表面光滑